新标准早期教育专业系列教材　i教育·融合创新一体化教材

0—3 SUI YING YOU ER YING YANG YU WEI YANG

0—3岁婴幼儿营养与喂养 微课版

主编◎宋　媛

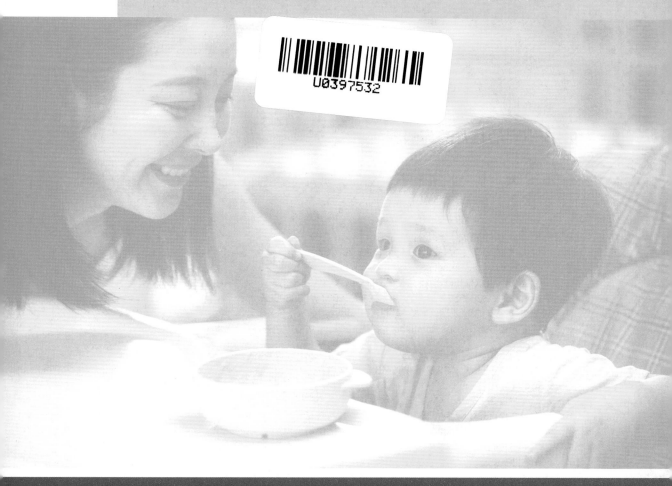

华东师范大学出版社
上海

图书在版编目（CIP）数据

0—3 岁婴幼儿营养与喂养/宋媛主编. —上海：华东师范大学出版社，2021

ISBN 978－7－5760－0244－7

Ⅰ.①0… Ⅱ.①宋… Ⅲ.①婴幼儿－营养卫生－教材②婴幼儿－哺育－教材 Ⅳ.①R153.2②R174

中国版本图书馆 CIP 数据核字（2021）第 032666 号

0—3 岁婴幼儿营养与喂养

主　　编　宋　媛
责任编辑　刘　雪
责任校对　范　薇　时东明
装帧设计　庄玉侠

出版发行　华东师范大学出版社
社　　址　上海市中山北路 3663 号　邮编 200062
网　　址　www. ecnupress. com. cn
电　　话　021－60821666　行政传真 021－62572105
客服电话　021－62865537　门市（邮购）电话 021－62869887
地　　址　上海市中山北路 3663 号华东师范大学校内先锋路口
网　　店　http://hdsdcbs.tmall.com

印 刷 者　江苏扬中印刷有限公司
开　　本　787 毫米×1092 毫米　1/16
印　　张　12.75
字　　数　309 千字
版　　次　2021 年 6 月第 1 版
印　　次　2025 年 1 月第 9 次
书　　号　ISBN 978－7－5760－0244－7
定　　价　38.00 元

出版人　王　焰

编 委 会

前 言

QIAN YAN

0—3岁是人一生中生长最快的时期,婴幼儿几乎每时每刻都在经历着"日新月异"的变化:神经元的数量在3岁时就已形成95%,3岁内体重增长5倍,身高翻一番,特别是从胎儿期至出生后2岁(生命早期1000天),是决定其一生营养与健康状况的最关键时期,因为这一时期营养对婴幼儿生长的影响远远超过遗传因素的影响。如果婴幼儿在3岁以前长期营养摄入不足,很容易造成体格发育迟缓,继而使得身高不达标、免疫力低下。婴幼儿时期的营养不良还会影响其智力潜能的发挥,降低学习能力和成年后的劳动能力,使得成年后患肥胖、高血压、冠心病和糖尿病等诸多慢性疾病的风险加大。因此,0—3岁婴幼儿的营养供给是促进人的终身健康发展的奠基行动。

近年来,随着经济的发展、社会的进步,我国人民生活水平不断提高,营养供给能力显著增强,儿童营养健康状况也明显改善。但是有不少养育者片面地认为,营养食品就是鸡、鸭、鱼、肉、牛奶、鸡蛋等,吃得越多越好,忽视了平衡膳食的重要性和食品的互补性作用,从而造成儿童的饮食结构搭配不合理。不仅如此,还存在着因不吃早餐或过多食用快餐、方便食品而造成儿童的营养不良及营养过剩等营养性疾病发生的情况。《中国居民营养与健康状况监测》显示,2013年我国0—5岁儿童生长迟缓率为8.1%,低体重率为2.5%,消瘦率为2.0%,贫血率为11.6%。其中,1—3岁幼儿营养不良问题比较突出,6—24月龄婴幼儿贫血患病率最高,同时还存在着其他营养不良问题。与此同时,儿童的超重或肥胖问题也越来越明显。在2017年由北京大学公共卫生学院、首都儿科研究所、农业部食物与营养发展研究所、中国营养学会等单位联合编写的《中国儿童肥胖报告》中指出,我国儿童肥胖率不断攀升,目前主要大城市0—7岁儿童肥胖率约为4.3%,7岁以上学龄儿童肥胖率约为7.3%。超重肥胖儿童的数目惊人,如果不采取有效的干预措施,这个数据还有可能会继续上升。可见,儿童肥胖的防控问题已迫在眉睫。

婴幼儿的进食行为也是导致婴幼儿营养不均衡和营养不良的重要因素。现在每天都有不少家长到医院儿童保健门诊咨询,诉说孩子饮食问题的林林总总,问题大多集中在孩子吃得少、吃得慢(时长多于25分钟)、不愿尝试新的食物、对食物不感兴趣、强烈偏爱某些质地或某些类型的食物、拒绝某些食物、饭菜经常含在嘴里不下咽、吃饭时需要一些小道具或者吃饭时做其他事情(如看电视、玩游戏等)、不会或不愿自己吃、不会使用餐具、吃饭地点不固定(如总不在餐桌旁吃饭、吃饭时会到处走动)等。我们都知道,婴幼儿的日常活动需要营养支持，其生长发育更需要营养，而饮食是获取营养的主要途径。婴幼儿不良的饮食行为习惯，不仅会影响其体格生长，也可能会对其身心的健康产生不同程度的影响，如因影响婴幼儿的行为控制能力而使婴幼儿的自信心受到伤害，并可能影响亲子关系，因此婴幼儿正常饮食习惯的建立是不容忽视、不能马虎的事情。

党的二十大报告明确提出，到2035年基本建成健康中国，推进健康中国建设。人民健康是民族昌盛和国家强盛的重要标志，把保障人民健康放在优先发展的战略位置，完善人民健康促进政策。《中国妇女儿童发展纲要（2011—2020）》中指出，出生缺陷、营养性疾病、心理疾患等已成为威胁妇女儿童健康的突出公共卫生问题。我国《国民营养计划（2017—2030年）》要求到2020年实现：5岁以下儿童贫血率控制在12%以下，0—6个月婴儿纯母乳喂养率达到50%以上，5岁以下儿童生长迟缓率控制在7%以下；到2030年实现：5岁以下儿童贫血率控制在10%以下，5岁以下儿童生长迟缓率下降至5%以下，0—6个月婴儿纯母乳喂养率在2020年的基础上提高10%。要实现以上目标、完成好以上指标，就要全面贯彻落实党的二十大精神，解决如何树立正确的营养观念，而营养观念必须通过食育而改变，既要把食育作为"心灵环保"；作为我们生命教育最有力的一个抓手来做；又要把食育作为我们生存的根本，看成智育、德育及体育的基础。

何为食育？简单说来就是关于"吃"的教育。狭义的食育即饮食行为教育。广义的食育是指通过各种饮食观念、营养知识、饮食安全、食文化等知识教育获得有关"食"的知识和选择"食"的能力，培养出有传统食文化理解力、有良好饮食习惯的能过健康食生活的人。食育的主要目的是提高人们对"食"的认识，从而引导"食"的正确行为。"食"和健康关系很大，能够吃出健康来，也能够吃出疾病来，要吃出健康来，就需要有关于食育的知识。食育是全民的教育，但最为有效的食育应是从婴幼儿开始，甚至包括教育未来的母亲要懂得正确的孕期营养和育儿知识。

婴幼儿在生长发育过程中，其养育环境在这一阶段产生了分化：一部分婴幼儿仍是家庭带养，而另一部分婴幼儿则进入托育机构开始集体生活。除了需要父母、家庭悉心照顾和提供有利于生长的环境外，托育机构是婴幼儿另一个颇具影响力的培育园地。托育机构除了教导婴幼儿知识和技能外，还要为婴幼儿提供营养均衡的膳食，营造有利于其健康的饮食环境，引领婴幼儿建立正确的饮食观念和习惯，预防因不良饮食习惯所导致的慢性疾病，帮助他们健康地成长。理论和实践都已证明，良好的养育环境是婴幼儿健康成长的基石，不当的甚至糟糕的养育方式和膳食管理会导致婴幼儿的健康问题。因此，我们特别在本书的第九章，对托育机构给出了营养教育的建议与指导。我们认为，托育机构要配备营养员，根据婴幼儿生理特点、各种营养素的需求和消化功能，制定营养均衡、合理的四季营养食谱，采用适合婴幼儿口味的营养烹调技能，丰富婴幼儿的膳食品种与花色，并开展正确的心理诱导，帮助婴幼儿养成良好的饮食习惯。到目前为止，我国关于儿童营养方面的教育和指导书籍不是很多，托育机构中懂得儿童营养的人员较为缺乏，无论是家庭还是托育机构都亟需有这方面的专著指导，我们撰写的本书正好满足这方面的极大需求。

本书是由工作在一线的八位医生和一名公共营养师共同完成的，力图体现以下三个特点：一是科学性：全书贯穿了儿童营养学研究最新知识，反映了该领域的最新发展。二是应用与实践性：本书不仅讲述了儿童营养学的基础知识，还努力提供了一些拓展的资源，如真实的案例、拓展阅读材料、参考资料等，旨在为家长和托育机构提供一些帮助，以便在儿童生长发育的黄金时间，为他们提供全面均衡的膳食基础；本书还配有微课小视频，以便读者更为直观地了解和学习婴幼儿相关食物的制作方法。三是参考价值：本书不仅可以作为教师培训和托育机构的工作手册，同时也是一本适用于儿童保健工作者和家庭养育的参考书。

由于作者水平有限，书中难免出现一些缺点或错误，真诚希望专家、同行及广大读者批评指正。

最后感谢华东师范大学出版社的编辑为本书的出版所做的大量工作！

宋　媛

2023 年 8 月

作者简介：

宋媛，苏州市立医院主任医师，江苏省妇幼保健重点学科带头人，江苏省妇幼保健重点人才。江苏省首席科技传播专家，"妇幼健康中国行——走进江苏"巡讲专家。中国优生优育协会婴幼儿养育照护专业委员会常委；中国妇幼保健协会儿童康复专业委员会常委；江苏省妇幼保健协会托幼机构儿童保健专业委员会副主任委员；江苏省康复医学会儿童康复专业委员会副主任委员；江苏省儿童早期发展专业委员会副主任委员；苏州市儿童保健专业委员会主任委员；苏州市营养学会妇幼营养专业委员会主任委员。长期从事儿童生长发育、儿童营养临床和研究工作，主持和参与多项国家、省、市课题，在 SCI、中国核心期刊发表学术论文 30 多篇。

目录

MU LU

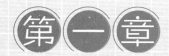

第一章

婴幼儿营养特点

学习目标

1. 熟悉各类营养素的基本概念及功能。
2. 了解婴幼儿各类营养素的需要量。
3. 了解各类营养素的膳食来源。

内容脉络

婴幼儿营养特点

婴幼儿营养需要

◇ 营养需要的基本概念
◇ 婴幼儿营养素需要

营养素的膳食来源

◇ 粮食组的营养价值
◇ 蔬菜组的营养价值
◇ 水果组的营养价值
◇ 动物性食品组的营养价值
◇ 乳类和豆类组的营养价值
◇ 高能量食品组的营养价值

【案例导入】

....

　　苗苗的妈妈是个学习型的妈妈,自从苗苗出生后,妈妈就希望给她提供最好的营养,所以从网上下载了很多关于婴幼儿营养搭配的资料。但在看书的时候,苗苗妈妈经常会碰到一些关于营养素的推荐摄入量、适宜摄入量、最高摄入量等概念,苗苗妈妈感到很困惑,这些概念是什么意思,又有什么作用呢? 虽然书上说各种营养素都应该摄入,但具体操作起来有点困难,苗苗妈妈更希望了解到自己在家可以为苗苗做点什么食物,才能达到这些营养素均衡的要求。

....

第一节 　婴幼儿营养需要

营养是机体摄取、消化、吸收和利用食物中的营养物质以满足生理需要的生物学过程。狭义的营养也指食物中营养素含量的多少和质量的好坏。[①] 食物中的营养物质就是营养素，是指食物内能够被人体消化、吸收和利用的有机与无机物质，一般分为蛋白质、脂肪、碳水化合物、矿物质、维生素、水和纤维素等。尽管营养素对维护人体健康有着非常重要的作用，但是摄入量过多也会对人体造成危害，因此，营养素必须适量摄入。

一、营养需要的基本概念

营养素需要量是制定膳食营养素参考摄入量（DRIs）的基础，DRIs 是指膳食营养素参考摄入量（Dietary Reference Intakes），它是一组每日膳食营养素摄入量的参考值。常用的指标包括：平均需要量、推荐摄入量、适宜摄入量和可耐受最高摄入量（见表 1-1）。

（一）平均需要量（EAR）

平均需要量是指某一特定性别、年龄及生理状况的群体某种营养素需要量的平均值。摄入量达到 EAR 水平时可满足群体中 50% 个体对该营养素的需要，但不能满足剩余 50% 个体对该营养素的需要。如个体营养素需要量高于 EAR，提示该个体摄入量充足的可能性较高；若低于 EAR，则个体摄入量不足的可能性较大。EAR 是制定推荐摄入量的基础。

（二）推荐摄入量（RNI）

推荐摄入量是指可以满足某一特定性别、年龄及生理状态的群体中绝大多数个体（97%—98%）需要量的某种营养素摄入水平。个体营养素摄入宜大于 RNI 水平，或适当提高以获得膳食中的营养素良好状态。长期保持摄入 RNI 水平满足机体对该营养素的需要，可以维持组织中有适当的储备以保障机体健康。

（三）适宜摄入量（AI）

通过观察或实验获得的健康群体对某种营养素的平均摄入量为 AI。当某一人群某种营养素的个体需要量资料缺乏或不足时，或者无法获得 EAR 及 RNI 时，可用 AI 代替 RNI。一般 AI 会高于 RNI 水平，但不能准确反映个体或群体营养需要的判定界值，其准确性不如 RNI。

（四）可耐受最高摄入量（UL）

可耐受最高摄入量是指平均每日可摄入的某营养素最高限量，即从生物学角度判断可被耐受的某种营养素摄入水平。UL 不是建议的营养素摄入水平，超过 UL 的摄入水平提示，会存在健康损害风险。某些营养素因缺少资料尚未设定 UL 数值，或因某些营养素的毒副作用小时也未制定 UL，但也不提示该营养素不存在过量摄入的风险。

[①] 康松玲,贺永琴. 婴幼儿营养与喂养[M]. 上海：上海科技教育出版社,2017：2.

表1-1　膳食营养素参考摄入量(DRls)体系

EAR	某一特定性别、年龄及生理状况群体中对某营养素需要量的平均值,摄入量达到 EAR 水平时可以满足群体中 50% 个体对该营养素的需要,但不能满足另外 50% 个体的可能性
RNI	可以满足某一特定群体中绝大多数(97%-98%)个体的需要
AI	通过观察或实验室获得的健康人群某种营养素的摄入量,在不能确定 RNI 时使用
UL	平均每日可摄入某营养素的最高限量

二、婴幼儿营养素需要

人类在生命活动过程中需要不断地从外界环境中摄取食物,从而获得生命活动所需要的营养物质,这些营养物质在营养学上被称为营养素。营养素主要有七大类,分别是蛋白质、脂类、碳水化合物、矿物质、维生素、膳食纤维和水。若某种营养素长期摄入不足或摄入过量均会危害人体健康。因受到遗传、生长速度、活动情况、内分泌调节、环境等因素影响,人体的营养需要存在个体差异。婴幼儿在生命早期生长发育迅速,所需的营养素较多,如营养供应不当,容易发生相关的健康问题。

(一)蛋白质

蛋白质是机体保证所有细胞构成和功能的重要物质,是营养素中的第一要素,没有蛋白质就没有生命。新生儿期蛋白质需要量最多,以后随年龄增长而逐步下降。如果婴幼儿的蛋白质长期摄入不足或过多均可影响碳水化合物、脂肪代谢,会导致生长发育停滞、组织功能异常,严重的甚至威胁生命。

1. 蛋白质的组成

蛋白质是由许多氨基酸以肽链连接在一起而构成的。由于氨基酸的种类、数量、排列次序和空间结构的千差万别,便构成了无数种功能各异的蛋白质。氨基酸共有 20 余种,其中人体自身不能合成,必须从食物中摄取的氨基酸称为必需氨基酸。对于儿童来说,有 9 种必需氨基酸(亮氨酸、异亮氨酸、缬氨酸、苏氨酸、蛋氨酸、苯丙氨酸、色氨酸、赖氨酸和组氨酸),4种条件必需氨基酸(半胱氨酸、酪氨酸、精氨酸和牛磺酸),其中条件必需氨基酸即对特殊儿童人群尚需外源性供给。

由于某种食物中蛋白质的一种或几种氨基酸含量相对较低,使其他的必需氨基酸在体内不能被充分利用,蛋白生物学利用价值降低,这被称为限制氨基酸。比如小麦限制氨基酸为赖氨酸、苏氨酸、缬氨酸;大米限制氨基酸为赖氨酸、苏氨酸;玉米限制氨基酸为赖氨酸、色氨酸、苏氨酸。因而,不同食物的合理搭配可相互补充必需氨基酸的不足,提高蛋白质的生物利用价值,即蛋白质的互补作用。

2. 蛋白质的生理功能

(1)构造和修补人体组织。人体各组织细胞的蛋白质经常不断地更新,婴幼儿和成年人都必须每日摄入足够量的蛋白质,才能维持其组织的更新。在组织受创伤时,则需供给更多的蛋白质作为修补的原料。为保证婴幼儿的健康成长,对生长发育期的他们提供足量、优质的蛋白质尤为重要。

（2）构成生理活性物质。人体内的酶、激素、抗体等活性物质都是由蛋白质组成的。具体来说，人的身体就像一座复杂的化工厂，一切生理代谢、化学反应都是由酶参与完成的。人体的生理功能靠激素调节，如生长激素、性激素、肾上腺素等。抗体具有保卫机体免受细菌和病毒的侵害、提高机体抵抗力的作用。

（3）维持机体内的渗透压的平衡。正常人血浆和组织液之间的水分不断交换并保持平衡。血浆中蛋白质的含量对保持平衡状态起着重要的调节作用。如果膳食中长期缺乏蛋白质，血浆中蛋白质含量就会降低，血液中的水分便会过多地渗入到周围组织，出现营养性水肿。

（4）供给能量。这不是蛋白质的主要功能，但在能量缺乏时，蛋白质也必须用于产生能量。另外，从食物中摄取的蛋白质，当不符合人体需要或者摄取的数量过多时，也会被氧化分解而释放能量。

3. 蛋白质参考摄入量

有研究表明，高蛋白质摄入可致 2 岁以下婴幼儿体重增长过快，而低蛋白摄入可能降低婴幼儿以后超重/肥胖的风险，因此，婴幼儿的蛋白质推荐量不宜过高。0—6 月龄婴儿蛋白质 AI 为 9 克/天。7—12 月龄婴儿蛋白质 RNI 为 20 克/天。1—3 岁幼儿蛋白质 RNI 为 20—30 克/天。

（二）脂类

1. 脂类的组成

脂类是指不溶于水而能被乙醚、氯仿、苯等非极性有机溶剂抽提出的化合物，包括脂肪和类脂。脂肪由甘油和脂肪酸组成，类脂包括磷脂、糖脂、脂蛋白、类固醇等。

2. 脂类的生理功能

（1）脂肪具有促进脂溶性维生素吸收、维持体温和保护脏器、提供必需脂肪酸的作用。

（2）磷脂具有维持生物膜结构和功能的作用，并参与脑、神经组织构成，以脂蛋白形式参与脂类运输。

（3）类固醇激素前体合成维生素 D_3，胆汁酸、固醇类激素等参与调节物质代谢。

3. 必需脂肪酸

根据碳酸链上碳原子数、有无双键、双键数以及双键位置，脂肪酸可分为饱和脂肪酸、单不饱和脂肪酸和多不饱和脂肪酸。植物性食物中的多不饱和脂肪酸主要是 n-6 系亚油酸及 n-3 系亚麻酸，鱼及海鲜类的多不饱和脂肪酸主要是二十碳五烯酸（EPA）和二十二碳六烯酸（DHA），而其他动物性油脂类则以饱和脂肪酸为主。

其中人体不能合成，必须从食物中摄取的脂肪酸，称为必需脂肪酸，主要包括亚油酸和亚麻酸。必需脂肪酸对人体有许多重要的生理功能：既是细胞内线粒体和细胞膜的极为重要的组成部分，又是合成磷脂和前列腺素的必需原料，它与胆固醇结合成酯，从而促进胆固醇代谢，防止胆固醇在肝脏和血管壁上沉积，对预防心血管疾病有利。

4. 膳食脂类推荐摄入量

对于膳食脂类理想的摄入量范围，主要是以占每日总能量摄入量的百分比（%E）表示。0—6 月龄婴儿膳食脂肪的 AI 为 48%E。7—12 月龄婴儿膳食仍以乳类为主，含脂肪较高，其他食物脂肪含量不多，脂肪的供能比纯乳低，AI 推荐为 40%E。1—3 岁幼儿食物以脂肪含量较高的乳类向成人混合膳食转变,膳食脂肪 AI 为 35%E。

由于 6 月龄内婴儿合成 DHA 有限,故 DHA 是 6 月龄内婴儿的条件必需脂肪酸。推荐 0—36 月龄婴幼儿 DHA 的 AI 为 100 毫克。

(三) 碳水化合物

1. 碳水化合物的特点

碳水化合物亦称糖类,是由碳、氢和氧三种元素组成,由于它所含的氢、氧的比例为二比一,和水一样,故称为碳水化合物。碳水化合物与蛋白质、脂肪同为生物界三大基础物质,为生物的生长、运动、繁殖提供主要能源,是人类生存发展必不可少的重要物质之一。6 月龄内婴儿的碳水化合物主要是乳糖、蔗糖、淀粉。

2. 碳水化合物的功能

(1) 供给能量。碳水化合物是三大产能物质之一,神经系统主要依赖葡萄糖来供给能量,如果血液中葡萄糖浓度过低,就会出现精神不振、注意力不集中等表现,严重时还会出现昏迷、休克。

(2) 构成机体重要组织。所有的神经组织中都含有碳水化合物,它也是细胞中遗传物质的重要成分,如核糖核酸(RNA)中的核糖、脱氧核糖核酸(DNA)中的脱氧核糖。

(3) 抗生酮作用。如果食物中碳水化合物不足,机体就要用储存的脂肪来提供能量,但机体对脂肪酸的氧化能力有一定的限度,动用脂肪过多,其分解代谢的中间产物不能完全氧化,即产生酮体。酮体是一种酸性物质,如在体内积存太多可引起酮血症,膳食中的碳水化合物可保证这种情况不会发生,即抗生酮作用。

(4) 保肝解毒作用。肝糖原储备较足时,肝脏对化学毒物和各种致病微生物感染引起的毒血症具有较强的解毒作用。因此,保证足量的碳水化合物摄入,可维持肝糖原的水平,在一定程度上保证肝脏发挥正常的解毒功能。

(5) 节约蛋白质。碳水化合物作为营养素的首要功能是满足人体的能量需求,当其供给不足时,机体就会动员脂肪和消耗体蛋白来加以弥补。而摄入足量有效碳水化合物时,人体首先使用碳水化合物作为能量来源,可节约蛋白质用于组织构成并防止机体组织蛋白质过多分解,这种作用称为碳水化合物的蛋白质节约作用。

3. 碳水化合物推荐摄入量

母乳是婴儿的最佳食物来源,能够满足 6 月龄内婴儿全部能量和营养需要。0—6 月龄婴儿的碳水化合物的 AI 为 60 克/天。7—12 月龄婴儿碳水化合物需要量以母乳为基础,累加其他食物碳水化合物量,为 85 克/天。1—3 岁幼儿碳水化合物的可接受范围为 50%能量占比—65%能量占比。

(四) 矿物质

矿物质是指构成人体组织及维持正常生理活动所必需的各种元素。虽然矿物质在人体内的总量不及体重的 5%,也不能提供能量,但它们在人体组织的生理作用中发挥着重要的功能。在人体的新陈代谢过程中,每天都有一定数量的矿物质通过粪便、尿液、汗液、头发等途径排出体外。

1. 矿物质概述

(1) 矿物质的共同特点。矿物质具有以下特点:体内不能合成,必须从食物和饮用水中摄取；矿物质在体内组织器官中的分布不均匀；矿物质元素相互之间存在协同或拮抗效应；部分矿物质需要量很少，生理需要量与中毒剂量的范围较窄，过量摄入易引起中毒。

（2）矿物质的分类。人体内的矿物质可分为常量元素和微量元素两类。常量元素又称宏量元素，是指人体中含量大于 0.01％ 的各种元素，人体必需的常量元素有钙、磷、镁、钾、钠、硫、氯。微量元素指含量小于 0.01％ 的各种元素，铁、锌、铜、钴、钼、硒、碘、铬为人类必需的微量元素。还有一些微量元素有潜在毒性，一旦摄入过量可能对人体造成病变或损伤，但在低剂量的情况下对人体又是必需的微量元素，这些微量元素主要有：氟、铅、汞、铝、砷、锡、锂和镉等。

（3）矿物质的生理功能。矿物质是构成机体组织的重要原料，如钙、磷、镁是构成骨骼、牙齿的主要原料。矿物质是维持正常的渗透压及酸碱平衡的必要条件，如钠、钾、氯等，使机体组织能贮存一定量的水分。人体内有些特殊的生理物质，如血液中的血红蛋白、甲状腺素等需要铁、碘的参与才能合成。组织液中的无机离子，特别是钠、钾、钙、镁离子保持一定的比例，是维持神经肌肉兴奋性及细胞正常功能的必要条件。

2. 重要的矿物质

（1）钙。

人体中的钙 99％ 存在于骨骼和牙齿中，另外 1％ 的钙大多数呈离子状态存在于软组织、细胞外液和血浆中，与骨钙保持着动态平衡。钙与镁、钾、钠等离子保持一定比例，使神经、肌肉保持正常的反应；钙可以调节心脏搏动，保持心脏连续交替地收缩和舒张；钙能维持肌肉的收缩和神经冲动的传递；钙能刺激血小板，促使伤口上的血液凝结；在机体中，有许多种酶需要钙的激活，才能显示其活性。

人的身高主要是由长骨决定的，长骨的增长有两个因素：一是骨细胞增生，有机质生成；二是骨盐的沉积。其中，有机质的主要成分是蛋白质，骨盐的主要成分是钙、磷以及少量的镁、钾、钠等无机盐。婴幼儿和青少年生长发育期，对钙的需求多，如果供应不足，便会影响身高。

0—6 月龄婴儿钙的 AI 为 200 毫克/天，UL 为 1000 毫克/天。7—12 月龄婴儿钙 AI 为 250 毫克/天，UL 为 1500 毫克/天。1—3 岁幼儿钙的推荐值 RNI 为 600 毫克/天。

（2）磷。

磷存在于人体所有细胞中，可与钙、钾、蛋白质、脂肪结合构成骨骼、牙齿、肌肉、神经等组织及多种酶的重要成分，几乎参与所有生理上的化学反应，并能促进葡萄糖、蛋白质和脂肪代谢以及参与缓冲系统，维持体内酸碱平衡。

0—6 月龄婴儿磷的 AI 为 100 毫克/天。7—12 月龄婴儿磷的 AI 为 180 毫克/天。1—3 岁幼儿磷的 RNI 为 300 毫克/天。

（3）铁。

铁为血红蛋白、肌红蛋白、细胞色素 C 和多种酶的主要成分，参与氧的运输、储存及组织氧化作用，可以促进发育，增加对疾病的抵抗力，调节组织呼吸，防止疲劳，预防和治疗因缺铁而引起的贫血。

健康母亲乳汁的铁可维持 0—6 月龄婴儿生长发育需要，铁的 AI 为 0.3 毫克/天。7—12 月龄婴儿与年长儿的铁需要量＝基本铁丢失＋血红蛋白中的铁蓄积量＋非存储性组织铁的增加量＋储存铁的增加，EAR 为 7 毫克/天，RNI 为 10 毫克/天。1—3 岁幼儿铁 EAR 为 6 毫克/天，RNI 为 9 毫克/天。

（4）碘。

碘主要用于制造甲状腺素，促进新陈代谢，加速生长和中枢神经系统发育。缺碘的症状和缺碘发生的年龄有关，缺碘可引起甲状腺功能减退。婴幼儿缺碘会导致生长发育迟滞、智力低下，甚至出现地方性克汀病。

0—6月龄婴儿碘的 AI 为 85 微克/天。7—12月龄婴儿碘的 AI 值推算为 115 微克/天。1—3 岁幼儿碘 RNI 为 90 微克/天。

（5）锌。

锌与多种酶、蛋白质、核酸及激素的合成有关，通过对蛋白质和核酸的作用而促进细胞分裂、生长和再生。唾液中的味觉素含两个锌离子，对味觉和口腔上皮细胞起重要作用。参与肝脏和视网膜维生素 A 还原酶的合成。缺锌会影响婴幼儿的智力发育。

0—6月龄婴儿锌的 AI 为 2 毫克/天。7—12月龄婴儿锌的 AI 为 3.5 毫克/天。1—3 岁幼儿的锌推荐量 RNI 估计为 4 毫克/天。

（五）维生素

1. 概述

维生素是指人体自身不能合成的、存在于食物中的、有生物活性的成分。维生素的种类很多，虽然既不参与机体组织构成，也不能为机体提供能量，但它们在机体物质代谢和能量代谢过程中具有多种特殊的生理功能。

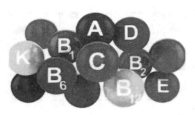

▲ 图 1-1　维生素是个大家庭①

2. 维生素的分类

根据维生素的溶解性，维生素可分为脂溶性和水溶性维生素。

（1）脂溶性维生素有维生素 A、维生素 D、维生素 E、维生素 K 四种。脂溶性维生素主要改变复合分子及细胞膜的结构，为高度分化组织的发育所必需；分子特异性不高，均有前体；因易溶于脂肪和脂肪溶剂中，故可储存在体内；脂溶性维生素排泄缓慢，过量易致中毒。

（2）水溶性维生素包括维生素 B_1（硫胺素）、维生素 B_2（核黄素）、维生素 B_6、维生素 B_{12}（氰钴胺素）、维生素 C（抗坏血酸）、烟酸（抗糙皮病因子、维生素 PP）、叶酸、泛酸、生物素等。水溶性维生素主要参与辅酶的形成，有高度的分子特异性，没有前体，因易溶于水，其多余部分可迅速从尿中排泄，不易储存，需每日供给，缺乏后迅速出现症状，过量不易发生中毒。

3. 重要维生素的生理功能及推荐摄入量

（1）维生素 A。

维生素 A 并不是单一的化合物，而是一系列包括视黄醇、视黄醛、视黄酸、视黄醇乙酸酯和视黄醇棕榈酸酯等在内的视黄醇的衍生物。维生素 A 只存在于动物体中，在鱼类特别是鱼肝油中含量很多。植物中并不含有维生素 A，但许多蔬菜和水果却都含有维生素 A 原，即胡萝卜素，它在小肠中可分解为维生素 A。维生素 A 在人体具有广泛而重要的生理功能，包括视觉功能、维持皮肤粘膜完整性、维持和促进免疫功能、促进生长发育和维持生殖功能、促

---

① 图片选自张徽.幼儿卫生与保健［M］.上海：华东师范大学出版社，2014：56.此处有微调。

进血红蛋白生成,增加食物中铁的摄取等方面的作用,其缺乏会导致多种生理功能异常。

维生素 A 的推荐摄入量采用视黄醇活性当量(微克 VAE/天)。0—6 月龄婴儿维生素 A 的 AI 为 300 微克 VAE/天。7—12 月龄婴儿维生素 A 的 AI 为 350 微克 VAE/天。1—3 岁幼儿的 RNI 为 300 微克 VAE/天。婴儿 UL 水平为 600 微克 VAE/天。

(2) 维生素 D。

维生素 D 是一组具有抗佝偻病作用、结构类似的固醇类衍生物总称,主要有维生素 D_3(胆骨化醇、胆钙化醇)和维生素 D_2(骨化醇)。维生素 D 的主要作用是调节钙、磷代谢,促进肠内钙磷吸收和骨质钙化,促进骨骼生长,维持血钙和血磷的平衡。维生素 D 缺乏可导致钙质吸收和骨矿化障碍,引起佝偻病的发生。除此之外,维生素 D 还具有调节细胞生长分化、调节免疫功能的作用。人体可通过暴露于阳光下、膳食摄入和维生素 D 补充等途径补充维生素 D。富含维生素 D 的食物并不多,乳类、蛋黄、动物肝脏(如鱼肝油)和富含脂肪的海鱼(如三文鱼)等含少量维生素 D,而植物性食物如谷类、蔬菜和水果几乎不含维生素 D。所以,与其他营养素不同,维生素 D 要在饮食中获得会十分有限。

婴儿维生素 D 的 AI 为 10 微克/天。婴儿维生素 D 摄入过高可增加生长迟缓发生率,婴儿维生素 D 的 UL 值为 20 微克/天。

(3) 维生素 K。

维生素 K 是一组含 2-甲基-1,4 萘醌基团的化合物,包括维生素 K_1、维生素 K_2、维生素 K_3、维生素 K_4 等几种形式,其中维生素 K_1、维生素 K_2 是天然存在的,而维生素 K_3、维生素 K_4 是通过人工合成的。维生素 K 具有防止新生婴儿出血疾病、预防内出血及痔疮、减少生理期大量出血、促进血液正常凝固等生理作用。

0—6 月龄婴儿维生素 K 的 AI 为 2.0 微克/天。7—12 月龄婴儿为 10 微克/天。因 7—12 月龄婴儿已进食其他食物,维生素 K 摄入应比纯母乳喂养婴儿的多。1—3 岁幼儿维生素 K 的 AI 为 30 微克/天。

(4) 维生素 B_1。

维生素 B_1,其化学名称为硫胺素,也称抗神经炎因子、抗脚气病因子,在体内,维生素 B_1 以辅酶形式参与糖的分解代谢,有保护神经系统的作用,缺乏时可引起多发性神经炎。维生素 B_1 主要存在于种子的外皮和胚芽中,如米糠和麸皮中含量很丰富,在酵母菌中含量也极丰富。瘦肉、白菜和芹菜中的维生素 B_1 含量也较为丰富。

0—6 月龄婴儿维生素 B_1 的 AI 为 0.1 毫克/天。7—12 月龄婴儿维生素 B_1 的 AI 约为 0.3 毫克/天。1—3 岁幼儿维生素 B_1 的 EAR 为 0.5 毫克/天,RNI 为 0.6 毫克/天。

(5) 维生素 B_2

维生素 B_2 又称核黄素。维生素 B_2 的主要生理功用是作为辅酶促进代谢。维生素 B_2 在各类食品中广泛存在,但通常动物性食品中的含量高于植物性食物,如各种动物的肝脏、肾脏、心脏、蛋黄、鳝鱼以及奶类等。

0—6 月龄婴儿维生素 B_2 的 AI 为 0.4 毫克/天。7—12 月龄婴儿 AI 为 0.5 毫克/天。1—3 岁幼儿的推荐量 0.5 毫克/天。

(6) 维生素 C。

维生素 C 可为氧化型,亦可作为还原型存在于体内,可促进体内多种氧化还原过程,维持免疫功能,保持血管的完整,促进铁吸收。食物中的维生素 C 主要存在于新鲜的蔬菜、水果中,人体不能合成。

0—12 月龄婴儿维生素 C 的 AI 为 40 毫克/天。1—3 岁幼儿 EAR 为 35 毫克/天。

（7）叶酸。

叶酸与维生素 B_{12} 共同促进红细胞形成,缺乏可导致巨幼红细胞性贫血。人类肠道细菌能合成叶酸,故一般不易缺乏。当吸收不良、代谢失常或长期使用肠道抑菌药物时,可造成叶酸缺乏。叶酸广泛存在于动、植物性食品中,含量丰富的有动物内脏、蛋、鱼以及坚果类和大豆类食品。

膳食叶酸参考摄入量采用膳食叶酸当量（DFE）表示。婴儿叶酸推荐量以 AI 表示。0—6 月龄婴儿叶酸的 AI 为 65 微克 DFE/天。7—12 月龄婴儿叶酸 AI 为 100 微克 DFE/天。1—3 岁幼儿 EAR 为 130 微克 DFE/天,RNI 为 160 微克 DFE/天。

（六）膳食纤维

膳食纤维是一类多糖,它既不能被胃肠道消化吸收,也不能产生能量。根据膳食纤维是否溶解于水,可分为可溶性膳食纤和不可溶性膳食纤维。可溶性膳食纤维来源于果胶、藻胶、魔芋等,其在胃肠道内和淀粉等碳水化合物交织在一起,并延缓后者的吸收,可以起到降低餐后血糖的作用。不可溶性膳食纤维的最佳来源是全谷类粮食,包括麦麸、麦片、全麦粉及糙米、燕麦全谷类食物、豆类、蔬菜和水果等,它可促进胃肠道蠕动,加快食物通过胃肠道,减少吸收,还能在大肠中吸收水分软化大便,起到防治便秘的作用。

因婴幼儿需要能量密度较高的食物,膳食纤维的摄入量应适当减少,建议 14 岁以下儿童的摄入量为 10 克/1 000 千卡。

（七）水

水是人体必不可少的重要组成成分。个体对水的需要量与性别、年龄、体重、代谢、气候、环境温度和湿度、身体活动、膳食等因素有关,且同一个体在不同环境或生理条件下也有差异。因此,水的人群推荐量不等同于个体每日的需要量。

婴幼儿体内水占体重的比例较大,基础代谢率高,肾脏功能发育尚未成熟,易发生体液和电解质的失衡。世界卫生组织建议纯母乳喂养的 0—6 月龄婴儿不需额外补充水分。据母乳含水量推算 0—6 月龄婴儿水的适宜摄入量为 0.7 升/天。以母乳供水量加其他食物和饮水量计算 7—12 月龄婴儿总水 AI 为 0.9 升/天。1—3 岁幼儿总水 AI 为 1.3 升/天。

第二节 营养素的膳食来源

膳食营养学的核心就是食物的结构,也称为膳食结构。膳食结构是指膳食中各类食物的数量及其在膳食中所占的比重,膳食结构不是一成不变的,人们可以通过均衡调节各类食物所占的比重,充分利用食品中的各种营养,达到膳食平衡,促使其向更利于健康的方向发展。所谓膳食平衡是指膳食中所含的营养素种类齐全、数量充足、比例适当,只有这样才能有利于人体对营养素的吸收和利用。

营养性食品可分为 6 组：粮食组、蔬菜组、水果组、动物性食品组、乳类和豆类组、高能量食品组。其中前5组食品又称为保护性食品组，而高能量食品组包括动、植物油脂，以及各种食用糖、盐和酒类，主要功能是提供能量，如果过多摄入会引起肥胖，还会引起某些慢性病，因而应采取适量原则，适度食用。

一、粮食组的营养价值

粮食组食物是指烹饪食品中，作为主食的各种植物种子的总称，也可概括称为"谷物"。粮食基本上是属于禾本科植物，所含营养物质主要为碳水化合物，其次是蛋白质，以及膳食纤维和B族维生素。习惯上把大米、麦面称为细粮，把小米、玉米、燕麦、荞麦、高粱、薯类以及部分豆类，如绿豆、赤豆、芸豆、白扁豆等称为粗杂粮。

（一）碳水化合物

粮谷类一般含碳水化合物65%—75%左右，可分为糖、寡糖和多糖。多糖中主要为淀粉。淀粉无甜味，加热可膨胀为糊状物，易被淀粉酶消化，依次分解为糊精、麦芽糖和葡萄糖。淀粉最后以葡萄糖形式被人体吸收利用。对食量正常的儿童而言，葡萄糖并不需要额外补充。

各类碳水化合物是人体最理想又最经济的热能来源，每100克细粮可提供350千卡热能。任何时候主食的量都不能减少，其提供的热量至少占全天总热能的一半以上。膳食中如果缺少淀粉，宝贵的蛋白质资源就会被当成燃料白白烧掉。因此，儿童的早餐除奶和鸡蛋外，一定要提供主食，如面包、包子、饺子等。

（二）蛋白质

粮谷类蛋白质含量一般在7%—10%，是人体所需植物性蛋白质的重要来源，因其摄入量较大，所供蛋白质量可占全天需要量的40%左右。但这种蛋白质不是优质蛋白，其中赖氨酸、蛋氨酸含量相对较少，为此，要与含赖氨酸较多的豆制品以及含赖氨酸、蛋氨酸较多的肉蛋类共同搭配食用，这样在一定程度上可以相互补充在必需氨基酸比值上的不足，从而起到蛋白质互补作用，以提高蛋白质的利用率。因此，我们提倡食物多样化，粗细粮搭配着吃。

（三）脂肪

粮谷类的脂肪含量少，一般为2%，且多为不饱和脂肪酸，故贮存条件较差、贮存时间较长的米粒、面粉常有不良气味，这是脂肪酸被氧化的结果。因此，粮谷类食物必须贮藏在避光、通风、干燥和阴凉的环境中，才能保持它们原有的营养价值。

（四）矿物质

粮谷类中还包含一些矿物质，如钙、镁、磷、铁等。粮谷类的钙含量不高，铁含量更低，且吸收率较低，仅为1%左右，这是由于谷类中存在的植酸与过多的磷所造成的。

（五）维生素

维生素B_1的主要来源是未过度加工的粮谷类。粮谷类中还含有少量的泛酸、尼克酸及维生素B_2。为了获得较多的维生素、矿物质及膳食纤维，最好选择未经精细加工的粮食，如全麦面包、多谷面包、杂粮面包、燕麦片等，以及与粗杂粮搭配吃，如小米可增加铜的摄入，红薯可增加膳食纤维量。

粗杂粮能提供人体热量、蛋白质、矿物质、纤维素以及丰富的 B 族维生素,这些营养素都是儿童生长发育不可缺少的。儿童适当吃些粗杂粮有益健康,不仅能预防维生素 B_1 缺乏,还有助于锻炼儿童的消化功能。此外,粗杂粮中的纤维素还能促进肠蠕动,保持大便通畅,预防便秘。为了减少大米维生素的损失,淘米次数不要超过 3 次,不要太用力搓洗,用水量不宜多,不宜用温水,也不能吃捞米饭。为了减少面粉维生素的损失,面粉也不宜用油煎、油炸等高温加工方法加工。但食用粗杂粮也要有节制,过多摄入的话,由于膳食纤维和植酸含量的增加,也会影响人体对微量营养素如钙、铁、锌的吸收与利用。因此,应根据儿童不同的年龄、生理状况、消化功能,适量、适度食用粗杂食。婴幼儿最好以细粮为主,辅以少量杂粮;每周可提供 1—2 次杂粮,以全麦面包、新鲜玉米、蒸红薯为好,量不宜过多。

二、 蔬菜组的营养价值

蔬菜是平衡膳食食物结构的基本组成之一,蔬菜中含有大量水分,通常为 70%—90%,此外便是数量很少的蛋白质、脂肪、糖类、维生素、无机盐及纤维素。判断蔬菜营养价值的高低,主要是看其所含维生素 B、维生素 C、胡萝卜素量的多少。蔬菜按颜色可分为深色蔬菜和浅色蔬菜。深色蔬菜包括绿色、深绿色、黄色和红色蔬菜,如各种绿叶菜、胡萝卜、番茄、辣椒、南瓜等;浅色蔬菜包括卷心菜、大白菜、白萝卜等。根据科学分析,颜色越深的蔬菜,所含维生素 B、维生素 C 与胡萝卜素就越多。

绿叶蔬菜的矿物质含量很丰富,但某些蔬菜中的草酸会影响人体对矿物质的吸收,如菠菜、苋菜、空心菜、竹笋、洋葱、茭白,虽含钙丰富,但含草酸也较高,易形成草酸钙沉淀,影响钙的吸收。因此,婴幼儿应尽量减少食用含草酸过多的蔬菜,家长在烹调这些蔬菜时,应先用开水漂烫,以去除草酸。

每种蔬菜所含的营养素各不相同、各有特色。因此,在婴幼儿的膳食中每天都要保证蔬菜的供应,且品种要多样化,注意蔬菜颜色的深浅搭配,还应考虑多种蔬菜搭配及蔬菜和肉食混吃。

三、 水果组的营养价值

(一) 水果与蔬菜的比较

水果和蔬菜两者有相同之处,都含有丰富的维生素 C、矿物质和膳食纤维,但也有不同,两者有如下区别:

第一,水果中的矿物质和微量元素不如蔬菜丰富,维生素 B、维生素 A 的含量也相对较低。如果完全以水果代替蔬菜,有可能会造成以上几种维生素和微量元素的缺乏。

第二,水果含有丰富的果糖,热量效应远远超过蔬菜,因此吃同样数量的水果和蔬菜,吃水果更容易促使肥胖、超重。糖尿病和肥胖的病人,应该严格控制吃水果的量,而蔬菜则相对显得安全了许多。

第三,与水果相比,蔬菜属于碱性食品,能够更有效地调整机体的内环境平衡,缓解疲劳、排泄毒素。水果因含有鞣酸,调节人体内环境的效果要差一些。因此,在平衡膳食食物结构中,有一条基本原则:水果组和蔬菜组是两组食物,不能互相替代。

（二） 水果普遍含有的营养物质

1. 碳水化合物

水果中的碳水化合物主要是以糖、淀粉为主,纤维素和果胶的含量也很高,水果种类不同,其碳水化合物的含量与种类也有区别。仁果类如苹果、梨等含果糖较多,核果类如桃、李、杏等含蔗糖较多,浆果类如葡萄等含葡萄糖和果糖较多,柑橘类如柑、橙等含蔗糖较多。由于单糖和双糖的甜味不同,因此水果中单糖、双糖的比例和含量会影响到水果的甜度及风味。未成熟的水果含有一定的淀粉,成熟后淀粉会转变为糖,因此水果的风味亦与成熟度有关。纤维素是与淀粉相似的多糖类,水果中含纤维素的多少会影响水果的品质,如果纤维素太多,食用时就会感觉粗老。纤维素虽然不能被消化吸收,但它可以促进肠蠕动、刺激消化液的分泌。

2. 维生素

水果中含有丰富的维生素,是供应人体所需维生素C的丰富来源。枣、山楂和猕猴桃是水果中维生素C含量最丰富的,有些水果如西瓜、桃和葡萄则含维生素C较少。

水果中还含有维生素P(又称柠檬素),它有保护血管的作用,还可促进维生素C的活动。如,枣中维生素P的含量最高,柑橘类水果中也含有维生素P。

3. 矿物质

水果中含有许多矿物质,其中对人体有重要作用的有钙、磷、铁。水果果实中的橄榄含钙最高,山楂其次;香蕉、草莓含磷丰富;樱桃、山楂则含铁丰富。

四、 动物性食品组的营养价值

（一） 畜肉类的营养价值

畜肉类是指猪、牛、羊等牲畜的肌肉、内脏及其制品,主要提供蛋白质、脂肪、无机盐和维生素。其中,蛋白质含量占 10%—20%。由于蛋白质中含有充足的人体必需氨基酸,并在种类和比例上接近人体需要,易消化吸收,故蛋白质的营养价值很高。畜肉中的脂肪以饱和脂肪酸为主,主要为甘油三酯、卵磷脂、胆固醇和游离脂肪酸等。动物内脏中的胆固醇含量较多。畜肉中的碳水化合物均以糖原形式存在于肌肉和肝脏中,含量极少。宰后的动物肉尸在保存过程中,由于酶的分解作用糖原含量会逐渐下降。畜肉中的矿物质含量约占 0.8%—1.2%,其中,钙含量较低,含铁、磷较多。其中的铁多以血红素铁的形式存在,是膳食铁的良好来源。所有的畜肉类都含有丰富的维生素 B_2、维生素 B_6、维生素 B_{12}、烟碱酸等。像肝、肾、心、肚、舌等动物内脏,也是富含优质蛋白质的食品,并比一般肉类含有较多的无机盐和维生素,其营养价值高于一般肉类。其中肝的营养特别丰富,含大量的维生素 A、维生素 B_1、维生素 B_2、维生素 B_{12}、尼克酸、叶酸等及铁、铜、锌等无机盐,故肝脏是很好的补血食品,但肝脏还含有大量胆固醇和嘌呤碱。

（二） 禽肉类的营养价值

禽肉类包括鸡、鸭、鹅、鸽、鹌鹑等的肌肉、内脏及其制品。禽肉的营养价值与畜肉相似,不同的是其脂肪含量较少,并含有 20%的亚油酸,易于人体消化吸收。禽肉蛋白质的氨基酸组成接近人体需要,质地较畜肉细嫩且含氮浸出物多,故禽肉炖汤的味道较畜肉鲜美。由于禽皮含脂量较高,肥胖儿童要少吃。禽类的内脏往往比肌肉含有更为丰富的营养素,除蛋白质、脂肪外,还含有更多的维生素、矿物质,而且鸡血、鸭血如同猪血一样也含丰富的血红素铁。禽肉中胆固醇含量不多,不易引起高脂血症。

（三）水产类的营养价值

水产类包括鱼、虾、蟹、贝等。鱼肉的肌纤维短而纤细,含水分多,结构疏松,比畜肉类更易消化,蛋白质的吸收率可达 85%—90%,尤其适合儿童食用。水产类的脂类物质含量各不相同。同样是鱼,脂肪的含量有很大差异,一般为 1%—3%。鱼类脂肪主要分布在皮下和内脏周围,肌肉组织中的含量很少。虾类、贝类的脂肪含量更少,蟹类的脂肪主要集中在蟹黄中。鱼类脂肪多由不饱和脂肪酸组成,熔点低,常温下为液态,消化吸收率达 95%。鱼类脂肪中含有长链多不饱和脂肪酸,具有降低血脂、防治动脉粥样硬化等作用。鱼、虾、蟹等肉中的胆固醇含量不高,但其鱼籽、虾子、蟹子、蟹黄中的含量较高,贝类中胆固醇的含量也高于鱼类。鱼类中的钙、钠、氯、钾、镁等元素的含量丰富,其中钙的含量较畜肉类高,为补钙的良好食物(小鱼制酥连骨吃可增加钙,虾皮中的钙含量丰富),海产鱼类中含碘丰富,牡蛎中锌的含量丰富等。海鱼的肝脏中含有丰富的维生素 A 和维生素 D。另外,鱼类是维生素 B_2 与尼克酸的良好来源,还含有牛磺酸,对增强儿童视力有益。

（四）蛋类的营养价值

蛋主要指鸡、鸭、鹅、鹌鹑、火鸡等禽类的卵。各种蛋的结构和营养价值大致相同,其中食用最普遍、销量最大的是鸡蛋。

蛋类含蛋白质约为 12.8%。蛋清中的蛋白质由卵白蛋白、卵胶粘蛋白、卵球蛋白等组成,蛋黄中的蛋白质主要是卵黄磷蛋白和卵黄球蛋白。鸡蛋所含蛋白质是天然食物中最优良的蛋白质,在评价食物蛋白质营养质量时常以鸡蛋的蛋白质作为参考蛋白。

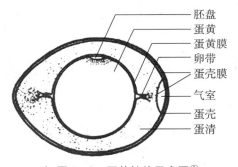

胚盘
蛋黄
蛋黄膜
卵带
蛋壳膜
气室
蛋壳
蛋清

▲ 图 1-2　蛋的结构示意图[1]

蛋类含糖较少,蛋清中主要含甘露糖和半乳糖,蛋黄中主要含葡萄糖,多以与蛋白质结合形式存在。

蛋类的脂肪主要集中在蛋黄中,蛋清几乎不含脂肪。蛋黄中的脂肪呈乳融状且分散成细小颗粒,故易于消化和吸收。鸡蛋的脂肪有大量磷脂和胆固醇。

鸡蛋所含的矿物质主要集中在蛋黄中。蛋中所含的钙不及牛奶多,但铁的含量较多。

[1] 图片选自康松玲,贺永琴.婴幼儿营养与喂养[M].上海:上海科技教育出版社,2017:34.

由于蛋黄中的铁与磷蛋白结合,以致其吸收率有限。鸡蛋所含的维生素也大部分集中在蛋黄中,主要含有维生素 A、维生素 D、维生素 B_1 和维生素 B_2;蛋清里含有维生素 B_2。

五、 乳类和豆类组的营养价值

(一) 乳类的营养

乳类是由水、脂肪、蛋白质、乳糖、矿物质、维生素等组成的复杂乳胶体。其中以牛乳食用最广泛。牛乳中的蛋白质主要是由酪蛋白、乳清蛋白和乳球蛋白组成。其中酪蛋白的含量最多,乳清蛋白中含有人体营养必需的各种氨基酸,是一种全价蛋白,乳球蛋白与机体免疫有关。牛乳的脂肪以微细的球状或乳浊液分散在乳中,是牛乳中重要的成分之一。牛乳一般含脂肪 3%—5%。脱脂奶不能作为婴儿的代乳品,长期喂养可造成热量摄入不足,引起体重不增或下降。牛乳中含有乳糖,是哺乳动物乳腺特有的产物。乳糖是儿童生长发育的主要营养物质之一,对其胃肠道有调整保护作用,促进钙吸收。牛乳中含多种维生素,包括维生素 A,维生素 D 和维生素 E,还含有维生素 B_1、维生素 B_2、维生素 B_6、维生素 B_{12}、维生素 C 和烟酸等。牛奶中的矿物质以钙、磷、钾等为多,而微量元素有锌、碘、硅等,其中钙含量高且吸收度率高,是人体所需钙的良好来源。但牛奶中铁元素的含量偏低,在喂养婴幼儿时要及时添加含铁丰富的辅食。

(二) 大豆和大豆制品的营养

大豆和大豆制品的营养很好,其蛋白质的必需氨基酸齐全,含量也丰富,属优质蛋白质,几乎可以与牛奶蛋白质相比。大豆含较多的赖氨酸,而玉米、小麦、大米中则含量很少,所以,大豆与大米、面粉等混吃,可以起到氨基酸互补。但大豆中含的蛋氨酸较少,而动物性食物,如肉类、蛋类中含较多的蛋氨酸,两者混吃,可以提高蛋白质的利用率。也就是说,将肉类、豆类与粮食一起吃最理想,可以获得很高的蛋白质利用率。大豆的脂肪含量为 20% 左右,且不饱和脂肪酸多,所以豆油是一种很好的油。整粒大豆含有较多的纤维素,会使人体不易消化或消化率低,而加工成豆制品就比较容易消化。大豆还含有丰富的维生素 B_1、维生素 B_2、烟酸,以及比猪肉多好几倍的钙、磷、铁、钾、镁等。此外,大豆还含有异黄酮类,具有良好的抗氧化功能,可降低血脂和胆固醇,进而预防心脑血管疾病。

六、 高能量食品组的营养价值

油脂类来源于植物种子和动物体内。植物油有豆油、菜籽油、花生油、芝麻油等;动物油有猪油、牛油、羊油、鱼油等。在食品中添加油脂可改善其感官性状,增加食品热量,用油烹调食物可提高色香味和消化率,增进食欲。油脂还可延长食物在胃肠中的停留时间,使人产生饱腹感。

食用油脂可分为动物油、植物油和氢化脂肪 3 种。动物油含较多饱和脂肪酸,常温下呈固态,消化吸收率较差,一般不宜用于家庭烹饪,儿童可以通过摄取荤菜来获得动物油脂。植物油即通常家庭用的素油,含较多不饱和脂肪酸,常温下呈液态,消化吸收较好,所含的必需脂肪酸在体内可以转化为 DHA,有利于儿童大脑发育和保护视力。氢化脂肪是由不饱和脂肪酸经过加工,成为饱和脂肪酸,如人造奶油(植物黄油)、酥油等,主要存在于各种加工食品中,此种油脂可降低高密度脂蛋白,对健康不利。油脂虽然是膳食的重要组成部分,不能缺少,但长期过多摄入,特别是动物油,可使人血脂升高,加速动脉硬化,诱发冠心病等疾病。

思考与练习

1. 膳食营养素参考摄入量包括哪些指标? 各自的意义是什么?

2. 营养素包括哪几类? 其对于人体的作用分别是什么?

3. 合理膳食结构的基本原则是什么? 我们日常的食物可大致分为哪几组? 对于婴幼儿来说,如何合理地选择食物搭配?

推荐资源

1. 蒋一方.0—3岁婴幼儿营养与喂养[M].上海:复旦大学出版社,2011.

2. 黎海芪.实用儿童保健学[M].北京:人民卫生出版社,2016.

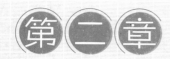

婴幼儿消化系统的特点

学习目标

1. 了解婴幼儿消化系统解剖生理及消化器官功能发育的特点。
2. 熟悉婴幼儿消化酶发育与三大营养物质吸收的特点。
3. 了解肠道菌群在婴幼儿营养物质消化与吸收过程的作用。
4. 熟悉婴幼儿科学喂养的原则。

内容脉络

婴幼儿消化系统的特点

婴幼儿胃肠功能发育

◇ 消化系统的解剖生理特点
◇ 消化系统的功能发育

婴幼儿营养吸收

◇ 消化酶的发育与成熟
◇ 三大营养素的消化与吸收
◇ 肠道菌群

婴幼儿科学喂养原则

◇ 分阶段喂养原则
◇ 营养充足原则
◇ 顺应喂养原则
◇ 个体化原则

【案例导入】

1个月的婴儿反复溢奶是什么原因

球球终于满月了,从出生至满月这段时间是婴儿适应外界环境的重要阶段,也是家长与婴儿的磨合期。球球的妈妈一直有个烦恼,她在喂养孩子的过程中发现,球球经常刚喂完奶不一会儿就会从口角溢出奶液,有的时候溢出的奶液比较多,甚至会从鼻腔喷出来,偶尔伴有白色豆腐渣样的半消化状态的奶渣,吐出的奶液酸酸的,经常弄湿球球和妈妈的衣服。但是,球球除了吐奶之外没有别的症状,吃奶照常,体重也增长了,有时心情好,醒了还能跟家长"哦、啊"地说两句。球球的妈妈想知道孩子吐奶正常吗? 是什么原因造成球球反复吐奶?

第一节 婴幼儿胃肠功能发育

0—3岁处于生命早期,这个阶段的婴幼儿生长发育迅速,需要大量的营养物质供给自身生长,但矛盾的是这个阶段的婴幼儿全身各个器官尚未发育成熟,尤其是与营养物质消化吸收有关的胃肠道仍十分脆弱。

在儿保门诊,新手家长会经常咨询的喂养问题主要有:为什么孩子总是反复吐奶?孩子大便有奶瓣是消化不良吗?孩子每天晚上哭闹是肠绞痛吗?孩子总是大便次数多是腹泻吗?什么时候可以添加辅食?辅食的种类多种多样,什么时候添加谷薯类?什么时候添加鱼肉等荤食……

面对各种各样的问题,你是否也想知道这个阶段的孩子为什么易出现溢乳、消化不良、腹胀、腹泻等消化道症状,让我们先从消化器官的解剖特点和生理功能来解释这些情况吧!

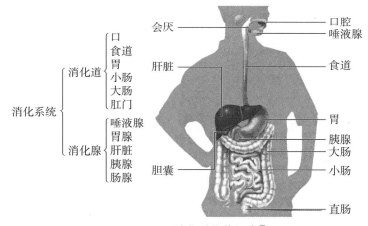

▲ 图2-1 消化系统的组成①

一、消化系统的解剖生理特点

0—3岁婴幼儿处于不断生长发育的阶段,对营养需求高,使得胃肠道负担重,容易出现反流、呕吐、消化不良、腹胀、腹泻等消化道症状,这与其消化器官的解剖特点和生理功能发育不成熟有着密切的联系。

(一)口腔

口腔是消化道的起点,具有吸吮、吞咽、咀嚼、消化、味觉、感觉和语言等功能。婴儿口腔容积较小,舌宽厚,唇肌、两侧颊肌及脂肪垫发达,有助于吸吮乳汁,但其口腔黏膜细嫩,血管

---

① 图片选自张徽.幼儿卫生与保健[M].上海:华东师范大学出版社,2014:14.

丰富,易受损伤。足月新生儿在出生时已具有较好的吸吮、吞咽功能,而早产儿由于中枢神经系统发育不成熟,吸吮能力差且吞咽不协调,尤其胎龄不满 34 周的早产儿常需采用鼻饲等方式进行喂养。婴儿刚出生时唾液腺发育差、唾液分泌少,淀粉酶含量不足,至 3—4 个月时唾液分泌逐渐增多,有时会因来不及咽下而发生生理性流涎。

(二) 食道

食道是连接咽部和胃的一个通道,新生儿食道长约 10—11 厘米,1 岁时增至 12 厘米,5 岁时可达 16 厘米。婴儿食管壁平滑肌与弹性纤维发育较差,缺乏腺体,容易发生反流从而引起生理性溢乳。

(三) 胃

婴儿期胃呈水平位,当开始行走时其位置变为垂直。新生儿胃容量相对较小(见图 2-2),刚出生 1—2 天估计胃容量相当于樱桃大小,约几毫升,随时间推移逐渐增大,1 月后约增至 30—35 毫升,3 个月时增至 100 毫升,1 岁时达 250—300 毫升左右(见表 2-1),故喂哺婴儿时,食物容量不宜过多,过多可能会引起呕吐。婴儿贲门括约肌发育不够完善,当摄入奶液后关闭不严时,乳汁容易从胃向食管反流而造成溢乳。相反,幽门括约肌发育较好,胃蠕动时易发生幽门痉挛亦可能引起呕吐。婴儿出生时胃壁肌层及腺体发育不够完善,还容易发生胃扩张。新生儿分泌胃酸较少、胃蛋白酶活力差,胃液消化功能会随年龄增大而逐渐加强。

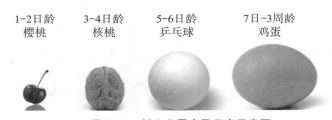

1-2日龄　　　3-4日龄　　　5-6日龄　　　7日-3周龄
樱桃　　　　　核桃　　　　　乒乓球　　　　鸡蛋

▲ 图 2-2　新生儿胃容量发育示意图

表 2-1　婴儿胃容量

年龄	胃容量
足月儿	30—35 毫升
3 月龄	100 毫升
1 岁	250—300 毫升

了解了婴幼儿食管及胃的解剖生理特点,针对本章开始时案例中球球妈妈的烦恼就可以解释了,球球吐奶跟食管及胃的括约肌发育不完善有关,婴儿溢乳或者吐奶是常见的生理现象,家长不必过于担心。家长可以采取少量多次喂养,喂完奶后注意拍嗝,排出过多的空气,然后采取右侧卧位,可以将上半身抬高 15—20 度,防止反流呛奶引起窒息。另外,家长还应注意监测体重等生长指标,如果发现异常应及时至医院就诊。

（四）肠

婴幼儿的肠管相对较长，一般为身长的 5—7 倍（成人仅 4 倍），且固定性较差，故易发生肠套叠、肠扭转等小儿急腹症。婴幼儿的肠黏膜发育良好，血管及淋巴管丰富，绒毛发达，但肌层发育尚差。婴儿的肠壁薄，通透性高，屏障功能不完善，故肠腔中的微生物、毒素及过敏原易透过肠壁，进入血流而致病，如发生全身感染和过敏性疾病。小肠的主要功能包括运动（蠕动、摆动、分节运动）、消化、吸收及免疫保护。大肠的主要功能是贮存食物残渣，进一步吸收水分以及形成粪便。婴儿大脑皮层功能发育不完善，进食时常引起胃—结肠反射而产生便意，所以婴幼儿的大便次数多于成人。

（五）肝脏、胰腺

婴儿的肝脏相对较大，新生儿的肝脏重为体重的 4%（成人仅 2%），10 个月时增加 1 倍。正常新生儿生长至 1 周岁时，可在右锁骨中线上、肋缘下 1—3 厘米触及肝脏，3 岁以内大部分可在右肋缘下 1—2 厘米处扪及，4 岁以后在肋弓以下不易扪及。在剑突下，从生后到 7 岁可触及 2—2.5 厘米的肝脏。肝血管丰富，血量多，肝细胞及肝小叶分化不全，易发生淤血性肿大；肝细胞再生能力强，纤维组织较少，至 8 岁时肝脏结构发育已接近成人。婴儿时期胆汁分泌较少，故对脂肪的消化、吸收功能较差。

婴幼儿出生后 3—4 个月胰腺发育较快，胰液分泌量也随之增多，出生后一年胰腺外分泌部分生长迅速，为出生时的 3 倍。胰液分泌量随年龄生长而增加，到了成年后每日可分泌 1—2 升。

二、消化系统的功能发育

消化道的主要功能是摄入、消化及吸收食物中的营养物质。口咽部主要负责食物的吞咽、咀嚼，胃肠道则依赖其蠕动、分泌各种消化酶等功能将食物进一步消化分解，并吸收维持人类生存代谢的营养物质。

（一）运动功能

1. 咽部

咽部是消化道与呼吸道的共同通道，可分为鼻咽部、口咽部及喉咽部。进食时，咽的主要功能是与口腔一起完成吞咽这一复杂的反射动作，并将食物从口腔推进食道内。

2. 食道

食道是由上括约肌、下括约肌和食道体组成。非进食时，食道下括约肌处于闭合状态，使食道内压力高于胃内压约 4—8 毫米汞柱，致胃内容物不易反流进入食管。进食时，吞咽动作会引起食道发生原发性蠕动，而进入食道内的食物团则导致食道发生继发性蠕动。食道的蠕动可以将食物团推进胃内，同时能够清除吞咽时胃内容物反流后滞留在食道内的食物残渣。

3. 胃

胃的运动主要依赖于胃壁平滑肌，运动的形式主要包括：紧张性收缩、容受性舒张、节律性收缩、胃蠕动和胃排空。胃紧张性收缩是一种缓慢而持续的收缩运动，可以提高胃内压，促进化学性消化，加快液体的排空。胃的容受性舒张使胃的容量与摄入量相适应，避免进食后的胃内压过高，且有利于食物的暂时储存。胃的蠕动则有研磨食物、推动食糜的作用。胃内容物进入十二指肠的过程称为胃排空。非消化期的胃每间隔 1.5—2 小时便出现周期性收缩运动,产生胃排空作用。胃排空的速度与摄入量、食物团的大小、组成及渗透压等因素有关。如凝块大、脂肪多的食物在胃内停留的时间长,且脂肪、蛋白质可延长排空时间。胃排空的时间随食物种类不同而异,稠厚、含凝乳块的食物排空慢,如水分约 0.5—1 小时,母乳约 2—3 小时,牛乳约 3—4 小时,混合食物约 4—5 小时。而早产儿胃排空较足月儿慢,更易发生胃潴留。此外,年龄、身体状况亦会影响胃的排空时间。

4. 肠道

小肠的运动方式主要有分节运动、蠕动和紧张性收缩,其特征是收缩的节律和振幅不规整。小肠分节运动是以环形肌为主的节律性收缩和舒张运动,使食糜与消化液充分混合,有利于化学性消化,同时又使食糜与肠壁紧密接触,促进吸收。小肠蠕动与分节运动重叠进行,蠕动是一种推动食糜向下的收缩运动,将分节运动后的食糜推进下一段肠段再分节运动。小肠平滑肌紧张性收缩则与肠内压的变化有密切的关系。食物从胃排空至回肠末端时,小肠停止运动,随后空腹小肠出现周期性的时相性收缩运动,为移行性复合运动。结肠的运动形式包括袋水往返运动、分节推进、多袋推进运动、蠕动和集团蠕动。其中,分节推进运动可使肠内容物充分混合,其他几种运动方式有利于内容物在肠内的推进。

(二) 分泌功能

胃肠道不仅是消化器官,也是目前已知的最大、最复杂的内分泌器官。消化道内分布有各种腺体,这些腺体可以分泌大量的黏液与酶,可帮助消化食物。

1. 唾液

正常的唾液为无色、无味的低渗液,由唾液腺分泌。唾液有一定的消化作用,并能中和进入口腔的有害物质,同时具有杀菌功能。

2. 胃液

胃黏膜含有很多分泌细胞,表面的上皮细胞和黏液颈细胞分泌大量黏液。黏膜上皮细胞分泌 HCO_3^-,主细胞分泌胃蛋白酶原,壁细胞分泌盐酸,G 细胞分泌胃泌素。盐酸和胃蛋白酶原具有重要的消化作用。黏液和 HCO_3^- 能形成黏液屏障,保护胃黏膜免受胃酸的侵蚀;HCO_3^- 还可以消除胃内多余的 H^+。

3. 胰液

胰液中含大量的胰酶、胰酶抑制物及黏液。胰酶在消化过程中起关键性作用,胰酶分泌的顺序依次为胰蛋白酶最先,而后是糜蛋白酶、羧基肽酶、脂肪酶,最后是淀粉酶。新生儿胰液所含脂肪酶活性不高,直到 2—3 岁时才接近成人水平。婴幼儿胰液水平及其消化酶的分泌易受炎热天气和各种疾病的影响而被抑制,容易发生消化不良。胰酶抑制物有抑制胰蛋白酶的作用。若酶原在胰腺内被激活,可自身消化胰腺,引发胰腺的炎症或坏死。因此,胰酶抑制物有使胰腺保护自身免受胰酶潜在的消化作用。

4. 胆汁

胆汁是由肝细胞分泌的一种黄绿色、带苦涩味的碱性液体,肝脏在进食以外的时间分泌胆汁储存于胆囊内,进食时则将胆汁释放到十二指肠促进消化。胆汁的主要作用成分是胆盐或胆汁酸。胆盐可作为乳化剂乳化脂肪,降低脂肪的表面张力,使脂肪乳化成微滴,分散于水溶液中,增加了胰脂肪酶的作用面积;胆汁酸还可与脂肪酸结合,形成水溶性复合物,促进脂肪酸的吸收。胆汁对促进脂溶性维生素的吸收也有重要意义。当胆道阻塞时，胆汁不能进入十二指肠，脂肪的消化和吸收就会发生障碍，从而引起脂肪泻。

（三）免疫功能

胃肠道是人体最大的免疫器官，对摄入的致病性抗原物质有防御和屏障功能。正常情况下，肠道淋巴组织受肠腔抗原刺激发生局部免疫应答反应，主要由 sIgA 和 sIgM[1] 抗体抑制病原体克隆和致病抗原的吸收，产生免疫排除作用。同时肠腔抗原的全身性免疫反应弱，即发生黏膜耐受或口服耐受。口服耐受是指人体对进入肠道抗原的低反应，是免疫清除及系统免疫反应抑制的伴随结果。当小肠免疫系统处理抗原能力受限，接触过多抗原或者不适当的抗原破坏了肠黏膜的自身稳定，肠道抗原引起的免疫反应失去正常调节时则会发生与免疫相关的胃肠疾病，如食物过敏、慢性萎缩性胃炎、乳糜泻、炎症性肠病等。

肠道是人体与外界环境接触最多的部分，约有 300—400 平方米的表面面积。肠道屏障由复杂的 4 部分组成，即生理、化学、免疫和微生物屏障。胎儿早期肠道生理性屏障开始发育，前 3 个月组织结构基本形成。胎儿 8 周龄时小肠与结肠上皮细胞绒毛、杯状细胞和肠道内分泌细胞形成，至 10 周龄时已可检测到细胞膜相互之间的紧密连接。胎儿 12 周龄时小肠杯状细胞产生黏液素，形成化学屏障，同时分泌细胞出现，如 12 周龄时出现潘氏细胞，13 周龄时产生防御素，20 周龄时产生溶菌酶等，这些均可帮助肠道形成天然免疫屏障。

婴儿生后几个月内肠道屏障功能发育不成熟，小肠上皮细胞间存在间隙，渗透性高。有些蛋白质，如母乳免疫球蛋白可以小肠上皮细胞吞方式吸收，被婴儿利用。但异体蛋白（如牛乳蛋白、鸡蛋蛋白）、毒素、微生物及未完全分解的代谢产物会以吞饮方式或者通过上皮细胞间隙直接吸收，产生过敏或肠道感染。

第二节 婴幼儿营养吸收

一、消化酶的发育与成熟

食物进入口腔经过咀嚼可分解部分营养素。因口腔分泌的消化酶较少，营养素主要在胃肠道被消化酶分解后吸收。儿童消化系统的生理发育过程尚不清楚，但出生后各种消化酶的水平可间接反映消化道发育状况（见表 2-2）。

（一）蛋白酶发育

蛋白酶主要包括胃蛋白酶、胰蛋白酶和小肠刷状缘蛋白酶。其中，胃黏膜的主细胞合成的胃蛋白酶原被胃酸激活生成胃蛋白酶，胃蛋白酶可将各种水溶性蛋白质分解成多肽。胰腺分泌的胰蛋白酶是肽链内切酶，胰凝乳蛋白酶是催化蛋白质肽键水解的内肽酶。小肠刷状缘的肽酶可以分解肽为氨基酸。胎儿 34 周龄时胃主细胞开始分泌胃蛋白酶，出生时该酶活性低，至婴儿 3 月龄时该酶活性逐渐增强，18 月龄时达到成人水平。胎儿 5 月龄时胰腺开

① sIgA 是指分泌型免疫球蛋白 A；sIgM 是指分泌型免疫球蛋白 M。

表 2-2　出生后第一年消化酶发育进程

营养素	酶	出生前	1个月	2个月	3个月	4个月	5个月	6个月	7个月	8个月	9个月	10个月	11个月	12个月
蛋白质	胃蛋白酶													
	胰蛋白酶													
	刷状缘蛋白酶													
碳水化合物	唾液淀粉酶													
	胰淀粉酶													
	刷状缘 α—葡萄糖苷酶													
	刷状缘乳糖酶													
脂肪	胃脂酶													
	胰脂酶													
	胆汁													

□ 低　▨ 过渡　▨ 成人

始分泌胰蛋白酶，至婴儿 1—3 个月龄时胰蛋白酶逐渐成熟，达到成人水平。因此，新生儿消化蛋白质能力较好。

（二）碳水化合物酶发育

乳糖是 6 月龄以内婴儿（小婴儿）的主要碳水化合物来源，其次为蔗糖及少量淀粉。乳糖酶存在于小肠绒毛上皮细胞刷状缘顶端，由碳端固定，在空肠中表达最高。乳糖酶可在特定条件下将乳糖水解成葡萄糖和半乳糖，人体乳糖酶最适宜 pH 为 6 左右，与小肠内 pH 接近，最适温度范围为 25—55℃。在胎龄 8 周时可以检测到乳糖酶的活性；胎龄 34 周时，乳糖酶的数量和活性仅有足月儿的 30%；胎龄 35—37 周时，可达到 70%；胎龄 40 周乳糖酶的数量和活性达到峰值。因此，与足月儿相比，早产儿乳糖酶的数量和活性不足（见表 2-3）。

表 2-3　乳糖酶在胎儿期及生后至成年的发育进程

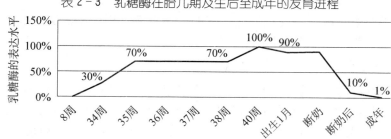

6 月龄后婴儿需添加辅食，这时食物中的淀粉逐渐成为婴儿碳水化合物的主要来源。淀粉酶主要由胰腺和唾液腺分泌，催化淀粉及糖原水解，生成葡萄糖、麦芽糖及含有 α-1、6 糖苷键支链的糊精。肠双糖酶的产生是肠道吸收碳水化合物功能发育的标志。肠双糖酶的发

育与胎龄有关,胎儿8月龄时肠蔗糖酶、麦芽糖酶的活性达最高。新生儿唾液淀粉酶、胰腺淀粉酶浓度非常低,至4—6月龄时开始分泌胰淀粉酶,2岁达到成人水平,故新生儿及婴儿早期消化淀粉的能力有限,这与喂养指南要求的6月龄后添加米粉等辅食的要求一致。新生儿小肠中α淀粉酶活性低,但肠内葡萄糖化酶含量较高,为成人的50%—100%,可补偿淀粉酶的不足,使淀粉发酵成为短链脂肪酸,从而帮助淀粉消化。母乳中含少量淀粉酶,进入婴儿消化道可不被分解,帮助婴儿消化部分淀粉,代偿胰淀粉酶分泌不足。

案例分析

圆圆需要添加辅食吗

圆圆快4个月了,一直都是纯母乳喂养。最近,圆圆妈妈产假结束开始上班了,由于工作比较忙,不能及时吸奶,奶量也受到了影响。圆圆妈妈不想添加奶粉,听别人说可以早点添加辅食,这样婴儿对奶量的需求下降了,而且早吃辅食的婴儿长得结实,是不是真的如此呢?

分析: 对于圆圆妈妈的解答是:6月龄内坚持纯母乳喂养,乳类可满足婴儿6月龄内营养需要。至于添加辅食的时间,一般建议于婴儿4—6个月开始引入其他食物,不能早于4个月。对于奶量下降,圆圆妈妈可以在上班休息期间用吸奶器勤吸奶,避免涨奶、回奶,平时多喝下奶的汤水。

(三) 脂肪酶发育

人类的脂肪酶主要有胃脂酶、胆盐依赖性脂肪酶、胆盐刺激脂肪酶、胰脂酶等。胎儿16周龄胰腺开始分泌胰脂酶,因需胆盐激活,故新生儿期胰腺分泌胰脂酶极少,几乎无法测定,2岁后达到成人水平。胎儿2—3月龄开始分泌胆汁,出生时胆汁缺乏。因此,与胆汁相关的脂肪酶在新生儿期作用较小。虽然母乳中的脂肪酶可补偿胰脂肪酶的不足,但母乳的脂肪酶含量少,不能帮助婴儿完全消化脂肪。与成人不同,婴儿的脂肪消化主要是在胃,脂肪消化主要依赖胃脂肪酶。胃脂肪酶在早产儿和新生儿有独特的代偿功能,具有保持胃内合适酸度、抗胃酸和胃蛋白酶的作用,同时在小肠中依旧保持活性,不依赖于胆盐和辅助因子进行激活,有助于胃内脂肪消化,在一定程度上弥补了胰脂肪酶的不足。婴儿胃脂肪酶的活性可水解食物中超过60%的甘油三酯,成人则为10%—30%。随着婴儿年龄的增大,等到了快断离母乳、引入半固体与固体食物的年龄时,肝脏功能已逐渐成熟,胆盐分泌增加,胆盐依赖性脂肪酶、胆盐刺激脂肪酶等对三酰甘油的消化作用逐渐增强。婴儿吸收脂肪的能力随年龄的增加而提高,如33—34周龄的早产儿脂肪的吸收率为65%—75%,足月儿的脂肪吸收率为90%,6月龄的婴儿脂肪吸收率已超过95%。

二、三大营养素的消化与吸收

(一) 蛋白质的消化与吸收

食物中的蛋白质需先在消化道内分解为氨基酸后才能被机体吸收利用。胃腺分泌的胃液(pH 为 0.9—1.5)中含有胃蛋白酶原,在胃酸及自身作用下被激活。胃蛋白酶是胃中仅有的蛋白水解酶,它可以在胃液的酸性条件下特异性较低地水解各种水溶性蛋白质,产物为多肽、寡肽和少量氨基酸。胃蛋白酶还有凝乳作用,可使母乳在胃中部分消化。小肠内的胰蛋白酶和糜蛋白酶可将蛋白质分解为小的多肽和氨基酸。胃和胰腺蛋白质水解产生的寡肽产物在小肠被羧化酶和氨肽酶水解,释放三肽、二肽和单氨基酸而从刷状缘吸收。胎儿中期羧化酶、氨肽酶、三肽酶、二肽酶的活性可被检测。游离氨基酸在小肠上段黏膜处被主动转运吸收进入血液循环,胎儿 12 周龄时可检测小肠黏膜氨基酸转运。

一般未经分解的蛋白质不能被吸收,仅 2% 的食物蛋白和肽被吸收,不仅无营养价值,反而会诱发机体产生过敏反应。加热可以使蛋白质变性而易于消化为氨基酸,在十二指肠与近端空肠迅速吸收。未加热的蛋白质和内源性蛋白质较难消化,需在回肠吸收。

(二) 碳水化合物的消化与吸收

食物中的碳水化合物主要是淀粉,其次为少量低聚糖和单糖。碳水化合物的消化始于口腔,口腔分泌的唾液淀粉酶将淀粉分解为少量的麦芽糖和葡萄糖。由于胃中过酸的环境会使唾液淀粉酶失活,且胃中不含有水解淀粉的酶,胃内几乎不消化碳水化合物,故碳水化合物的消化吸收主要在肠道进行,包括小肠消化吸收和细菌帮助下的结肠发酵这两个过程。

小肠是淀粉消化的主要场所。肠腔内由胰腺分泌的胰淀粉酶可将淀粉水解为 α-糊精、麦芽糖和麦芽寡糖,再经 α-糊精酶、麦芽糖酶水解为葡萄糖而被吸收。食物中的单糖可以被直接吸收,而双糖(乳糖、蔗糖)在小肠双糖酶(乳糖酶、蔗糖酶等)作用下最终产生游离的单糖(主要是葡萄糖,其次是果糖和半乳糖),这些单糖多以主动转运的方式从小肠刷状缘吸收入血。进入血液中的主要是葡萄糖,一部分直接被组织氧化利用,另一部分进入肝细胞和骨骼肌细胞合成糖原而储存供以后利用,多余的葡萄糖还可进入脂肪组织转化为脂肪储存。

食物中未消化的碳水化合物到达结肠时,可经肠道菌群部分或完全发酵。小婴儿摄入的碳水化合物主要是乳汁中的乳糖,由于其乳糖酶发育不成熟或活性低下,乳糖不能完全分解,至结肠时被肠道细菌分解为乳酸、氢气、甲烷及二氧化碳。乳酸可以刺激肠壁增加肠蠕动而造成腹泻,气体可以引起腹胀、泡沫便、肠绞痛等临床表现,即为乳糖不耐受(LI)。

案例
分析

米粒需要换奶粉喂养吗

米粒妈妈来儿保科咨询:米粒快 2 个月了,目前纯母乳喂养,大便还是次数很多,一天要 6—8 次,刚吃完母乳一会儿就要便便,大便经常有一股酸臭味,有时没有被尿不湿吸收甚至可以看到有泡沫便,不过没有血丝、黏液。米粒有时候会有点胀气,小肚子圆滚滚的,小家伙晚上睡觉不踏实,经常哼哼唧唧。米粒的妈妈想知道大部分孩子满月后会"攒肚",为什么米粒大便还是次数很多,这是否跟母乳有关? 需要换奶粉喂养吗? 或者需要口服什么药物来解决这个问题?

分析: 结合米粒的情况,考虑是因为乳糖不耐受,建议米粒妈妈近期甜食少吃,可以添加一些乳糖酶来缓解症状,暂时不需要更换成人工喂养。

（三）脂肪的消化与吸收

小婴儿由于脂肪酶发育不成熟，脂肪消化主要在胃，依赖于胃脂肪酶的消化作用。而随着年龄的增长，婴儿的脂肪酶逐渐发育成熟，当接近成人的消化酶水平时，脂肪消化、吸收的主要场所转变到小肠。

由于脂肪不溶于水，而体内的酶促反应是在水溶液中进行，所以脂肪必须先乳化才能进行消化。肝脏分泌的胆汁中富含胆盐，胆盐在脂肪乳化过程中起重要作用。胆盐可以净化脂肪，减少脂肪的表面张力，然后使脂肪乳化成非常细小的乳化微粒，这些微小颗粒可以附着脂肪酶进行消化。胰脂肪酶和肠脂肪酶都有消化脂肪的作用，但前者的作用更大。脂肪在胰脂肪酶的作用下可水解为单甘酯、双甘酯、游离脂肪酸和甘油。低于 12 个碳原子的短链脂肪酸可直接被小肠黏膜内壁吸收，而长链脂肪酸则需穿过小肠黏膜进入肠黏膜末端淋巴管，重新在淋巴管中与甘油再酯化生成甘油三酯，与胆固醇、磷脂及脂蛋白结合，形成乳糜微粒进入淋巴系统，再进入血液循环转运至全身各个器官。

三、肠道菌群

人体肠道内的微生物中，99% 以上都是细菌，约有 1 000 多种，数 10 万亿个微生物，如此庞大的肠道菌群组成复杂的肠道微生态系统（ecosystem）。肠道菌群具有 200 万个编码基因，参与编码的基因是人类基因的 100 倍以上，因此又被称为"人类的第二大脑""人类的第二基因组"。这些细菌通过长期的协同进化，与人体形成一种相互制约、相互依赖的关系。

肠道提供广阔的、无氧或低氧、富含营养、恒温的环境，肠道微生物则帮助宿主提高营养物质的分解效率、增加有益物质的吸收、合成人体所需的营养物质、维护神经系统的稳定性及增强免疫系统的功能。但是在菌群失衡状态下，则会影响宿主生长发育、消化吸收、免疫调节，甚至影响药物的治疗。

（一）肠道菌群的分类

肠道菌群是由需氧菌、厌氧菌及兼性厌氧菌组成，97%—99% 以上为专性厌氧菌，大肠杆菌等需氧菌所占比例不足 1%，共同维系肠道微生态的动态平衡。

根据肠道菌群复杂的种类与特性可分为：共生菌、双向菌和抗生菌（见表 2-4）。共生菌多为专性厌氧菌，是肠道的优势菌群，与宿主为共生关系，也称之为有益菌，主要有双歧杆菌、乳酸杆菌等。共生菌可以合成各种维生素，参与食物的消化，促进肠道蠕动，抑制致病菌群的生长，同时可以分解有害、有毒物质等。双向菌又称为中性菌，即具有双重作用的细菌，如大肠杆菌、肠球菌等。在正常情况下对健康有益，然而双向菌一旦增殖失控或从肠道转移到身体其他部位，就可能引发许多健康问题。抗生菌，即为过路菌，是由非致病性或潜在致病性细菌所组成，如变形杆菌、假单胞菌等。抗生菌一般来自周围环境或宿主其他部位，在宿主身体存留数小时、数天或数周，长期定植机会少。如果正常菌群发生紊乱，过路菌群可在短时间内大量繁殖，引起疾病。

表2-4　肠道菌群的分类及特性

分类	特性	功能	常见菌种
共生菌	与宿主共生关系,肠道优势菌群	营养及免疫调节作用	双歧杆菌、乳酸杆菌、消化球菌等
双向菌	肠道非优势菌群	肠道微生态平衡时是无害的,在生态失衡时会致病	大肠杆菌、肠球菌等
抗生菌	过路菌,长期定植的机会少	生态平衡时,这些菌数量少,不会致病;生态失衡时,数量超出正常水平,可导致疾病	变形杆菌、假单胞菌等

(二) 婴幼儿肠道菌群的特点

　　长期以来人们认为胎儿在母体子宫内发育的过程是处在无菌环境下的,所以出生时新生儿肠道应该是无菌的。但是近期不同的研究团队利用动物实验和人群研究分别证实了羊水、脐带血和胎儿肠道内确实存在着来源于母体的肠道菌群,从而打破了胎儿"无菌"的说法,并明确了人类肠道菌群的最早来源(见图2-3)。婴儿出生几小时后细菌经口吞入或从肛门进入,先是大量需氧菌(如大肠埃希菌、肠球菌、葡萄球菌、假单胞菌属)繁殖并消耗氧气,产生各种酸性产物,出生后2小时出现双歧杆菌、拟杆菌等专性厌氧菌定植,出生后7日达高峰,成为新生儿的优势菌。当婴幼儿添加辅食后,由于食物的多样化而使肠道菌群也呈现多样性改变,如类杆菌、肠球菌及乳杆菌等逐渐增多,直至2—3岁便形成以厌氧菌占绝对优势的稳定菌群,逐渐向成年人型过渡(见图2-4)。研究显示婴儿肠道中革兰阳性杆菌占绝对优势,达95.0%—99.8%,其中95.0%以上为双歧杆菌。婴儿结肠的优势菌为双歧杆菌、乳酸杆菌和肠杆菌。

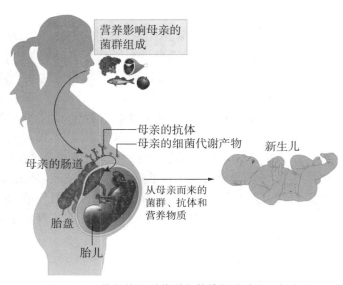

▲ 图2-3　母亲的肠道菌群和营养影响胎儿及新生儿

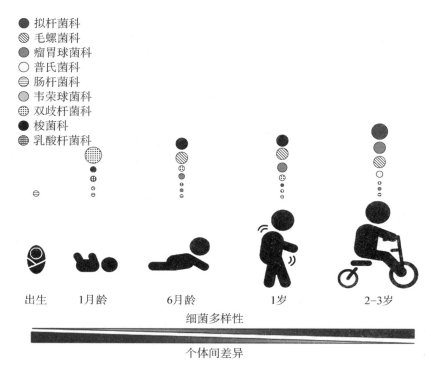

- ● 拟杆菌科
- ◐ 毛螺菌科
- ● 瘤胃球菌科
- ○ 普氏菌科
- ⊖ 肠杆菌科
- ● 韦荣球菌科
- ⊞ 双歧杆菌科
- ● 梭菌科
- ● 乳酸杆菌科

出生　　1月龄　　6月龄　　1岁　　2–3岁

细菌多样性

个体间差异

▲ 图2-4　0—3岁婴幼儿肠道菌群变化过程

（三）影响肠道菌群定植的因素

许多因素可以影响肠道菌群定植,如分娩方式、喂养方式、抗生素应用和生活环境等因素。研究显示,阴道分娩的婴儿1岁时肠道菌群的构成仍然与其母亲肠道菌群构成有直接的联系。阴道分娩的胎儿在经过母体产道时,获得了母体产道和肠道的微生物,其主要为厌氧菌,而这一获菌过程在剖腹产分娩的胎儿中是缺失的。

婴儿时期的喂养方式也会对肠道菌群的构成产生影响。近年来较多的流行病学证据表明,母乳喂养和配方奶粉喂养的婴儿肠道菌群有明显的差异。研究者们已从母乳中分离出了葡萄球菌、链球菌、微球菌、乳酸菌和肠球菌等,这些微生物被认为是母乳中天然存在的菌群,可以通过母乳喂养传递给婴儿,并参与婴儿肠道菌群的定植和构成。因此,母乳是一种"带菌体液"的说法已经得到广泛的认同。再者,母乳中的双歧因子、丰富的乙型乳糖和低聚糖、较低的蛋白质与磷酸盐含量、长链多不饱和脂肪酸可以降低结肠的pH值,有利于乳酸菌的生长,较高的sIgA和溶菌酶可以抑制致病菌生长。因此,母乳喂养的婴儿肠道形成相对简单的、以双歧杆菌占绝对优势的肠道菌群;而配方奶喂养的婴儿肠道形成相对较复杂的肠道菌群,双歧杆菌的含量及比例较低,但双歧杆菌仍为优势菌群。

此外,在孕期接受过抗生素治疗的母亲,其后代肠道菌群种类减少;未曾接触过抗生素治疗的母亲,其后代的肠道菌群则较丰富且分布均衡。除了上述涉及到的因素之外,生活环境也会影响子代肠道菌群的构成。有研究显示,农村婴儿肠道菌群中的放线菌和拟杆菌比城市多,而城市婴儿的肠道菌群的厚壁菌门和变形菌门比农村婴儿多,这提示了环境因素对肠道菌群的影响。

（四）肠道菌群的功能

肠道菌群在维持人体健康中发挥着重要作用。双歧杆菌是肠道的优势菌群，也是肠道最重要的有益菌。双歧杆菌可以合成多种人体生长发育必需的维生素，如 B 族维生素（维生素 B_1、维生素 B_2、维生素 B_6、维生素 B_{12}）、维生素 K、烟酸、泛酸等，还能利用蛋白质的降解合成必需氨基酸，如天门冬氨酸、苯丙氨酸、缬氨酸和苏氨酸等，并参与糖类和蛋白质的代谢，同时还能促进铁、镁、锌等矿物元素的吸收。此外，该菌胞壁中的脂磷壁酸可特异性、可逆地结合到肠上皮细胞受体上，形成生物膜样的屏障结构，保护肠道内环境稳定，起到营养争夺和空间位阻作用，以构成肠道定植阻力。再者，双歧杆菌为产乳酸菌，其大量生长、繁殖以及发酵分解乳糖，肠腔内会产生大量乳酸、乙酸、丁酸致肠道 pH 值下降至 5.0—5.5。肠道 pH 下降不利于肠道内有害菌生存。肠道双歧杆菌还可以发挥免疫佐剂作用，激活肠道免疫系统（潘氏细胞），使淋巴细胞对抗原敏感性增强，促进 B 细胞吞噬、细胞分化和增殖，预防新生儿坏死性小肠结肠炎。

因此，肠道菌群的稳态对婴幼儿的健康有着非常重要的作用。

第三节　婴幼儿科学喂养原则

孩子是每一个家庭的希望和未来，孩子的健康更是牵动着千千万万家长的心。0—3 岁是人生的一个重要时期，它是人生的起点，也是生长发育的高峰期。婴幼儿在这一时期内体格生长和大脑发育迅速，这期间的营养状况与其一生的营养和健康状况息息相关。如果这一时期婴幼儿的营养不足可能会导致消瘦、矮小、贫血、抵抗力下降等问题，而营养过剩则可造成肥胖，成年后发生高血压、冠心病和糖尿病等慢性疾病的风险升高。强迫喂养可能造成厌食、挑食等不良饮食行为习惯，而宠爱过度则会引起各种各样的喂养问题。因此，科学喂养是每一个家庭的重要任务，也是相关教育者、医务工作者需要了解并普及的内容。

一、分阶段喂养原则

婴儿出生后各个器官尚未发育成熟，尤其是消化器官，食管下括约肌尚未发育完善、各种消化酶及胃酸活性低，容易发生消化不良、腹胀、肠绞痛等疾病，因此，最初摄入的食物只有奶液。但随着婴儿逐渐长大，消化器官逐渐发育成熟，消化能力增强，摄入的食物逐渐多种多样。0—3 岁这个时期婴幼儿的进食技巧也在逐渐进步，从被动进食逐渐变成主动进食。因此，0—3 岁是培养良好饮食习惯的黄金时期，分阶段喂养不仅可以适应婴幼儿的生长发育过程，还可以逐步培养婴幼儿的进食技巧及饮食习惯。

0—3 岁婴幼儿在喂养时可以分为几个阶段：0—6 月，母乳或者人工喂养，主要由家长喂养孩子，婴幼儿处于被动喂养阶段；6—12 个月，除奶液以外逐渐添加各类辅食，开始训练主动抓握奶瓶喝奶、手指拿捏条块状食物进食、手拿勺子自己进食等技巧；1—2 岁，向成人饮食过渡，建立饮食制度，养成良好的饮食习惯，要杜绝追着婴幼儿喂、边吃饭边看电视等不良习惯；2—3 岁，接近成人饮食，为进入幼儿园阶段做好准备（见表 2-5）。

表 2-5 　0—3 岁婴幼儿分阶段喂养

阶段	喂养内容	进食技巧
0—6 月	母乳或者人工喂养	被动进食
6—12 月	逐步添加辅食	被动进食——主动进食
1—2 岁	向成人饮食过渡	主动进食
2—3 岁	接近成人饮食	主动进食

如何喂养果果

　　果果是一名刚满 1 岁的男孩,刚刚学会走路,他对世界充满好奇心,总是这里摸摸,那里碰碰。果果一直都是奶奶带养,奶奶怕果果吃不饱,总是先坐着喂一会儿,再跟着果果跑到这儿喂一勺,走到那儿喂一勺,一顿饭喂下来要花个半小时至一个小时……可是果果好像也没有感觉到饿,搞得奶奶喂饭跟打仗似的,有时刚喂到嘴里又吐出来,奶奶还得收拾,经常累得精疲力竭。请思考,果果奶奶应该如何喂养果果?

　　分析: 结合上述的喂养原则,果果奶奶喂养的时候需要注意的是:第一,要开始建立喂养的规则感,比如在宝宝椅上吃饭,不能吃饭时到处跑,吃完才可以下来;第二,加强饮食技能训练,例如训练果果自己动手吃饭,让果果自己拿勺或者手捏食物自己吃,让果果享受自己动手吃的快乐;第三,控制摄食时间,一顿饭不超过 20—30 分钟,否则孩子喂喂停停,没有饥饿感,还会影响下一顿餐的进食。

二、营养充足原则

　　营养是保证婴幼儿身心健康及生长发育的重要因素,良好的营养可以促进其体格生长和智力发育,而营养不良则会导致其生长迟缓、体重不增,严重的甚至造成死亡。0—3 岁婴幼儿生长发育迅速,尤其 1 岁以内,其体重在出生体重的基础上翻两倍,身长增长 25 厘米,若没有充足的热能与营养素的供应,婴儿的生长发育将受限。

　　与成人不同的是,婴幼儿热量消耗与成人相比除了维持基础代谢、活动所需、食物特殊动力效应及排泄物丢失的热量以外,还需维持生长发育。因此,婴幼儿的生长发育越迅速,所需的营养素也相对较多。因此,家长在准备食物的时候不仅要求足量,而且要求种类多样,这样婴幼儿摄入的营养素也更全面。

三、顺应喂养原则

　　顺应喂养是在顺应养育模式框架下发展起来的婴幼儿喂养模式。顺应喂养要求父母做到以下几点：一是父母应负责准备安全、有营养的食物，并根据婴幼儿需要及时提供；二是父母应负责创造良好的进食环境，而具体吃什么、吃多少，应由婴幼儿自主决定；三是在婴幼儿喂养过程中，父母应及时感知婴幼儿发出的饥饿或饱足信号，充分尊重婴幼儿的意愿，耐心鼓励，不强迫喂养。

四、个体化原则

每一个婴幼儿都是独一无二的个体，家长应允许婴幼儿有自己的进食习惯及对食物的偏好。首先，家长为婴幼儿准备的食物或者烹饪方式应该适合自己孩子的体质或者饮食习惯。例如，对鱼、虾等海鲜食物过敏的婴幼儿，家长在准备食物的时候应回避过敏源，利用其他肉类来弥补海鲜摄入不足所缺失的营养。

其次，婴幼儿的热能需求应与其目前的营养状况相一致。家长可根据目前婴幼儿的营养状况来确定其热能的需求。偏胖的孩子要控制摄入量，食量要减少，要少吃油腻和高糖的高能量食品，应多活动，并纠正挑食、偏食和贪吃零食的不良饮食习惯。偏瘦的孩子则要适当增加进食量和油脂的摄入量，以维持正常的生长发育和适宜的体重。

再者，婴幼儿的热能需求应与其体力活动相一致。进食量与体力活动是控制体重的两个主要因素。如果进食量过大而活动量不足，多余的能量就会在体内以脂肪的形式储存，导致超重、肥胖。因此，家长准备的食物应根据孩子每天的体力活动量进行匹配。

思考与练习

1. 人体共分为八大系统，其中消化系统的功能有哪些？

2. 根据胃肠道的解剖及功能发育情况，分析婴儿期生理性溢奶的原因有哪些？

3. 婴儿喂养需根据胃容量的大小及胃排空的时间决定喂养的量及次数，请简述婴儿期胃容量及胃排空的时间是怎样的？

4. 婴儿出现乳糖不耐受的原因及临床表现有哪些？

5. 肠道菌群数量庞大且对人类有重要作用，请简述肠道菌群的分类及特性有哪些？

6. 婴幼儿科学喂养的原则有哪些？

推荐资源

1. 黎海芪. 实用儿童保健学[M]. 北京：人民卫生出版社，2016.

2. 陈荣华，赵正言，刘湘云. 儿童保健学[M]. 南京：江苏凤凰科学技术出版社，2017.

3. Ronald E. Kleinman. 儿童营养学[M]. 申昆玲，译. 北京：人民军医出版社，2015.

4. 李宁. 协和医院营养专家：这样做辅食宝宝超爱吃[M]. 北京：化学工业出版社，2016.

第二章

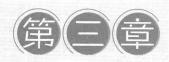

婴儿喂养

学习目标

1. 了解母乳喂养的特点，掌握正确的母乳喂养方法。
2. 熟悉足月儿配方奶①的配方选择，掌握配方奶的喂养方法。
3. 了解过渡期食物的概念，掌握婴儿期食物添加的原则，熟悉婴儿期的基础食物的选择，熟练掌握婴儿食物添加的方法。
4. 掌握婴儿喂养指南。
5. 熟悉婴儿常见的喂养问题。

内容脉络

婴儿喂养

母乳喂养

◇ 母乳的特点
◇ 母乳喂养的优点
◇ 母乳的成分变化
◇ 建立良好的母乳喂养
◇ 部分母乳喂养

足月儿配方奶喂养

◇ 标准配方奶选择
◇ 喂养方法
◇ 配方奶调配
◇ 摄入奶量
◇ 特殊配方奶品
◇ 婴儿配方奶保存

过渡期食物

◇ 过渡期食物的概念
◇ 引入其他食物的时间与原则
◇ 婴儿食物及其选择
◇ 引入其他食物的方法及制作

婴儿喂养指南

◇ 0—6 月龄婴儿喂养指南
◇ 7—12 月龄婴儿喂养指南

喂养常见问题

◇ 新生儿体重下降
◇ 母乳性黄疸
◇ 乳头疼痛与乳头皲裂
◇ 吐奶
◇ 体重增长不足
◇ 餐次过多
◇ 换乳困难
◇ 喂养困难

---

① 有时也称为配方乳，是婴儿 1 岁以前在无法进行母乳喂养时的首选食物。本书统一使用配方奶。

【案例导入】

在营养咨询门诊，当当妈妈焦急地问医生："当当快 15 个月了，牙长了 4 颗，11 个月才出牙。他现在身高体重和同龄的孩子差不多，但是当当吃饭很费劲，菜饭不能有颗粒，吃了稍微粗一点的颗粒就会作呕。他排斥勺子，但能接受奶瓶，每天只能用奶瓶吃糊糊状的辅食，牛奶倒是愿意喝，每天能喝到 800 毫升的量。"医生经询问了解到，在当当 6 个月的时候，当当妈妈就开始添加泥糊状的食物，试着给当当喂米糊，一直吃到 10 个月。当妈妈准备给当当吃小颗粒食物的时候，发现当当吃得少，还容易恶心；又看当当喜欢奶瓶，妈妈觉得当当没有咀嚼的能力，索性每次就把饭、菜、肉等一股脑儿用料理机绞碎了灌进奶瓶里，这样当当吃起来容易得多。可现在还这样喂养的时候，当当妈妈觉得困扰了：难道一直都要这样喂养，什么时候当当才能和其他孩子一样喂养？

看到以上这段文字的时候，你是不是也在想，当当这是怎么了？他会不会存在着其他问题？多大的孩子能够自己吃饭？该吃些什么、又该怎么吃？让我们走进婴幼儿喂养这一章节，全面地了解 0—3 岁婴幼儿的喂养特点和喂养方法。

第一节 母乳喂养

一、母乳的特点

母乳是婴儿最好的天然食物,对婴儿的健康与生长发育有不可替代的作用。一个健康的母亲可提供足月儿正常生长到 6 月龄所需要的营养素、能量和液体量。哺乳不仅供给婴儿营养,还提供一些可供婴儿利用的生物活性物质,如脂肪酶、sIgA 等,直到婴儿体内可自己合成。人类在进化过程形成的母乳所包含的各种营养成分使母婴间存在一种天然的生理生化关系,其质和量会不断变化,以适应婴儿的生长发育所需,有益于婴儿健康。因此,母乳喂养是婴儿从宫内完全依赖母亲摄取营养到断乳后完全独立生活的一种过渡营养方式。

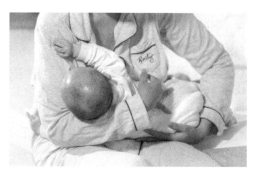

▲ 图 3 - 1 母乳喂养

(一)营养丰富

母乳营养生物效价高,易被婴儿利用。具体来说,主要包括以下营养成分:

1. 蛋白质

母乳所含酪蛋白为 β-酪蛋白,含磷少,凝块小;所含白蛋白为乳清蛋白,促乳糖蛋白形成;酪蛋白与乳清蛋白的比例为 1:4,与牛乳(4:1)有明显差别,在胃中遇酸后形成的凝块小,易被消化吸收。母乳几乎无 β-乳球蛋白,因而,婴儿产生过敏的概率显著低于标准婴儿配方奶喂养者。母乳含必需氨基酸的比例适宜,为必需氨基酸模式。母乳中含牛磺酸较牛乳为多。牛磺酸与胆汁酸结合,在消化过程中起重要作用,可维持细胞的稳定性。

2. 碳水化合物

母乳中 90％的碳水化合物为乙型乳糖(β-双糖),对婴儿大脑发育有着十分重要的作用。具体有以下作用:乙型乳糖利于双歧杆菌、乳酸杆菌生长,并产生 B 族维生素;利于促进肠蠕动;乳糖在小肠远端与钙形成螯合物,降低钠在钙吸收时的抑制作用,避免了钙在肠腔内沉淀,同时乳酸使肠腔内 pH 下降,有利小肠钙的吸收(见图 3 - 2)。

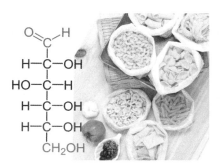

▲ 图 3 - 2 碳水化合物

3. 脂肪

母乳含脂肪酶,使乳汁的脂肪颗粒易于消化、吸收。母乳含 20％—25％ 的饱和脂肪酸——棕榈酸,其中 70％在三酰甘油的 Sn—2 位置,在肠道被内生脂肪酶水解后生成单甘酯和游离脂肪酸后吸收。大部分婴儿配方奶的三酰甘油上的棕榈酸则在 Sn—1、Sn—3 位置,胰脂肪酶选择性水解 Sn—1、Sn—3 棕榈酸,产生 2 个游离棕榈酸。游离棕榈酸在肠道吸收差,与钙形成钙—脂肪酸皂,随粪便排出。钙—脂肪酸皂不溶于水,使大便硬结,也丢失棕榈酸与钙。母乳中脂肪球少,且含多种消化酶,加上小儿吸吮乳汁时舌咽分泌的舌脂酶,有助于脂肪的消化,对缺乏胰脂酶的新生儿和早产儿更为有利。此外,母乳含不饱和脂肪酸较多,如亚油酸为 540 毫克/100 千卡,胆固醇为 22 毫克/100 千卡,在初乳中这些不饱和脂肪酸含量更高,这有利于婴儿脑和神经的发育。

4. 矿物质

母乳中含有电解质浓度低,利于婴儿不成熟的肾脏发育水平,易被婴儿吸收,如母乳中钙、磷比例适当,为 2:1,含乳糖多,钙吸收好。母乳中含低分子量的锌结合因子配体,锌吸收利用率高,可达 59.2%,且分娩 1—2 天内的初乳中含有大量的锌,是血锌的 4—7 倍,能促进大脑神经系统的发育。母乳中铁含量为 0.075 毫克/分升,虽然牛奶中为 0.3 毫克/分升,但母乳中铁吸收率(50%)高于牛奶(10%),是各种食物中铁吸收最好的。此外,母乳中还含有丰富的铜,对保护婴儿娇嫩的心血管有很大作用。

5. 维生素

母乳中维生素 D 含量较低,母乳喂养的婴儿应补充维生素 D,并鼓励家长在婴儿出生后尽早开展户外活动,以促进皮肤的光照合成维生素 D。母乳中维生素 K 含量亦较低,除鼓励乳母合理膳食,多吃蔬菜、水果以外,乳母应适当补充维生素 K,以提高乳汁中维生素 K 的含量。总之,营养状况良好的母乳可以提供婴儿所需的其余的各种维生素。

(二)生物作用

1. 缓冲力小

母乳 pH 为 3.6(牛奶 pH5.3),对酸碱的缓冲力小,不影响胃液酸度(胃酸 pH0.9—1.6),有利于酶发挥作用。

2. 含不可替代的免疫成分(营养性被动免疫)

初乳含丰富的 sIgA,早产儿母亲乳汁的 sIgA 高于足月儿。sIgA 含糖蛋白,可黏附于肠黏膜上皮细胞表面,能封闭病原体,阻止病原体吸附于肠道表面,加速其排出体外,使其繁殖受抑制,保护消化道黏膜,抵抗多种病毒、细菌。sIgA 还有调理素的作用,能调动巨噬细胞,杀死病原体,减少溶菌内毒素对小肠的刺激。sIgA 还可增加婴儿其他系统的免疫力,如呼吸系统等。

母乳中含有大量免疫活性细胞,初乳中含量更多,可以释放多种细胞因子而发挥免疫调节作用。母乳中的催乳素也是一种有免疫调节作用的活性物质,可促进新生儿免疫功能的成熟。

母乳含较多乳铁蛋白,初乳中含量更丰富,是母乳中重要的非特异性防御因子。母乳的乳铁蛋白可抑制细菌的生长。乳铁蛋白的主要作用是提供抗感染保护而非营养功效,它是母乳中的"特种兵",能"一对多"作战,直接杀死细菌、病毒和真菌,还兼具抗炎效果,帮助缓解由感染引起的疼痛、红肿和高热症状,并能促进婴幼儿肠道内有益菌的生长繁殖。

母乳中的溶菌酶能水解革兰阳性菌胞壁中的乙酰基多糖,使之破坏并增强抗体的杀菌效能。母乳的补体及双歧因子含量也远远多于牛乳。双歧因子促乳酸杆菌生长,使肠道 pH 达 4.0—5.0,抑制大肠埃希菌、痢疾杆菌、酵母菌等生长。此外,母乳中补体、乳过氧化酶等参与机体免疫。

低聚糖是母乳所特有的。母乳中低聚糖与肠黏膜上皮细胞的细胞黏附抗体的结构相似,可阻止细菌黏附于肠黏膜,促使乳酸杆菌生长。低聚糖种类有近百种,能够识别特定的细菌。

3. 生长调节因子

生长调节因子是指一组对细胞增殖、发育有重要作用的因子,如牛磺酸、激素样蛋白(上皮生长因子、神经生长因子),以及某些酶和干扰素。牛磺酸为含硫的酸性必需氨基酸,可促进铁的吸收,对肺、视网膜、肝、血小板、脑,特别是发育中的脑和视网膜很重要。上皮生长因子,能促进未成熟的胃肠上皮细胞和肝上皮细胞生长、分化,从而影响小肠刷状缘酶的发育,参与调节胃液 pH。神经生长因子能促进神经元生长、分化,控制其存活,从而调控交感和感觉神经元的生长。

二、 母乳喂养的优点

(一) 对婴儿的益处

母乳能提供平衡营养素满足婴儿的生长和发育。母乳中的营养素易被婴儿消化吸收。在喂养的过程中,母乳可随婴儿的生长需要改变成分。研究已证实如果所有的母亲产后 1 小时即时哺乳,则每年可挽救 100 万婴儿的性命。

母乳喂养经济(仅需 1/5 婴儿配方奶喂养的费用)、方便、温度适宜;母乳喂养有利于婴儿心理健康,母亲与婴儿的皮肤接触,使婴儿感到安全,有爱的满足。

母乳中含丰富的"生物因子",包括 sIgA、溶菌酶、白介素、生长因子、酶和核苷酸,能预防婴儿感染;母乳的分泌型抗体进入婴儿体内可成为婴儿免疫系统的一部分;母乳还可以降低婴儿发生消化道疾病、呼吸道疾病、中耳炎的危险。另外,母乳喂养还可能对儿童认知发育有益;有助于预防食物过敏;对预防儿童超重或肥胖有益。

(二) 对母亲的益处

母乳喂养对母亲有以下益处:方便、经济、省时;能刺激催乳素分泌;可促进乳母产后子宫复原;提高血中催乳素水平,抑制卵巢对促滤泡素的反应,使雌二醇下降,抑制垂体促黄体生成素分泌,使黄体缺乏正常冲动,抑制排卵,有助于计划生育。另外,母乳喂养还有助于母亲预防乳腺癌与卵巢癌;有助于母亲较快恢复孕前体重状态等。

三、 母乳的成分变化

(一) 各期母乳成分

母乳是 6 月龄内婴儿的营养唯一来源,母乳的营养成分已作为建立婴儿食物与营养素适宜摄入量的依据。母亲乳汁的成分在一次哺乳过程和整个哺乳期间都可满足婴儿生长和发育的需要。母乳中的脂肪、水溶性维生素、维生素 A、铁等营养素与乳母饮食有关,而维生素 D、维生素 E、维生素 K 不易由血进入乳汁,故与乳母饮食成分关系不大。

1. 初乳

初乳是指孕后期与分娩 4—5 日以内的乳汁。初乳含丰富的 β-胡萝卜素,淡黄色,碱性,比重 1.040—1.060(成熟乳 1.030)。虽然初乳量少,每日量约 15—45 毫升,但初乳营养丰富,含脂肪较少而蛋白质较多(主要为免疫球蛋白),维生素 A、牛磺酸和矿物质的含量颇丰富,并含有初乳小球(充满脂肪颗粒的巨噬细胞及其他免疫活性细胞),对新生儿的生长发育和抗感染能力十分重要。

2. 过渡乳

过渡乳是指产后 5—14 日的乳汁,该乳汁的脂肪、乳糖、水溶性维生素和能量逐渐增加,蛋白质、免疫球蛋白、脂溶性维生素和矿物质下降。

3. 成熟乳

成熟乳是指产后 14 日以后的乳汁,该乳汁中蛋白质、免疫球蛋白、矿物质等含量较初乳明显下降。正常乳母平均每天泌乳量随时间而逐渐增加,成熟乳量可达 700—1000 毫升/天(见表 3-1)。

表 3-1　母乳成分比较(克/升)

	初乳	成熟乳
总蛋白质	23	11
免疫球蛋白	19	0.1
脂肪	30	45
乳糖	57	71
钙	0.5	0.3
磷	0.16	0.14
钠	0.5	0.15

(二) 哺乳过程中乳汁成分变化

在每次哺乳过程中母乳乳汁的成分会随时间而变化。一般将哺乳过程分为前、后两部分,前乳乳汁稀薄,脂肪含量低而蛋白质含量高,后乳乳汁变得黏稠、乳白色,脂肪含量高,但前、后乳乳汁乳糖浓度基本恒定(见表 3-2)。因此,一次哺乳过程乳汁的能量密度显著增加,从前乳每 100 毫升含 50—57 千卡的能量增加至后乳每 100 毫升含 85—91 千卡的能量,可能是给婴儿停止哺乳的一个"安全信号",让婴儿产生饱足感而安静入睡。

表 3-2　各部分乳汁成分变化(克/升)

	前乳	后乳
蛋白质	11.8	7.1
脂肪	17.1	55.1

四、 建立良好的母乳喂养

成功的母乳喂养应当是母子双方都积极参与并感到满足的。当母亲喂养能力提高时，婴儿的摄乳量也将提高。而建立良好的母乳喂养有三个条件：乳母能分泌充足的乳汁；哺乳时出现有效的射乳反射；婴儿有力的吸吮。针对我国6月龄内婴儿的喂养需求，基于目前已有的科学证据，同时参考世界卫生组织、联合国儿童基金会和其他国际组织的相关建议，我国卫生部制定的《婴幼儿喂养策略》及《中国居民膳食指南（2016）》中"中国婴幼儿喂养指南"均提出应坚持6月龄内纯母乳喂养。国务院在《中国儿童发展纲要（2011—2020年）》明确提出了"0—6个月婴儿纯母乳喂养率达到50%以上"的目标。联合国儿童基金会的报告显示，2012—2014年中国6月龄内婴儿纯母乳喂养率仅为28%，且在3年内没有增加。[①] 类似的文献数据显示我国的纯母乳喂养率相对较低，如何促进母乳喂养，提高泌乳质量，不仅是摆在广大医护人员面前，也是摆在产妇面前的一个重要问题。[②] 要让产妇以及与婴幼儿教育相关的人员了解更多的母乳喂养知识，就需要广大医务人员进行正确指导，加强宣教（见图3-3）。

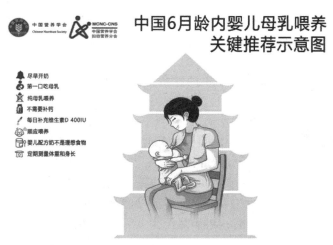

▲ 图3-3 中国6月龄内婴儿母乳喂养关键推荐示意图

（一）产前准备

大多数健康的孕妇都具有哺乳的能力，但真正成功的哺乳则需孕妇身、心两方面的准备和积极的措施。只有保证孕母合理营养，孕期体重增加适当（12—14公斤），母体可贮存足够脂肪，供哺乳能量的消耗。妊娠前母亲的BMI（身体质量指数）宜维持在正常范围内。尽管消瘦母亲的妊娠期体重会适当增加，但仍可能生出低体重儿；肥胖母亲出现合并妊娠症的危险增加，如剖宫产、妊娠期糖尿病、高血压、出生缺陷和围产期死亡等。妊娠、哺乳妇女适当

① 中华医学会儿科学分会儿童保健学组，中华医学会围产医学分会，中国营养学会妇幼营养分会，等. 母乳喂养促进策略指南（2018版）[J]. 中华儿科杂志，2018（4）：261.
② 丁心悦，于冬梅，赵丽云. 婴儿母乳喂养现况及影响因素分析[J]. 卫生研究，2018（4）：174—177.

的营养素摄入对胎儿和乳汁的分泌是十分重要的。若母亲妊娠期营养不足可使胎儿宫内营养不良,哺乳期营养素不足会导致乳汁某些营养素缺乏。

妊娠期妇女需每天增加能量 200—300 千卡(额外增加 15％),哺乳期妇女需每天增加能量 500 千卡(额外增加 25％)。同时应重视对孕妇家属宣传母乳喂养的益处及实施方法,并规划和协调出院后母婴相关服务,以便父母及婴儿获得母乳喂养的持续支持。研究证实,母孕期应对父亲进行母乳喂养相关知识教育,父亲接受婴幼儿护理及母乳喂养知识的专业培训可提高母乳喂养率。[①]

（二） 乳头保健

孕母在妊娠后期每日可用清水(忌用肥皂或酒精之类)擦洗乳头;哺乳后可挤出少许乳汁均匀地涂在乳头上,乳汁中丰富的蛋白质和抑菌物质对乳头表皮有保护作用。以上这些方法可防止因出现乳头皲裂及乳头内陷而终止哺乳。

（三） 尽早开奶、按需哺乳

尽早开奶有利于母乳喂养的建立。新生儿的第一口食物应该是母乳。如果母亲顺利分娩且母子健康状况良好,应在婴儿娩出后 30 分钟内尽快吸吮母亲乳头,这有利于新生儿生后早期建立母乳喂养,刺激乳汁分泌并获得初乳。开奶时间越早越好,当新生儿娩出、断脐和擦干羊水后,就应该将其放在母亲身边,婴儿可依靠着本能实现"乳房爬行",找到乳母的乳房。如果婴儿不能很快开始第一次吸吮,警觉关键期一过,进入睡眠后,第一次吸吮就会被延迟。而尽早开奶不仅可以减轻婴儿生理性黄疸的发生,而且还能降低生理性体重下降与低血糖的发生。

吸吮是促进泌乳的关键点和始发动力,有利于开奶。母亲给 0—2 个月的婴儿每日多次、按需哺乳,能使婴儿的吸吮有力,还会使乳头得到反复的刺激,使乳汁分泌增加,同时维持催乳素在血中较高的浓度,有助于母乳喂养的维持。在正常分娩的情况下,哺乳不宜添加糖水和奶粉,能降低过敏的风险。如果喂婴儿过多的糖水,会使婴儿缺乏饥饿感,降低新生儿吸吮的积极性,致婴儿嗜睡、吸吮无力,从而导致乳母的乳头因刺激缺乏而使泌乳量减少。婴儿出生时,体内具有一定的能量储备,可满足至少 3 天的代谢需求;开奶过程中不用担心新生儿饥饿,可密切关注婴儿体重,体重下降只要不超过出生体重的 7％就应坚持纯母乳喂养。另外,温馨环境、愉悦心情、精神鼓励、乳腺按摩等辅助因素,有助于顺利开奶。

（四） 促进乳房分泌

在婴儿吸乳前,先让母亲热敷乳房,能够促进乳房血液循环。2—3 分钟后,从外侧边缘向乳晕方向轻拍或按摩乳房,促进乳房感觉神经的传导和泌乳。两侧乳房应先后交替进行哺乳。若一侧乳房奶量已能满足婴儿的需要,则可每次轮流哺喂一侧乳房,并将另一侧的乳汁用吸奶器吸出。

（五） 刺激催乳素分泌

泌乳与乳汁的合成、分泌的调节和乳汁的排出有关。腺垂体分泌的催乳素与乳腺细胞

---

① 中华医学会儿科学分会儿童保健学组,中华医学会围产医学分会,中国营养学会妇幼营养分会,等. 母乳喂养促进策略指南(2018 版)[J]. 中华儿科杂志,2018(4)：261.

受体结合刺激乳腺细胞合成乳汁。妊娠期母体血中高水平的雌激素和孕酮与催乳素竞争乳腺细胞受体,故妊娠期的乳腺泌乳极少。分娩后母体雌激素和孕酮的血浓度迅速降低,催乳素与乳腺细胞受体结合,乳腺开始泌乳。婴儿吸吮母亲乳头,乳头的传入神经将冲动经脊髓传入下丘脑,使腺垂体分泌大量催乳素入血。母体血中高水平的催乳素使乳腺细胞不断产生乳汁,维持泌乳作用。若增加哺乳期哺乳次数并及时排空乳房,便能使催乳素维持在较高的水平,不哺乳的产妇血中催乳素的浓度常在分娩后 1 周降到妊娠早期的低水平。婴儿吸吮对母亲乳头的刺激同时可传到下丘脑的室旁核,反射性地引起神经垂体分泌缩宫素。缩宫素使包绕在腺泡和乳小管周围的肌上皮细胞收缩,将乳汁挤到乳导管,迅速从双侧乳头射乳。射乳发生在婴儿吸吮 30—45 秒后,可让婴儿在短时间内获得大量乳汁,乳房排空有利于乳汁的再合成、分泌。此外,缩宫素还能使子宫平滑肌收缩,排出恶露,促进子宫复原。

(六) 正确的喂哺技巧

正确的母乳喂哺姿势可刺激婴儿的口腔动力,有利于婴儿吸吮。正确的喂哺技巧还包括如何唤起婴儿的最佳进奶状态,如哺乳前让婴儿用鼻推或舔母亲的乳房,使母亲与婴儿感到放松,哺乳时婴儿的气味、身体的接触都可刺激乳母的射乳反射;等待哺乳的婴儿应是清醒状态、有饥饿感,并已更换好干净的尿布。

母亲应当知道不是用"乳头喂养"婴儿,而是"乳房喂养"。如果哺乳方法正确,即使是扁平或内陷乳头,大部分婴儿仍可吸吮乳汁。哺乳时母亲可选择不同的哺乳姿势,如摇篮式、足球式、侧躺式等不同的哺乳姿势(见图 3-4)。

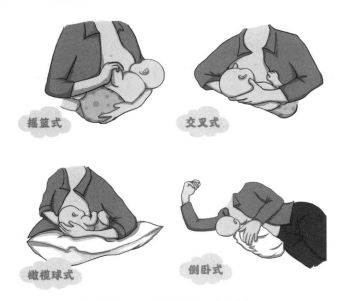

▲ 图3-4 母乳喂养的哺乳姿势

但无论采用哪种哺乳姿势,母亲的体位宜舒适,如椅子高度合适,能放松喂哺;同时母亲抱婴儿的姿势需使婴儿的头和颈得到支撑,脸贴近母亲的乳房,易含乳头。在哺乳时母亲与婴儿胸贴胸,使婴儿下颌贴近母亲乳房,口含乳晕部分,使乳晕下输乳管窦内的乳汁迅速排出(见图 3-5)。

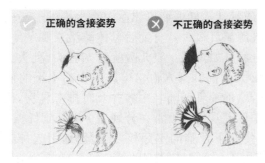

▲ 图3-5　含接姿势

（七）乳母心情愉快

因与泌乳有关的多种激素都直接或间接地受下丘脑的调节，而下丘脑功能与情绪有关，故泌乳受情绪的影响很大。心情压抑会刺激肾上腺素分泌，使乳腺血流量减少，阻碍营养物质和有关激素进入乳房，从而使乳汁分泌减少。刻板地规定哺乳时间也可造成精神紧张。因此，在婴儿早期应采取按需哺乳的方式，并保证婴儿和乳母的身心愉快和充足的睡眠，避免精神紧张，这样有助于促进泌乳。

（八）哺乳次数与时间

适当的哺乳次数有助于维持哺乳与增加乳汁分泌。根据《中国居民膳食指南（2016）》建议，6月龄内婴儿母乳喂养应从按需喂养模式向规律喂养模式递进。按需哺乳是指按小儿需要哺乳，婴儿饥饿是按需喂养的基础，饥饿引起哭闹时应及时喂哺，不规定次数和时间（婴儿饥饿时或母亲感到乳房胀满时即哺乳），特别是3月龄以前的婴儿。纯母乳喂养的新生婴儿宜每日多次、按需哺乳；经常性的频繁的吸吮，可刺激催乳素的分泌，使乳汁分泌得早而且量多。保持有足够的母乳，利于婴儿的生长发育，可预防奶涨，增强母子感情。一般1—2月龄的小婴儿8—12次/日（或1.5—3小时/次），白天间隔不宜超过2—3小时、夜间间隔不超过4小时哺乳。如新生婴儿仍在睡觉，需唤醒。随婴儿年龄增加，乳母宜养成规律喂养的模式，提倡顺应喂养，应2—3小时到3—4小时哺乳一次，日间增加哺乳量，减少夜间哺乳的次数，直至断夜间奶。

（九）母乳量判断

婴儿生长正常，体重增加适当是乳量充足的重要指征，如3—4月龄婴儿体重应增加1倍。观察乳房，哺乳前乳房有饱胀感，表面静脉显露，用手按时，乳汁很容易挤出，哺乳后乳房松软、轻微下垂；哺乳后婴儿感到满足，一般能够安静入睡2—4小时或常常需唤醒哺乳；哺乳时可听到婴儿持续的吞咽声，有时候奶水会从婴儿口角溢出。一般来说，3—5日龄的新生婴儿，尿量适当、色淡黄，小便4—8次/日或3—4个被尿浸透的尿片/日；5—7日龄的婴儿小便多于6次/日，尿清、稀释。

为顺利进行纯母乳喂养，生后2—4周内应避免给婴儿补充配方奶、水、使用安抚奶嘴或交替进行母乳与配方奶喂养，这些均会减少婴儿对母亲乳房的刺激，使母乳量逐渐减少，最后导致婴儿很早断离母乳。正常情况下，母亲分娩后2周乳房开始变小，这是正常的回缩，并不是判断乳汁分泌量的依据。当婴儿出现觅食反射、频繁吸吮手指、有些焦躁不安、欲哭表情、嘴发出"吧唧"声时，为婴儿饥饿的行为，即应哺乳。不宜等婴儿持续哭闹才哺乳，因哭闹已表示婴儿很饥饿。如果婴儿超过 30 分钟还含着乳头吸吮不放松、哭闹不安、没睡到 1—2 小时就醒来（大小便除外），常表示婴儿没有吃饱，乳母应适当增加奶量。

案例分析

怎样判断朵朵需求的奶量

爸爸妈妈带 4 个月的朵朵来门诊咨询，朵朵出生体重 3.5 公斤，身长 50 厘米。朵朵出生后纯母乳喂养，现体重 5 公斤，身长 59 厘米。医生询问后发现朵朵间隔半个小时到一小时就吃母乳。家庭所有的成员都要求朵朵母乳喂养，但是朵朵妈妈产后有些焦虑，奶量极少，基本上没有涨奶的感觉，有时候两侧乳房用挤奶器仅能挤出 70 毫升奶，而家人看朵朵频繁找奶吃，认为小婴儿都是这样，应该按需喂养。当家人发现朵朵体重明显比同龄儿低的时候才来求助于医生。请思考朵朵是怎么了，家长可以做些什么？

分析： 这个案例中朵朵的家人过度强调按需喂养，错误地估算了孩子需求的奶量，导致孩子因摄入奶量不够而引起生长发育落后。医生指导朵朵妈妈每次母乳喂养后增加 50 毫升配方奶，朵朵体重明显增加，妈妈焦虑的状态也有所好转，有了奶涨的感觉，母乳量也逐渐增加，逐渐地减少了配方奶的使用。

（十）不宜哺乳的情况

若母亲感染 HIV、患有严重疾病应停止哺乳，如慢性肾炎、糖尿病、恶性肿瘤、精神病、癫痫或心功能不全等。乳母患急性传染病时，可将乳汁挤出经消毒后哺喂。乙型肝炎的母婴传播主要发生在临产或分娩时，是通过胎盘或血液传递的，母亲乙肝表面抗原阳性时，婴儿需常规注射乙肝免疫球蛋白和乙肝疫苗，并非母乳喂养禁忌症；丙肝感染者母乳喂养不是禁忌症；巨细胞病毒感染对足月婴儿一般不会引起有症状的疾病，可进行母乳喂养。如果母亲感染结核病，经治疗无临床症状时，可继续哺乳。

（十一）母乳保存方法

母亲有多余的乳汁或外出时，仍宜按时将乳汁挤出以维持乳汁分泌。母亲挤出的乳汁应放在消毒奶瓶、完好的玻璃瓶或特制的塑料袋中，室温下可保存 4 小时，冷藏室可保存 24 小时，冷冻室保存 3 个月；亦可将多余的乳汁捐赠母乳库。存留母乳的奶瓶需贴标签，注明日期，按存入日期使用（见图 3-6）。冷冻室母乳需提前置冷藏室解冻，用热水温后喂养；不可直接加热冷冻乳汁。解冻、热水温后的剩余母乳不宜保存，需弃用。很多家长对保存母乳

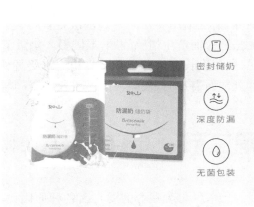

▲ 图 3-6 母乳保存

的安全及营养产生质疑。美国医疗保健研究与质量署建议乳汁的最佳存储条件为不高于4℃条件下可保存72小时,乳汁保存在18℃以下的条件时可保存3个月。即使冷冻后,母乳还是含有婴儿所需的全部营养物质,而且视冷冻时间不同,可以提供的抗感染因子依然是配方奶或其他乳制品不能匹敌的。但是婴儿吃的母乳越新鲜,他得到的重要营养素和免疫物质就越多。因而,冷藏的母乳比冷冻的母乳含有更多的抗感染因子。

（十二）母乳喂养持续的时间

家长经常会对母乳持续喂养的时间存在疑问,觉得持续时间越久,母乳越没有营养。实际上,母乳的成分一直在动态地变化中,母乳是根据婴儿身体的生长发育需求产生的,不同阶段乳汁是母体专门为婴儿相应生长发育阶段设计和生成的"配方食品",其吸收利用率显著高于其他任何食物。所以任何时候,婴儿都可以从持续母乳喂养中获得能量以及各种重要营养素,还有抗体、母乳低聚糖等各种免疫保护因子。持续的母乳喂养可显著减少婴幼儿患腹泻、中耳炎、肺炎等感染性疾病;还可减少婴幼儿食物过敏、特应性皮炎等过敏性疾病。此外,母乳喂养婴儿到幼儿期时,其肥胖及各种代谢性疾病明显减少。持续母乳喂养还可增进母子间的情感连接,促进婴幼儿神经与心理的发育。总之,母乳喂养时间越长,母婴双方获益越多。因此,《中国居民膳食指南（2016）》及世界卫生组织均建议母乳喂养可以持续至孩子2岁。

五、部分母乳喂养

我们把同时采用母乳与配方奶喂养婴儿称为部分母乳喂养,主要有以下两种方法。

（一）补授部分母乳

当母乳喂养的婴儿体重增长不满意时,提示母乳不足,需以其他乳汁补充或补授母乳。补授时,母亲哺乳次数应同纯母乳喂养,以维持婴儿吸吮,刺激乳汁分泌。每次先哺母乳,将两侧乳房吸空后,若婴儿仍不满足、不能安静睡觉,宜用婴儿配方奶补足。补授婴儿配方奶量应按婴儿需要及母乳量多少而定,即不一定每次均补充,应"缺多少补多少"。

（二）代授部分母乳

若大于6月龄婴儿母亲乳量不足、婴儿生长增长不足,或母亲因工作原因无法维持母乳喂养,需逐渐用婴儿配方奶依次替代母乳,称为代授。突然中断母亲乳汁喂养,可能使婴儿无法适应而产生情感问题,或因摄入奶量下降而影响婴儿生长。大于6月龄婴儿母亲乳量充足、婴儿生长正常者不必用婴儿配方奶替代母乳,引入其他食物后继续母乳喂养（包括吸出哺乳）,但需定时,夜间可不再哺乳,以减少婴儿过度依恋母亲与母乳的机会。

第二节　足月儿配方奶喂养

当应纯母乳喂养的婴儿因各种原因而不能进行母乳喂养时,需采用标准婴儿配方奶喂养。在所有的可获得的代乳品中,婴儿配方奶是较为适合婴儿营养需要和消化、代谢特点的婴儿食物。婴儿配方奶是根据营养学资料,经过一定配方设计和工艺处理而生产的一种食品,能基本满足 6 月龄内婴儿生长发育的营养需求。

一、标准配方奶选择

未加工的兽乳乳糖含量低、宏量营养素比例不当、肾负荷重、缺乏免疫因子,不适合婴儿消化道、肾脏发育水平、免疫功能。人类利用现代科学技术将兽乳改造(主要是牛乳),使宏量营养素成分尽量"接近"母乳,使之适合于婴儿的消化能力和肾功能,如降低其酪蛋白、无机盐的含量;添加一些重要的营养素,如乳清蛋白、不饱和脂肪酸、乳糖;强化婴儿生长时所需要的微量营养素,如核苷酸、维生素 A、维生素 D、β 胡萝卜素和微量元素铁、锌等。改造后的兽乳为标准婴儿配方奶,应按婴儿的年龄段选用。无法母乳喂养或婴儿断离母乳时可选标准婴儿配方奶。

酪蛋白是牛乳的主要蛋白质,乳清蛋白是母乳的基础蛋白质。因此,目前已发展含较多乳清蛋白的婴儿配方奶。但婴儿配方奶中的乳清蛋白与母乳乳清蛋白仍有差别,主要是氨基酸和蛋白质成分的不同。牛乳为基础的配方奶中蛋白质供能为 8.2%—9.6%,脂肪供能48%—50%,碳水化合物供能 40%—45%。因此,牛乳为基础的配方奶脂肪较低,而碳水化合物、蛋白质、矿物质则高于母乳(见表 3-3)。

表 3-3　母乳和婴儿配方奶宏量营养素产能比(%)

	母乳	婴儿配方奶	理想标准
碳水化合物	42	40—45	40—50
脂肪	52	48—50	50
蛋白质	6	8.2—9.6	11
能量	690 千卡/升	690 千卡/升	

羊乳的营养价值与牛乳大致相同,蛋白质凝块较牛奶细而软,脂肪颗粒大小与母乳相仿。但因羊乳叶酸、维生素 B 等营养素不足,长期哺喂易致巨幼红细胞性贫血等。同时,羊乳对婴儿的肾负荷高于牛乳。现在有部分商家的羊乳制品强化了维生素 D 和叶酸等营养成分。另外,马乳的蛋白质和脂肪含量少,能量亦低,不宜婴儿长期哺用。

二、喂养方法

低于 3 月龄的小婴儿配方奶喂哺与母乳喂养一样,应当按需、不定时、不定量,不必要求婴儿每次摄入量相同,可有波动。婴儿的摄入量少、体重增加不足,需咨询医生。正常情况下,0—2 月龄的小婴儿需哺乳 8—12 次/日(或 1.5—3 小时),一般白天不宜超过 2—3 小时、夜间不超过 4 小时哺乳。2—3 月龄后婴儿宜逐渐定时哺乳。婴儿每次摄入量随婴儿年龄增长而出现生理性增加,进食其他食物后哺乳次数将减少 1—2 次,不过总体上应保持在至少4—5 次。

婴儿亦需要有正确的喂哺技巧,包括正确的喂哺姿势(见图 3-7)和唤起婴儿的最佳喂哺状态。婴儿配方奶喂哺应特别注意选用适宜的奶嘴和奶瓶,配方奶温度要适当,保持奶瓶清洁,以及注意喂哺时奶瓶的位置,不宜用微波炉热配方奶以避免受热不均或过烫。

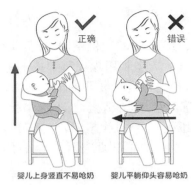

正确 正确

错误 错误

婴儿上身竖直不易呛奶　　婴儿平躺仰头容易呛奶

▲ 图 3-7　正确的喂哺姿势

三、配方奶调配

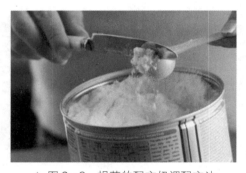

▲ 图 3-8　规范的配方奶调配方法

规范的配方奶调配方法在保证婴儿营养摄入中至关重要,即需要"整勺""刮平"(见图 3-8)。

一般市售婴儿配方奶多配备标准规格的专用小勺。如盛 4.4 克婴儿配方的专用小勺,1 平勺宜加入 30 毫升温开水;盛 8.8 克婴儿配方的专用小勺,1 平勺宜加入 60 毫升温开水(重量比均为 1∶7)。1 平勺为自然舀后刮平,若摇或磕"平"可使配方重量增加,冲调后的配方奶浓度增加。"1/2"平勺与"1/3"平勺无法估计水量,往往会增加浓度。

部分家长往往不重视调配方法。过浓或稀释配方均会影响婴儿营养状况。如有的家长为婴儿冲调配方奶 600 毫升/天,正常应消耗配方奶约 88 克/天,但婴儿实际消耗配方奶 120 克/天,可初步判断配方奶调配过浓(抖平、半勺);配方奶过浓会使哺乳间隔时间超过 3 小时婴儿仍无饥饿感、大便干、不消化,最重要的是配方奶过浓会使肾脏负荷过重,对婴儿不成熟的肾脏产生潜在损伤。如婴儿体重不足、摄入冲调后的配方量"高"于实际消耗配方量时,多为配方奶冲调稀释(过多水),长期使用稀释的配方奶会导致婴儿的营养不良。

四、摄入奶量

(一)摄入量估计

婴儿配方奶是小于 6 月龄婴儿的主要营养来源。在实际工作中为正确指导家长或评价婴儿的营养状况,常常需要估计婴儿配方奶的摄入量。婴儿的体重、推荐摄入量(RNI)以及配方制品规格是估计婴儿摄入奶量的必备资料。一般市售婴儿配方奶 100 克供能约 500 千卡，我国居民膳食营养素参考摄入量表推荐 0—6 月婴儿能量 RNI 为每天 90 千卡/公斤，故每天需婴儿配方奶约 18 克/公斤·天或 135 毫升/公斤·天。按规定调配的婴儿配方奶，其营养成分含量中的蛋白质与矿物质浓度接近母乳，只要摄入乳量适当，总液体量亦满足需要。

（二）摄入量充足的判断

喂哺后奶瓶有剩余液体婴儿配方奶，婴儿可安静玩耍、睡觉；婴儿排尿正常，每日 6—7 次，大便每日 1—2 次；婴儿体重生长正常。

五、特殊配方奶品

当婴儿有某些疾病的情况下，特殊的配方奶品对婴儿既有营养作用，又有治疗作用。

（一）牛乳过敏

对确诊牛乳过敏的婴儿，母乳喂养时间应延长至 12—18 月龄，母亲应回避牛奶制品。对于不能进行母乳喂养而牛乳过敏的婴儿，应选用低敏配方奶喂养——氨基酸配方（AAF）或深度水解蛋白配方（eHF）。AAF 不含牛奶蛋白；eHF 是采用工业方法将牛奶蛋白处理成短肽或部分氨基酸，仍残留少许免疫原性，约 10% 婴儿不能耐受。eHF 能诱发口服耐受，且口感较 AAF 好、价格略低，家长依从性较好，故各国营养指南均建议首选 eHF，其次为 AAF。

过敏症状严重、非 IgE 介导的食物过敏的婴儿，则建议首选 AAF。因婴儿存在大豆过敏可能，同时大豆营养价值较低，各国过敏指南均不建议以大豆蛋白配方替代牛奶蛋白。羊奶与牛奶同时饮用会有交叉过敏，各国营养指南均不建议采用羊奶替代牛奶。

（二）乳糖不耐受

对有乳糖不耐受的婴儿应用无乳糖配方奶，即以大豆或牛乳为基础的无乳糖替代配方奶。碳水化合物来源以蔗糖、葡萄糖聚合体、麦芽糖糊精、玉米糖浆替代乳糖，其他成分同常规牛奶配方。无乳糖替代配方奶用于先天性乳糖酶缺乏、原发性乳糖酶缺乏以及半乳糖血症。因乳糖不仅提供婴儿生长所需要的能量，同时也是小婴儿食物纤维来源，有益于小肠有益菌的生长，有助于肠道钙的吸收。所以当婴儿长期限制乳糖摄入时，需补充钙营养。

（三）苯丙酮尿症

苯丙酮尿症（PKU）是一种常见的氨基酸代谢病，是由于苯丙氨酸（PA）代谢途中的酶缺陷，使得苯丙氨酸不能转变为酪氨酸，导致苯丙氨酸及其酮酸蓄积，并从尿中大量排出。本病主要临床特征为智力低下、精神神经症状等。如果能得到早期诊断和早期治疗，则前述临床表现可不发生，婴儿智力正常。诊断一旦明确，尽早给予低苯丙氨酸配方奶。

六、婴儿配方奶保存

婴儿配方奶不是无菌的，操作规程建议采用 70℃ 的水调配，目前市面上部分奶粉要求是 40—50℃ 的水冲调，由于奶粉的配方差异，溶解性不同，可参考奶粉的包装要求。此外，减少从准备到进食的时间、存放于温度低于 5℃ 等措施可显著降低细菌生长的危险性，一般建议随冲随食,从冷藏室取出的配方奶的复温宜少于 15 分钟,不宜用微波炉复温,以免受热不均而灼烧婴儿的口腔;复温的与剩余的配方奶放置超过 2 小时后应弃用。

第三节　过渡期食物

随着年龄的增长,婴儿消化道功能、神经心理发育逐渐成熟,需要进入到由出生时的纯乳类向成人固体食物转换的过渡期,培养对各类食物的喜爱和自己进食的能力,达到应答式喂养。尽管婴儿出生后有不同的喂养方式,但在食物转换的过渡时期食物的引入方法是大致相同的。

一、过渡期食物的概念

婴儿从纯乳类食物到逐渐接受其他食物常常被称为过渡期食物,有的英文文献或教科书中称进食其他食物为"supplementary foods"或"complementary foods",即"补充食物"。最初的中国学者将"supplementary foods""complementary foods"翻译成"断乳食品""辅助喂养""辅食"并沿用至今。但这种称谓易产生概念混淆,如"断乳食品"可能误以为用其他食物完全替代乳类,成为"完全停止母亲乳汁"的喂养,结果影响婴儿的营养需要。"辅助喂养"或"辅食"也易让人理解为婴儿可在任何时间进食或用"辅食"占用可继续进食乳类的时间这类的误解。权威的《尼尔森儿科学》描述婴儿补充食物为"other foods",即其他食物,方法为"引入"。世界卫生组织对"补充食物"(Complementary Foods,CF)的定义是除母乳外的富含营养素的固体食物或液体食物(不包括含维生素、矿物质或药物的滴剂、糖浆,但包括婴儿配方奶)。2009 年美国农业部在《婴儿营养与喂养—母亲婴儿儿童与商品补充粮食计划的指南》中关于 CF 的定义是除乳类外(母乳、婴儿配方奶)给婴儿引入的、可提供营养素的其他食物(液体、半固体、固体)。美国儿科学会的有关婴儿喂养指南则将 CF 描述为"半固体、固体食物"。2009 年中华医学会儿科分会儿童保健学组发表的《婴幼儿喂养建议》中定义了"半固体、固体食物"是指"除乳类以外,适合婴儿营养需求和进食技能发育的其他食物"。

二、引入其他食物的时间与原则

(一)引入其他食物的时间

关于何时引入其他食物,一直受到儿童营养界关注,也存在争议。引入时间宜考虑婴儿的发育、营养状况、医学情况,同时需要了解社会因素、文化、经济状况以及宗教对食物制作的影响,保证食物的结构、风味等能够被婴儿所接受。

一般来说,3—4 月龄婴儿消化道发育逐渐成熟,有消化其他蛋白质、脂肪和碳水化合物的能力;肠道免疫屏障功能发育,可防止对引入食物中的大分子蛋白质产生过敏。研究还发现,出生 17—26 周的婴儿对不同口味的接受度最高,而 26—45 周的婴儿对不同质地食物的接受度最高。适时添加与婴幼儿发育水平相适应的不同口味、不同质地和不同种类的食物,可以促进婴幼儿味觉、嗅觉、触觉等感知觉发展,还能锻炼其口腔运动能力,包括舌头的活动、嘴咬、咀嚼、吞咽等,并有助于其神经心理以及语言能力的发展。4—6月龄婴儿能扶坐、俯卧时能抬头、挺胸、用两肘支撑起胸部,能有目的地将手或玩具放入口内,神经肌肉发育较好,可以竖颈,可控制头在需要时转向食物(勺)或吃饱后把头转开;伸舌反射消失,口腔明显增大能接受勺喂,可闭唇从勺中取食物,可咀嚼、吞咽半固体食物(泥状食物)和固体食物,可接受食物质地与颜色的改变以及吞咽稀糊状的食物。此时婴儿肾功能发育成熟,可排出产生肾负荷高的食物的代谢产物,如肉类食物。乳类可满足婴儿6月龄内营养需要。因此,6个月婴儿开始引入其他食物是适宜的,但不能早于4个月。

各国喂养指南均无严格规定引入其他食物的时间,2001年世界卫生组织专家咨询委员会对3000余篇有关纯母乳喂养最佳持续时间的文献系统回顾后,建议婴儿纯母亲乳汁喂养的时间为6月龄。美国儿科学会建议婴儿固体食物引入年龄为出生后6月龄,但美国儿科学会营养委员会建议引入年龄为4—6月龄。欧洲小儿胃肠营养学会、2013年英国饮食协会的政策声明均建议婴儿引入固体食物的年龄不早于4月龄(17周龄)但也不迟于6月龄(26周龄)。针对我国婴儿营养和喂养的需求以及可能出现的问题,基于目前已有的证据,同时参考世界卫生组织等的相关建议,我国卫生部制定的《婴幼儿喂养策略》及《中国居民膳食指南(2016)》中《中国婴幼儿喂养指南》提出满6月龄即可添加辅食。

婴儿的发育年龄不一定与其生理年龄一致,可能出现喂养技能发育落后情况,此类婴儿不宜与正常健康婴儿相同对待,需要评估其发育水平,了解其采用口腔喂养的能力和食物质地的接受能力。如早产、低出生体重、疾病多次住院治疗、生长落后、神经肌肉发育延迟、被忽视或受虐待、抑郁、唇腭裂、长期静脉或管道喂养、或其他医学情况(如唐氏综合征、脑瘫)的婴幼儿即属于需要特别评估发育水平的。

（二）引入其他食物的原则

引入其他食物的基本原则为:

少量到多量:1匙→2匙→1/3碗→半碗。

从稀到稠:泥→稀粥→稠粥→软饭。

从细到粗:泥→细末→粗末→块。

一种到多种:米粉等→菜粥等。

无盐不甜:1岁前不加盐和糖。

忌油腻:即不食油炸食物。

注意进食技能的培养:尽量让婴儿主动参与进食,如7—9月龄婴儿可抓食,1岁后可自己用勺进食,这样做既可增加婴儿进食的兴趣,又有利于手眼动作协调和培养婴儿的独立能力。

三、婴儿食物及其选择

（一）婴儿期食物的阶段区分

1. 婴儿期第一阶段食物

中华医学会儿科分会儿童保健学组发表的《婴幼儿喂养建议》描述婴儿第一阶段食物为特别制作的婴儿产品或家庭自制的含一定营养素(如维生素C)且不含调味品(糖、盐)的泥状

(茸状)食物,包括谷类食物,如强化铁的米粉;植物性食物,如根茎类或瓜豆类的蔬菜泥;动物性食物,如肉泥、肝泥、蛋黄泥。泥状食物是人类生态学发展中不可逾越的食物形态,它不仅能提供营养素,还对儿童功能发育和能力获得有重要的促进作用。6月龄后多数母乳喂养的婴儿应补充其他食物,以满足能量、铁、锌、维生素 D 和其他营养素的需要。因婴儿生长发育较快,铁和维生素 D 缺乏的患病率较高,中华医学会儿科分会儿童保健学组和美国儿科学会均特别强调铁与维生素 D 的补充。4—6 月龄的婴儿体内贮存铁已消耗尽,选择的食物应同时补充铁营养。通常能满足这些条件的食物是动物性食物,如肉泥、肝泥、蛋黄泥和强化铁的米粉。

2. 婴儿期第二阶段食物

7—8 月龄婴儿经过第一阶段食物训练已能分别接受各种食物,无明显过敏反应,宜混合食用;食物品种接近成人食物,宜含更多营养素,不含调味品(糖、盐)。7—9 月龄后婴儿食物的质地从泥(茸)状过渡到碎末状,能帮助婴儿学习咀嚼,增加食物的能量密度。食物的硬度或大小应适度增加,适应婴儿咀嚼、吞咽功能的发育,如末状、碎状、指状或条状软食,包括水果、蔬菜、鱼肉类、蛋类和豆类食物。引入的食物应以当地食物为基础,注意食物的质地、营养密度、卫生、制作多样性。乳类仍是婴儿营养的主要来源,应保证每日 800 毫升左右。特别注意,可训练婴儿用杯喝奶(小口杯与婴儿口适应),不固定睡前饮食,逐渐淡化"奶＋奶瓶＋睡眠"的条件反射,为幼儿期断离奶瓶做准备。

案例分析

安安的营养够了吗

安安 10 个月了,每天妈妈都为他精心准备食物,一天两次辅食,切碎的烂面条加蔬菜泥和少量肉、鱼或肝泥,或是米粉或稀粥加菜泥及少量肉类,安安一次能吃大半碗。安安妈妈觉得孩子吃的不少,为了让安安继续吃辅食,奶量减少到了600 毫升。可最近安安妈妈不淡定了,安安已经 2 个月没有长体重了,身高就长了 2 厘米。安安妈妈带安安来儿保门诊寻求帮助。请思考,可以给安安妈妈什么建议呢?

分析: 10 个月的孩子奶量一天要 800 毫升,外加两顿辅食,辅食的种类要丰富且以颗粒过渡到块状的软食物为主,量要足够,能量密度要合理。而安安每天的稀粥、烂面条等含水量多,能量密度较低,换言之,安安这是营养不够了。那什么是能量密度,安安应该选择什么样的食物?怎么吃呢?请看后面的食物介绍。

(二) 基础食物

1. 纯乳类食物

婴儿期是出生后生长发育最快的时期,需要丰富的营养。但婴儿消化道发育尚不成熟,婴儿的胃容量有限(每餐约 30 克/公斤),需要高能量密度食物。能量密度是指每克食物所提供的能量[能量(千卡或千焦)/克食物]。国际上建议 6—8 月龄婴儿食物的能量密度为 0.6千卡/克,12—23 月龄为 1.0 千卡/克。稀粥、羹汤、肉汤含水量多,能量密度较低(低于 0.2

千卡)。乳类能量密度为 0.6—0.7 千卡/克或 2.5—2.9 千焦/克,为较高能量密度食物,又含优质蛋白质,可适应婴儿消化道的成熟状况。中华医学会儿科分会儿童保健学组和美国儿科学会均建议婴儿乳类摄入量 750—900 毫升/天,以满足婴儿期大部分能量和蛋白质需要,它是婴儿主要的基础食物。因此,婴儿补充其他食物时,不宜减少乳类摄入量。

2. 谷类

谷类属碳水化合物,易于消化,很少出现过敏反应,是提供能量的重要来源。谷类食物可随婴儿发育进程逐渐改变质地,以增加能量密度,如大米制作的米粉、粥、软饭能量密度不同。婴儿消化道承受容量有限,大量补充低能量密度食物(如米粉、粥)会增加消化道的负担;长期补充低能量密度食物,又会使婴儿体重增长不足。

谷类食物食用方便,如婴儿米粉可用母乳、婴儿配方奶、水冲调。为 6 月龄以上婴儿补充铁营养,各国均建议在米粉中添加强化铁,并且首选强化铁的米粉。因小麦易产生过敏反应,建议婴儿 8 月龄后再引入小麦(面食)。

3. 蔬菜类

蔬菜类是维生素、矿物质以及纤维素的重要来源之一,蔬菜含有丰富的纤维素,可促进婴儿消化道发育,减少婴儿功能性便秘的发生,有助婴儿学习咀嚼、吞咽等。蔬菜是婴儿补充食物中的基础食物之一,具有多样的口味和质地,有助于他们学习和适应食物不同的味道、质地等。

4. 蛋类

《中国居民膳食指南(2016)》中《中国婴幼儿喂养指南》中建议"蛋黄适应良好就可尝试蛋白",也就是说,在婴儿补充蛋黄后无过敏反应等表现时,就可以少量尝试蛋白。为避免感染沙门氏菌肠炎,婴幼儿不可进食生鸡蛋。

5. 肉类与鱼、虾类

肉类为高蛋白质食物,宜 6 月龄后引入。鱼、虾是一种常见的容易发生过敏反应的食物,应特别观察婴幼儿食用鱼、虾后的反应。某些鱼类含汞量高,对婴儿的神经系统有毒性作用,如长鳍金枪鱼。虾、淡水金枪鱼、三文鱼、鳕鱼和鲶鱼等,可于婴儿 8 月龄后引入。贝壳类食物建议在婴儿 1 岁后引入。

6. 水果类

水果可以给婴儿提供的营养素包括:纤维素,维生素 A、维生素 C 和矿物质。但水果对婴儿有潜在的不利作用:一是可能会影响奶量和其他食物的摄入而导致营养不良;二是有些水果中含山梨糖醇,如西梅、梨、樱桃、苹果等,过多摄入可诱发消化道症状,如腹泻、腹痛、胀气;三是常饮用果汁可诱发龋齿。因此,家长应鼓励婴儿学习进食新鲜水果,避免喝果汁。中华医学会儿科分会儿童保健学组和美国儿科学会均建议避免额外给 6 月龄内婴儿喝过多的水或果汁。

7. 铁营养补充

虽然婴儿引入其他食物的年龄有个体差异,但各国指南都建议 6 月龄后婴儿应补充铁、锌等重要微量营养素。

8. 其他

罐头食物含盐或糖较多,亦不适宜婴儿食用。另外,婴儿不宜饮食蜂蜜。

（三）基础食物选择

婴儿消化道功能的成熟状况与年龄有关，因此基础食物的选择有所不同（见表3-4）。婴儿6月龄后引入其他食物，从泥糊状富含铁食物开始，如婴儿营养米粉、瘦肉、蛋黄、肝脏等，这些没有特定的食物添加顺序。因此，营养需要是引入食物的最重要依据，如能量密度需要，引入食物的能量密度应高于母乳，母乳的能量密度为69千卡/100克，其他食物至少为80千卡/100克，质地为能小勺舀起且不会马上滴落。

表3-4 过渡期食物的引入

月龄	食物		餐次		进食技能	备注
	性状	种类	主要基础食物	其他基础食物		
6—7	泥状	乳类（母乳、配方奶）第一阶段食物	5—6次乳类	含铁配方米粉、肉泥、菜泥、果泥等逐渐至1餐	用勺喂	断夜奶定时
7—9	末状	乳类（母乳、配方奶）第二阶段食物	4—5次乳类	米粉、软饭（面）、肉末、炖蛋、鱼泥等混合性食物1—2餐	学用杯抓食	—
10—12	碎状食物指状食物	乳类（母乳、配方奶）第二阶段食物	4次乳类	2—3餐软食	断奶瓶自用勺	—

乳量与其他食物量：乳类和其他食物量有个体差异，为保证基础营养需要，婴儿乳量至少应达到600—800毫升。一般来说，6—7月龄婴儿的食物量为5次乳类＋1餐半固体谷类与泥状食物；8—11月龄则为4次乳类＋2餐固体谷类、蔬菜、肉蛋类食物。食物的量可参考图3-9，同时注意应单一引入新食物，这样有助于了解婴儿的食物过敏情况。

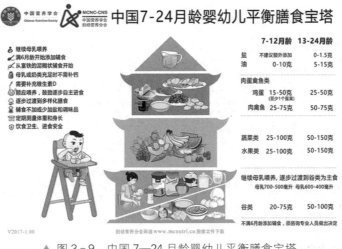

▲ 图3-9 中国7—24月龄婴幼儿平衡膳食宝塔

四、 引入其他食物的方法及制作

（一）7—9月龄婴儿

1. 如何添加辅食

7—9月龄属于辅食添加开始的阶段，主要是让婴儿适应新的食物并逐渐增加进食量。添加辅食应在婴儿健康且情绪良好时开始，遵照辅食添加原则，循序渐进。为了保证母乳喂养，建议家长在刚开始添加辅食时，先母乳喂养，等婴儿半饱时再喂辅食，然后再根据需要哺乳。随着婴儿辅食量增加，满7月龄时，多数婴儿的辅食喂养可以成为单独1餐，随后过渡到辅食喂养与哺乳间隔的模式，每天母乳喂养4—6次，辅食喂养2—3次。不能母乳喂养或母乳不足时，家长应选择合适的婴儿配方奶作为补充。合理安排婴儿的作息时间，包括睡眠、进食和活动时间等，尽量将辅食喂养安排在与家人进食时间相近或相同时，以便以后婴儿能与家人共同进餐。

家长在刚开始给婴儿添加辅食时，可选择强化铁的婴儿米粉，用母乳、配方奶或水冲调成稍稀的泥糊状（能用小勺舀起且不会很快滴落）。婴儿刚开始学习接受小勺喂养时，由于进食技能不足，只会舔吮，甚至将食物推出、吐出，为此需要慢慢练习，如可以用小勺舀起少量米糊放在婴儿一侧嘴角让其吮舔。不过，家长切忌将小勺直接塞进婴儿嘴里，令其有窒息感，产生不良的进食体验。第一次只需尝试1小勺，第一天可以尝试1—2次；第二天视婴儿情况增加进食量或进食次数。另外，家长还需观察婴儿对食物是否适应，如婴儿适应良好就可再引入一种新的食物，如蛋黄泥、肉泥等富铁食物。在婴儿适应多种食物后，家长便可以混合喂养，如米粉拌蛋黄、肉泥、蛋等。

家长在引入新的食物时，应注意观察婴儿精神、食欲、大小便情况，特别注意观察婴儿是否有食物过敏现象。当婴儿在尝试某种新的食物的1—2天内出现呕吐、腹泻、湿疹等不良反应时，需及时停止喂养，待症状消失后再从小量开始尝试，如仍然出现同样的不良反应，应尽快咨询医生，确认是否食物过敏。对于婴儿偶尔出现的呕吐、腹泻、湿疹等不良反应，家长在不能确定与新引入的食物相关时，不可简单地认为是婴儿不适应此种食物而不再添加。婴儿患病时也应暂停引入新的食物，已经适应的食物可以继续喂养，等婴儿康复后，先逐步过渡到日常饮食再循序添加。观察婴儿对引入食物是否适应，大约需要一周（最少2—3天），在这期间不再加入其他新的食物，以避免不能区分哪种食物引起过敏的现象。

婴幼儿喜爱他们熟悉的食物，这不是食物本身的特点所决定的，而是婴幼儿从自己的经历中获得的。婴幼儿存在一种"厌新"现象，表现在对新食物的抵抗，这种现象可通过反复尝试、多次体验改变。一般婴儿尝试8—10次就可以适应新食物，因此在婴儿食物转变期有一个对其他食物逐渐习惯的过程。食物转变期能让婴儿熟悉多种食物，特别是蔬菜类，有利于婴儿对食物的接受能力。开始引入的新食物宜单一，让婴儿反复尝试，持续约一周或直至婴儿可接受为止，再换另一种，以刺激婴儿味觉的发育。单一食物引入的方法可帮助家长了解婴儿是否出现食物过敏。

7—9月龄婴儿需每天保持至少600毫升以上的奶量，逐渐达到每天1个蛋黄或鸡蛋（如果蛋黄适应良好就可尝试蛋白）和50克肉禽鱼，其他谷物类、蔬菜、水果的添加量可根据婴儿的需要而定。如婴儿对蛋黄或鸡蛋过敏，在回避鸡蛋的同时应再增加肉类30克。

2. 引入的食物制作

（1）强化铁米粉：首选大米粉（不易过敏），若是过敏体质可选择适度水解大米粉。米粉的冲调方法为用 40℃水冲调米粉至泥糊状（能用勺舀起且不会很快滴落，见图 3-10）。

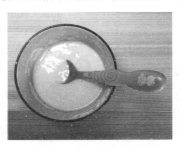

▲ 图 3-10　强化铁米粉

（2）西兰花泥：西兰花泥含多种微量元素和矿物质，富含维生素 C，营养成分位居同类蔬菜之首，被誉为"蔬菜皇冠"。西兰花泥的制作方法为将水煮开后，放西兰花煮 5—10 分钟，取出后放入碾磨器内磨成泥状（见图 3-11）。

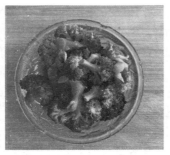

扫一扫，观看西兰花泥的制作过程

▲ 图 3-11　西兰花泥

（3）胡萝卜泥：胡萝卜富含大量胡萝卜素，食入后在体内转变成维生素 A，能补肝明目，可防治夜盲症，有助于增强机体的免疫功能。胡萝卜泥的制作方法为将胡萝卜洗净、去皮，切片放锅上码匀后开始蒸，蒸到能用筷子穿透即可，取出后放碾磨器磨成泥状。单吃时可加入亚麻籽油等（见图 3-12）。

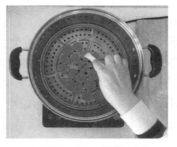

扫一扫，观看胡萝卜泥的制作过程

▲ 图 3-12　胡萝卜泥

（4）苹果泥：苹果含丰富的糖类、有机酸、果胶、矿物质和维生素 A、维生素 B、维生素 C和膳食纤维。苹果泥的制作方法为将选好的苹果用清水充分洗涤，沥净水后用不锈钢刀将其纵切对半去核,用不锈钢小匙刮泥(见图3-13)。

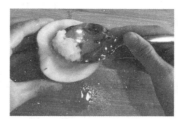

扫一扫,观看苹果泥的制作过程

▲ 图3-13 苹果泥

(5)肉泥:选用瘦猪肉、牛肉等,洗净后剁碎或用食品加工机粉碎成肉糜,加适量的水蒸熟或煮烂成泥状。加热前先用研钵或调羹把肉糜研压一下,或在肉糜中加入鸡蛋(鸡蛋过敏者忌加)、淀粉等,可以使肉泥更嫩滑。

扫一扫,观看肉泥的制作过程

(6)猪肝泥:猪肝中铁质丰富,食用猪肝可调节和改善贫血;且猪肝中维生素A的含量超过奶、蛋、肉、鱼等食品,维生素A能保护眼睛、维持正常视力、防止眼睛干涩、疲劳,对夜盲症有治疗的作用。猪肝泥的制作方法为将肝脏在自来水龙头下冲洗,然后放在水中浸泡30分钟,将猪肝置锅中蒸熟,用研磨器研成泥(见图3-14)。

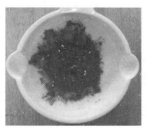

扫一扫,观看猪肝泥的制作过程

▲ 图3-14 猪肝泥

(7)蛋黄泥:蛋黄富含单不饱和脂肪酸(油酸)、脂溶性维生素A、维生素D、维生素E、维生素K和水溶性维生素B_2、微量元素磷、铁和卵磷脂。蛋黄泥制作的方法为将鸡蛋放冷水煮10分钟,取出蛋后去壳、去蛋白部分,先把1/4蛋黄放碗里,再加菜汤或水搅成泥糊状(见图3-15)。

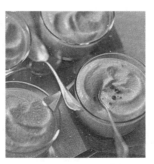
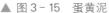

扫一扫,观看蛋黄泥制作过程

▲ 图3-15 蛋黄泥

(8) 番茄鸡蛋羹：原料为鸡蛋 1 个，番茄 1/2 个，水和蛋按照 1：2—3 的比例混匀。番茄鸡蛋羹的制作方法为将鸡蛋加水搅成糊，将番茄挤出汁过滤，然后将蛋糊、番茄汁搅匀，再放入凉水蒸锅内蒸 8—10 分钟。此外，还可以分别选用鸡汤、牛奶、果汁与鸡蛋一起搭配，蒸出各式各样的美味鸡蛋羹（见图 3-16）。

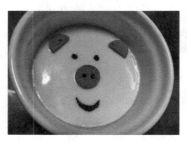

扫一扫，观看番茄鸡蛋羹的制作过程

▲ 图 3-16　番茄鸡蛋羹

(9) 双花稀粥：原料为鸡蛋 1 个，猪肝/肉/鱼，花菜 1 小朵，西兰花 1 小朵，木耳几颗，胡萝卜小段，米。双花稀粥的制作方法为：①将材料做成花菜末、西兰花末、木耳末、胡萝卜末、猪肝末/肉末/鱼末；②鸡蛋搅成糊；③将米：水约 1：8 比例放入锅中，煮沸后小火煮稠；④缓慢加入蛋糊，边加边搅，然后再加入菜末等继续煮烂，最后出锅（见图 3-17）。

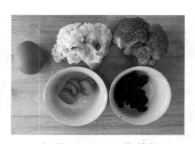

扫一扫，观看双花稀粥的制作过程

▲ 图 3-17　双花稀粥

(10) 菠菜猪肝面：原料为细面条 30 克，猪肝 40 克，菠菜 30 克，胡萝卜 20 克，高汤 500毫升。菠菜猪肝面的制作方法为：①将细面条剪成短段；菠菜取嫩叶洗净，入沸水锅中焯烫，去水切成末；②高汤提前做好；③锅中放适量高汤烧开，下面条稍煮，加入猪肝末、蔬菜末一起煮至烂熟后即可（见图 3-18）。

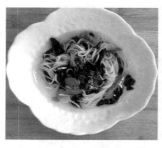

扫一扫，观看菠菜猪肝面的制作过程

▲ 图 3-18　菠菜猪肝面

（二）10—12 月龄

1. 10—12 月龄婴儿如何吃

10—12 月龄婴儿已经尝试并适应多种种类的食物，这一阶段应在继续扩大婴儿食物种类的同时，增加食物的稠厚度和粗糙度，并注重培养婴儿对食物和进食的兴趣。

10—12 月龄婴儿的辅食质地应该比前期加厚、加粗，带有一定的小颗粒，并可尝试块状的食物。绝大多数婴儿在 12 月龄前萌出第一颗乳牙，这可以帮助婴儿啃咬食物。虽然此时婴儿的乳磨牙均未萌出，但婴儿牙床可以磨碎较软的小颗粒食物，尝试颗粒状食物可促使婴儿多咀嚼，有利于牙齿的萌出。

合理安排 10—12 月龄婴儿的睡眠、进食和活动时间，每天哺乳 3—4 次，辅食喂养 2—3 次。辅食喂养时间安排在家人进餐的同时或相近时，逐渐达到与家人同时进食一日三餐，并在早餐和午餐、午餐和晚餐之间，以及临睡前各加餐一次。

10—12 月龄婴儿应保持每天 600—800 毫升的奶量；保证摄入足量的动物性食物，每天 1 个鸡蛋加 50 克肉/禽/鱼；一定量的谷物类；蔬菜、水果的量以婴儿需要而定。家长继续引入新食物，特别是不同种类的蔬菜、水果等，增加婴儿对不同食物口味和质地的体会，减少将来挑食、偏食的风险。对于不能母乳喂养或母乳不足的婴儿，仍应选择合适的婴儿配方奶作为补充。

特别建议为婴儿准备一些便于用手抓捏的"手抓食物"，鼓励婴儿尝试自喂，如香蕉块、煮熟的土豆块和胡萝卜块、馒头、面包片、切片的水果和蔬菜以及撕碎的鸡肉等。一般在婴儿 10 月龄时可尝试香蕉、土豆等比较软的手抓食物，12 月龄时可以尝试黄瓜条、苹果片等较硬的块状食物。

10—12 月龄婴儿在添加新的辅食时，仍应遵循辅食添加原则，循序渐进，密切关注婴儿是否有食物过敏现象。

总之，引入其他食物的过程也是婴儿学习进食技能的过程。因此，食物宜让婴儿易于拿、易于咀嚼，如指状食物，具体包括熟通心面、面条、小面包、小块水果、蔬菜以及饼干等。与人类进化过程一致，儿童进食应是从手抓到用餐具的过程，而且婴儿手抓食物更容易；但仍需要允许婴儿自己进食，这对发展进食技能很重要。10—12 月龄婴儿可在餐桌上与成人同食，手抓食物进餐。如家庭条件允许，婴儿进餐时可坐婴儿餐椅或加高椅，既便于婴儿与成人同餐，学习进食技能，增加进食兴趣，又有利于手眼动作协调和培养独立能力。

2. 引入的食物制作

（1）西红柿疙瘩汤：原料为西红柿半个，芹菜 10 克，鸡蛋 1 个，面粉适量。西红柿疙瘩汤的制作方法为：①将西红柿洗净去蒂切成小块，芹菜洗净切成芹菜碎备用；②取适量面粉，打入生鸡蛋，分次加入清水，边加水边用筷子搅拌成面团小颗粒，直至将面粉搅拌成大小均匀的面疙瘩；③将西红柿在炒锅里翻炒一下，加入适量清水，煮到西红柿软烂；④最后下入面疙瘩搅匀，再加入碎芹菜，盖上锅盖煮 5 分钟即可。下面疙瘩时，要注意用汤勺搅动，避免面疙瘩结成大块，如形成了大块，要用汤勺捻开（见图 3 - 19）。

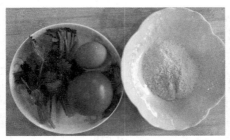
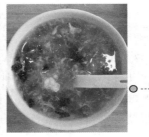

扫一扫,观看西红柿疙瘩汤的制作过程

▲ 图 3 - 19   西红柿疙瘩汤

（2）香菇鲜肉小馄饨：原料为面粉 50 克,胡萝卜末 1 勺,香菇末 1 勺,猪肉馅 20 克,葱末少许,香油少许。香菇鲜肉小馄饨的制作方法为：①将洗净去皮的胡萝卜切碎,把胡萝卜末、猪肉馅、香菇末一起放入容器内,加少许葱末和少量香油等搅拌均匀；②把面粉用温水和好并擀成馄饨皮或直接从超市购买馄饨皮,用上述拌好的馅包成小馄饨,煮熟即可。馄饨的大小,最开始可以包成指甲盖大小,后期可以包大馄饨,以便婴儿用手抓着吃(见图 3 - 20)。

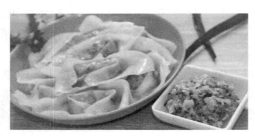

扫一扫,观看香菇鲜肉小馄饨的制作过程

▲ 图 3 - 20   香菇鲜肉小馄饨

3. 10—12 月龄婴儿一天进食安排

如何安排好 10—12 月龄婴儿的一日进餐,可具体参考图图 3 - 21 所示。

10—12 月龄婴儿一天进食安排举例：

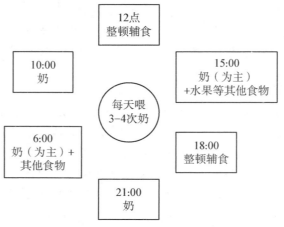

▲ 图 3 - 21   10—12 月龄婴儿一天进食安排

第四节　婴儿喂养指南

　　《中国婴幼儿喂养指南》是与《中国居民膳食指南(2016)》并行的喂养指导。出生后至2周岁阶段,构成生命早期1000天关键窗口期中三分之二的时长,该阶段的良好营养和科学喂养是儿童近期和远期健康最重要的保障。生命早期的营养和喂养对婴幼儿的体格生长、智力发育、免疫功能等近期及后续健康会持续产生至关重要的影响。婴儿出生后6月内,母乳喂养是最佳的方式;以后进入辅食添加和膳食过渡阶段,直至2周岁左右基本逐步接近成人的膳食模式。在此期间父母既要顾及、满足婴幼儿营养需要,同时还要考虑婴幼儿的行为发育和饮食习惯培养;既要充分利用母乳喂养的优点,也要促进婴幼儿对膳食的接受适应能力。为了帮助父母科学合理地喂养婴幼儿,使每一位婴幼儿得到健康生长和发育,中国营养学会膳食指南修订专家委员会妇幼人群膳食指南修订专家工作组根据婴幼儿生长发育的特点,充分考虑当前婴幼儿喂养存在的各种问题,汲取了近年来国内外的婴幼儿营养学研究成果,提出了《中国婴幼儿喂养指南》。根据该指南,婴儿喂养可分为0—6月龄与7—12月龄两部分。0—6月龄婴儿喂养指南,以纯母乳喂养为目标,主要内容为鼓励尽早开奶,正确对待和解决纯母乳喂养中遇到的问题,以保障婴儿健康生长。当然也会涉及得不到纯母乳喂养时遇到的特殊问题,如怎样正确看待和选用配方奶。7—12月龄婴儿喂养指南的主要内容是以补充营养和满足饮食行为正常发育为目标的辅食添加,包括方式、方法、食物选择和喂养效果评价等。这一阶段强调顺应性喂养模式,帮助婴儿健康饮食习惯的形成。

一、0—6月龄婴儿喂养指南

　　婴儿出生后的180天内,即6月龄内阶段。这是人一生中生长发育的第一个高峰期,婴儿对能量和营养素的需要高于其他任何时期。但婴儿消化器官和排泄器官发育尚未成熟,由于功能不健全,对食物的消化吸收能力及代谢废物的排泄能力仍较低,母乳既可提供优质、全面、充足和结构适宜的营养素,满足婴儿生长发育的需要,又能完美地适应其尚未成熟的消化能力,促进其器官发育和功能成熟。同时,母乳喂养又能避免过度喂养,使婴儿获得最佳的健康生长速率,为一生的健康发展奠定基础。在食物形式上,6月龄内婴儿需要完成从宫内依赖母体营养到宫外依赖食物营养的过渡,母乳是完成这一过渡最好的食物,其他任何食物都不能与母乳相媲美。母乳喂养能满足婴儿6月龄内全部液体、能量和营养素的需要,母乳中的营养素和多种生物活性物质构成一个特殊的生物系统,为婴儿提供全方位呵护,助其在离开母体子宫的保护后,仍能顺利地适应大自然的生态环境,健康成长。0—6月龄婴儿喂养应遵循以下几条建议:

(一)产后尽早开奶,坚持新生儿第一口食物是母乳

　　初乳富含营养和免疫活性物质,有助于婴儿肠道功能发展,并提供免疫保护。母亲分娩后,应尽早开奶,让婴儿开始吸吮乳头,获得初乳并进一步刺激泌乳、增加乳汁分泌。婴儿出生后第一口给予母乳,有利于预防婴儿过敏,并减轻新生儿黄疸、体重下降和低血糖的发生。

此外,让婴儿尽早反复吸吮乳头,是确保成功纯母乳喂养的关键。婴儿出生时,体内具有一定的能量储备,可满足至少 3 天的代谢需求。开奶过程中家长不用担心新生儿饥饿,可密切关注婴儿体重,体重下降只要不超过出生体重的 7% 就应坚持纯母乳喂养。温馨环境、愉悦心情、精神鼓励、乳腺按摩等辅助因素,有助于顺利、成功地开奶。另外,准备母乳喂养应从孕期开始。

（二） 坚持 6 月龄内纯母乳喂养

母乳是婴儿最佳的营养支持,纯母乳喂养能满足婴儿 6 月龄以内所需要的全部液体、能量和营养素。母乳有利于婴儿肠道健康微生态环境的建立和肠道功能的成熟,降低感染性疾病和过敏发生的风险。母乳喂养能够营造母子情感交流的环境,给婴儿最大的安全感,有利于婴儿心理、行为和情感的发展。此外,母乳喂养经济、安全又方便,同时有利于避免母体产后体重滞留,并降低母体乳腺癌、卵巢癌和 2 型糖尿病的风险。一般来说,母亲应坚持纯母乳喂养 6 个月。母乳喂养还需要全社会的努力,专业人员的技术指导,家庭、社区和工作单位应积极支持,因此要充分利用政策和法律保护母乳喂养。

（三） 顺应喂养,建立良好的生活规律

母乳喂养应顺应婴儿胃肠道成熟和生长发育过程,从按需喂养模式向规律喂养模式递进。婴儿饥饿是按需喂养的基础,饥饿引起哭闹时应及时喂哺,不要强求喂奶次数和时间,特别是 3 月龄以内的婴儿。婴儿生后 2—4 周就基本建立了自己的进食规律,家长应明确感知其进食规律的时间信息。随着月龄增加,婴儿胃容量逐渐增加,单次摄乳量也随之增加,哺喂间隔则会相应延长,喂奶次数随之减少,逐渐建立起规律哺喂的良好饮食习惯。如果婴儿哭闹、明显不符合平日进食规律,应该首先排除非饥饿原因,如胃肠不适等。在婴儿非饥饿原因哭闹时,增加哺喂次数只能缓解婴儿的焦躁心理,并不能解决根本问题,必要时应及时就医。

（四） 婴儿出生后数日开始补充维生素 D,不需要补钙

母乳中维生素 D 含量低,母乳喂养儿不能获得足量的维生素 D。适宜的阳光照射能促进皮肤中维生素 D 的合成,但鉴于养育方式及居住地域的限制,阳光照射可能不是 6 月龄内婴儿获得维生素 D 最方便的途径。婴儿出生后数日就应开始每日补充维生素 D 10 微克（400 国际单位）。纯母乳喂养能满足婴儿骨骼生长对钙的需求,不需要额外补钙。另外,推荐新生儿出生后补充维生素 K,特别是剖宫产新生儿。

（五） 婴儿配方奶是不能纯母乳喂养时的选择

由于婴儿患有某些代谢性疾病、乳母患有某些传染性或精神性疾病以及乳汁分泌不足或无乳汁分泌而不能用纯母乳喂养婴儿时,建议首选用适合于 6 月龄内婴儿的配方奶喂养,不宜直接用普通液态奶、成人奶粉、蛋白粉、豆奶粉等喂养婴儿。任何婴儿配方奶都不能与母乳相媲美,只能作为纯母乳喂养失败后无奈的选择或者 6 月龄后对母乳的补充。总之,正常情况下,如果在婴儿 6 月龄前放弃母乳喂养而选择婴儿配方奶,这对婴儿的健康是不利的。

（六） 监测体格指标,保持健康生长

身长和体重是反映婴儿喂养和营养状况的直观指标。当婴儿患病或喂养不当时,婴儿

会因营养不足而生长缓慢或停滞。6月龄内婴儿应每半月测一次身长和体重,病后恢复期可增加测量次数,并选用世界卫生组织的"儿童生长曲线图"判断婴儿喂养是否正确、合理。婴儿生长有自身规律,过快、过慢生长都不利于其远期健康。婴儿生长存在个体差异,也有阶段性波动,家长不必相互攀比生长指标。母乳喂养儿的体重增长可能低于配方奶喂养儿,但只要处于正常的生长曲线轨迹,即是健康的生长状态。

二、7—12月龄婴儿喂养指南

7—12月龄婴儿是指满6月龄(出生180天后)至1周岁内的婴儿。这个阶段的婴儿处于1000天关键窗口期的重要阶段,适宜的营养和喂养,不仅关系到婴儿近期的生长发育,也关系到婴儿长期的健康成长。对于这个阶段的婴儿,母乳仍然是重要的营养来源,但单一的母乳喂养已经不能完全满足其对能量以及营养素的需求,必须引入其他营养丰富的食物。与此同时,该月龄段婴儿胃肠道等消化器官的发育、感知觉以及认知行为能力的发展,也需要其有机会通过接触、感受和尝试,逐步体验和适应多样化的食物,从被动接受喂养逐步向自主进食转变。该阶段婴儿喂养的特殊性,还在于父母及喂养者的喂养行为对其营养和饮食行为有显著的影响。顺应婴儿需求喂养,有助于健康饮食习惯的形成,并具有长期而深远的影响。依据婴儿营养和喂养的需求,考虑我国婴儿喂养现状和营养健康情况,基于目前已有的证据,同时参考世界卫生组织的相关建议,我们对7—12月龄婴儿的喂养提出以下几条建议。

(一) 继续母乳喂养,满6月龄起添加辅食

母乳可以继续为满6月龄后婴儿提供部分能量、优质蛋白质、钙等重要营养素,以及各种免疫保护因子等。继续母乳喂养仍然有助于促进母子间的亲密接触,促进婴儿的健康发育。因此,7—12月龄婴儿应继续母乳喂养,不能母乳喂养或母乳不足时,需要以配方奶作为母乳的补充。当婴儿满6月龄时,胃肠道等消化器官已相对发育完善,可消化母乳以外的多样化食物。同时,婴儿的口腔运动功能,味觉、嗅觉、触觉等感知觉,以及心理、认知和行为能力也已准备好接受新的食物。此时开始添加辅食,不仅能满足婴儿的营养需求,也能满足其心理需求,并促进其感知觉、心理、认知和行为能力的发展。

(二) 从富铁泥糊状食物开始,逐步添加达到食物多样

7—12月龄婴儿所需能量约1/3—1/2来自辅食,而婴儿来自辅食的铁更高达需要量的99%。因而婴儿最先添加的辅食应该是富铁的高能量食物,如强化铁的婴儿米粉、肉泥等,在此基础上,逐渐引入其他不同种类的食物以提供不同的营养素。辅食添加的原则为每次只添加一种新食物,由少到多、由稀到稠、由细到粗,循序渐进。从一种富铁泥糊状食物开始,逐渐增加食物种类,逐渐过渡到半固体或固体食物,如烂面、肉末、碎菜、水果粒等。每引入一种新的食物应适应2—3天,密切观察婴儿是否出现呕吐、腹泻、皮疹等不良反应,等婴儿适应一种食物后再添加其他新的食物。

(三) 提倡顺应喂养,鼓励但不强迫进食

随着婴儿生长发育,父母及喂养者既应根据婴儿营养需求的变化,又需关注婴幼儿感知觉、认知、行为和运动能力的发展,顺应婴儿的需要进行喂养,以帮助婴儿逐步达到与家人一致的规律进餐模式。父母及喂养者有责任为婴儿提供多样化且与其发育水平相适应的食

物,在喂养过程中应及时感知婴儿所发出的饥饿或饱足的信号,并作出恰当的回应。父母及喂养者应尊重婴儿对食物的选择,耐心鼓励和协助婴儿进食,但绝不强迫进食。父母及喂养者还有责任为婴儿营造良好的进餐环境,保持安静、愉悦,避免电视、玩具等对婴儿注意力的干扰,并控制每餐时间不超过 20 分钟。此外,父母及喂养者也应该作为婴儿进食的好榜样。

（四）辅食不加调味品,尽量减少糖和盐的摄入

婴儿辅食应保持原味,不加盐、糖以及刺激性调味品,保持清淡口味。清淡口味食物有利于提高婴儿对不同天然食物口味的接受度,减少偏食挑食的风险,同时也可减少婴儿摄入盐和糖的量,以降低儿童期及成人期肥胖、糖尿病、高血压、心血管疾病的风险。强调婴儿辅食不额外添加盐、糖及刺激性调味品,也是为了提醒父母在准备家庭食物时也应保持清淡口味,既可以适应婴儿的发展需要,也能保护全家的饮食健康。

（五）注重饮食卫生和进食安全

选择新鲜、优质、无污染的食物和清洁水制作辅食。家长在制作辅食前需洗手,所用的餐具、炊具、场所应保持清洁,辅食应煮熟、煮透,制作好的辅食应及时食用或妥善保存。婴儿应在进餐前洗手,保持餐具和进餐环境清洁、安全。婴儿进食时一定要有成人看护,以防进食时发生意外,尤其是整粒花生、坚果、果冻等食物不应给婴儿食用。

（六）定期监测体格指标,追求健康生长

适度、平稳生长是最佳的生长模式。每 3 月一次定期监测并评估 7—12 月龄婴儿的体格生长指标,有助于判断其营养状况,并可根据其体格生长指标的变化,及时调整营养和喂养的食物。对于生长发育不良、超重、肥胖以及处于急慢性疾病期间的婴儿,应增加监测次数。

综上所述,纯母乳喂养应该是 6 月龄内婴儿的理想喂养方式。6 月龄内婴儿母乳喂养指南要求婴儿出生后尽早开奶,让母乳成为新生儿第一口食物。该阶段强调纯母乳喂养的重要性,倡导顺应喂养,提醒维生素 D 补充,纠正补钙误区,正确认识配方奶的利弊,树立母乳喂养影响婴儿健康生长的理念。

7—12 月龄婴儿的喂养,不仅关系到营养摄入对婴儿生长发育需要的满足,而且关系到喂养的膳食和方式对婴儿行为发展具有长远的影响。因此要特别关注婴儿膳食从母乳喂养（液态食物）逐渐过渡到日常膳食的膳食模式,以辅食添加的意义、时机、方式、方法以及内容为核心,倡导顺应性喂养;以合理满足营养需要和培养健康饮食习惯为目标,指导继续母乳喂养,合理选择和使用辅助食品,确保营养与膳食的安全喂养,并形成良好的饮食行为,促进婴儿健康成长。

第五节　喂养常见问题

一、新生儿体重下降

曾称"生理性"体重下降。发生新生儿体重下降的主要原因是宫内胎儿完全浸在羊水

中,出生后新生儿脱离充满羊水的宫内环境,即出生时"体重"包括额外液体。因宫外环境的不同,新生儿生后几天内会失去宫内获得的额外液体,体重会随之减少或低于出生时"体重"。同时,新生儿生后几天尚未掌握吸吮母乳或奶瓶的技能而导致摄入乳量不足,出生后体重也可降低。一般情况下,第一周新生儿出生体重可暂时下降约 7%(少于 10%)。据报道,2—3 周内 95% 的母乳喂养婴儿体重可以恢复,而婴儿配方奶喂养者则需 2 周时间。婴儿出生后母亲尽早喂养可降低新生儿重下降程度,甚至下降过程不明显。

二、 母乳性黄疸

1963 年美国学者阿里亚斯(Arias)首先描述了母乳性黄疸。母乳性黄疸是婴儿早期较常见的症状,约 10% 的新生儿出生 4—7 日时可出现血清胆红素升高,发生黄疸,血清胆红素的第二个高峰是 14 日龄。母乳喂养婴儿与配方奶喂养婴儿黄疸发生率有较明显的差别,因婴儿配方含有蛋白质水解酶,可促进胆红素分泌。母乳性黄疸的发生率、严重程度,还与种族差异和基因多态性有关。

母乳性黄疸的发生表现为婴儿非结合胆红素升高,其发生机制尚不完全清楚,可能与母乳中有孕酮的代谢产物,二磷酸尿苷葡糖醛酸抑制葡糖醛酸基转移酶,或游离脂肪酸增加抑制肝脏葡糖醛酸基转移酶,或因母乳中 β—葡糖醛酸苷酶增加,或婴儿肠道菌群尚未建立使胆红素的肠肝循环延长有关;也有学者发现母乳中炎症细胞因子(IL - 1β、IL - 6)增加,可能与胆红素分泌、代谢异常有关。近年来的研究资料显示,母乳性黄疸与母乳和婴儿血清中过高的表皮生长因子有关。母乳性黄疸无特异诊断方法,主要实行排除诊断法,同时需与黄疸有关疾病鉴别。尽管母乳性黄疸可持续 12 周,但预后很好。

三、 乳头疼痛与乳头皲裂

乳头疼痛与乳头皲裂多发生于初产妇。预防方法如下:

(一) 婴儿主动吸吮

婴儿在出生时嗅觉、视觉和触觉的发育使其可以本能地实现"乳房爬行",很快找到母亲的乳房,开始第一次吸吮。

(二) 采用正确的哺乳体位

哺乳姿势需母亲与婴儿都感到舒适,调整合适的哺乳姿势可减少乳头疼痛和皲裂。

(三) 正确衔接

如果母亲感到乳头疼痛,这提示婴儿吸吮部位可能不当,母亲应让婴儿重新吸吮乳头。

(四) 避免过度饥饿

观察婴儿饥饿的表现,发生咬乳现象时,这提示婴儿过度饥饿。

(五) 乳头护理

产妇在需要产前或产后做简单的乳头挤、捏护理。哺乳后让乳头在空气中自然吹干、保持乳罩干燥可减少乳头皮肤皲裂。未哺乳时保持乳房皮肤自然干燥,不宜用热吹风机或灯烤干;避免用低劣香皂或保湿剂擦拭,洗澡时避免擦伤。乳头皮肤皲裂时,不宜在乳头或乳晕处用乳霜、软膏,严重时应及时就医。有专家建议每次哺乳后挤出少许乳汁均匀地涂在乳头上可预防乳头皮肤皲裂,因为乳汁中丰富的蛋白质和抑菌物质可保护乳头表皮。

拓展阅读

如何成功地母乳喂养

母乳喂养成功的需要母亲、婴儿、乳头的同步作用。妇女的乳头大小有差别,部分妇女乳头过大或过小,这种情况下喂养需有所注意:

(1) 长、大乳头的喂养方法。乳头长不小于 2 厘米、直径不小于 2.3 厘米即为长、大乳头,婴儿吸吮大乳头没有任何问题,但往往因其他原因如家长已用配方奶喂养使婴儿不愿吸吮母亲的大乳头;或婴儿太小或太弱(嘴小)不能吸吮母亲过大的乳头,使吸吮乳汁困难。事实上人造乳头较母亲乳头大,婴儿可以吸吮;母亲的乳头比人造乳头软、易塑性强,因此,大乳头不影响婴儿吸吮。只要在吸吮时让婴儿张大嘴含住乳头,并采用抱球的姿势易成功哺乳。母亲的过长、过大的乳头有时可塞住婴儿口腔,若婴儿拒绝吸吮母亲的长、大乳头时,可吸出乳汁用奶瓶喂养,但随婴儿年龄增长,情况可逐渐缓解。

(2) 乳头过小或乳头内陷的喂养方法。乳头过小即乳头扁平。大多数母亲的乳头突出,易于婴儿吸吮。少数母亲的乳头扁平或内陷,常见于初产妇。因妊娠期母亲乳头皮肤变得松软,约1/3 的孕妇有不同程度的乳头扁平或内陷。但只有 1/10 的孕妇的乳头扁平持续到分娩。真正的乳头内陷是乳头皮肤与底部组织黏连,使哺乳困难。让母亲学习"乳房喂养",而不是用"乳头喂养"婴儿,即哺乳时母亲与婴儿胸贴胸,使婴儿下颌贴近母亲乳房口含乳晕部分,使乳晕下的输乳管窦内的乳汁迅速排出。《母乳喂养促进策略指南(2018)》已经明确说明母亲乳头内陷或乳头扁平不影响哺乳,不推荐孕期进行乳头牵拉或使用乳垫。所以扁平乳头和乳头内陷的母亲应树立母乳喂养的信心,学会喂哺婴儿的正确方法。只要婴儿吸吮方法正确,即使母亲的乳头扁平或内陷,大部分婴儿仍可从扁平或内陷乳头吸吮乳汁。

(六) 避免乳房感染

母亲做好日常的乳头护理、婴儿吸吮时正确的衔接姿势、及时的排空等均能有效地避免乳房的感染,如真菌、细菌等的感染。

(七) 乳头罩使用

母亲若使用乳头罩可暂时减少乳头疼痛,但也会产生其他问题,如因乳头罩较厚而使婴儿吸吮困难或婴儿产生对乳头罩的依赖。

四、吐奶

多数母乳喂养或配方奶喂养的婴儿,特别是新生儿都易出现吐奶或溢乳现象。这大多是因母亲喂养方法不当(如哺乳时吞入气体过多)引起,但若婴儿无任何不适、吸入奶量足够、大小便正常(纸尿裤6—8 个/日,大便至少 3 次/日)、体重增长正常、无吐奶引起的呼吸问题,这便提示婴儿没有医学问题,可不予处理,等婴儿 4—6 月龄后吐奶可自行消退。除了吐奶,婴儿也会出现胃食管反流,即进入胃的食物反流到食管。这主要是因为婴儿消化系统发育尚不成熟,如贲门括约肌松弛,幽门括约肌发育好,加之婴儿胃容量小且呈水平位置,韧带松弛、易折叠等(见图3-22)。

6月龄内的小婴儿容易出现反流。这种胃食管反流又称"生理性反流",一日内可出现多次,不伴其他不适症状。70%—85%的婴儿在出生后2月龄内可发生胃食管反流,95%的婴儿在1岁左右可完全自愈。尽管婴儿吐奶预后较好,但家长仍较为紧张,所以需要教给家长有关护理方法。

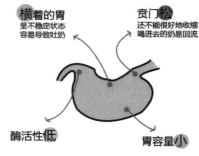

横着的胃
呈不稳定状态
容易导致吐奶

贲门松
还不能很好地收缩
喝进去的奶易回流

酶活性低

胃容量小

▲ 图3-22　发育尚不成熟的
婴儿消化系统

（一）婴儿喂养过程

母亲应尽量在婴儿极度饥饿前喂奶,以免婴儿咽得太快而吸入过多空气。母亲每次喂奶的时候尽量让婴儿保持安静、平静且愉快,使婴儿在吃奶过程中避免被打扰,如突然的噪音、强光和其他分散婴儿注意力的事情。母亲应采用合适的喂奶姿势,尽量抱起婴儿喂奶,让婴儿身体处于45度左右的倾斜状态,胃里的奶液自然流入小肠,这样会比躺着喂奶减少发生吐奶的机会(见图3-23)。每次喂奶后,母亲应将婴儿竖直抱起轻轻拍背部3—5分钟,以利婴儿打嗝排出胃内气体(见图3-24)。

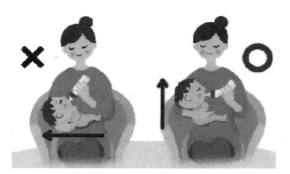

▲ 图3-23　合适的喂奶姿势

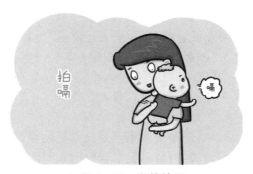

拍嗝

嗝

▲ 图3-24　竖抱拍嗝

刚喂完奶不要挤压婴儿腹部或者剧烈玩耍。家长可用硬木块将整个婴儿床的床头垫高(大约45°,不要用枕头),让婴儿仰卧位睡觉,使其头部高过胃部,防止睡着后溢奶造成窒息。在换尿布时,选择正确的换尿布姿势,把婴儿的屁股翻转,抽出或者添加新尿布,不建议提起婴儿的双脚让屁股高于头,这样也会造成胃部高度增加,造成溢奶。

（二）减少每次进食奶量

吐奶频繁的婴儿可选择只吸吮一侧乳房或增加哺乳次数。

（三）使用乳头罩

如果母亲哺乳时射乳反射强,可用一人造乳头隔开母亲乳头,避免婴儿短时间吞咽过多乳汁而吐奶。

（四）除外药物影响

如婴儿正在补充维生素、铁等,建议暂停以观察婴儿吐奶是否与这些因素有关。

（五）除外过敏反应

如有过敏性疾病家族史,建议停食易发生过敏的食物2周,如鸡蛋、牛乳、小麦粉等,以观察婴儿吐奶是否与这些物质过敏有关。

（六）区分吐奶与呕吐

了解吐奶和真正的呕吐之间的差别非常重要。与吐奶不同,呕吐是由于消化道和其他有关脏器受到某些异常刺激而引起的神经反射性动作,呕吐时奶水多是喷射性地从嘴里、甚至鼻子里涌出的,婴儿表情痛苦。呕吐一般在进食后不久发生,吐出的量比平时吐奶的量大,如果婴儿经常性呕吐(每天一次或多次)或在呕吐物中发现血丝样物质或者黄绿色物质,需及时就医。

五、体重增长不足

能量摄入不足、吸收不良与消耗过多这三种情况均可致婴幼儿体重增长不足。

拓展
阅读

体重增长不足

常常用生长偏异或生长迟缓描述婴幼儿(小于3岁)轻度或中度体重增长不足的情况。生长偏异为"体重/年龄"生长曲线下降1—2个主百分位数(相当于1—2SD),生长迟缓包括 W/age<P_3,或 W/L<P_5(W/L 即体重/身长),或 W/age 生长曲线下降2个主百分位数(相当于2SD)。生长偏异约占儿童保健门诊儿童的25%—30%,生长迟缓约占住院患儿的5%—10%。

其中,能量摄入不足是最常见的原因,多为以下喂养问题所致：第一,配方奶冲调不当,冲调过浓或过稀。第二,食物引入时间不当。过早引入半固体食物影响母乳铁吸收,增加食物过敏、肠道感染的机会;过晚引入其他食物,错过味觉、咀嚼功能发育的关键年龄,造成进食行为异常,断离母乳困难,以致婴儿营养不足。引入半固体食物时若采用奶瓶喂养,可能导致婴儿不会主动咀嚼、吞咽饭菜。第三,食物选择不当。如,选择了过多水、果汁、零食等或所选食物的能量密度低(如汤面、稀粥、汤饭、米粉等)。

拓展
阅读

补充能量密度较高的食物

一般8—9月龄婴儿已可接受能量密度较高的固体食物。如经常食用能量密度低的食物,或摄入液量过多,婴儿可表现进食后不满足,体重增长不足、下降,或在安睡后常于夜间醒来要求进食。婴儿后期消化功能发育较成熟,应注意逐渐增加婴儿6个月后的半固体食物能量密度比,满足其生长需要;还应避免给婴儿过多液量而影响进食。

六、餐次过多

（一）表现的问题

1. 进食频繁

婴儿 6 月龄后，家长未按婴儿年龄调整进食时间与量，而是维持新生儿的喂养方法，仍是每天进食 7—8 次。

2. 餐次多则摄入多

部分家长误认为餐次多婴儿就可摄入更多，这使胃排空不足而影响了婴儿食欲。

3. 婴儿乳量需恒定

家长误以为婴儿每次摄入乳汁量应该相同，剩余乳液则"努力"让婴儿在下一次进食前完成，结果 6 次进食变为 10 次或更多。婴儿胃内始终有食物，缺乏饥饿感，进食量反而日益下降。

4. "辅食"替代主食——乳汁的摄入

有家长引入其他食物作"辅食"，并随时补充，影响了婴儿胃的排空。

（二）进食餐次的生理学基础

1. 婴儿有判断进食量的能力

婴儿一般进食 20—30 分钟即可获得足够食物以满足其生长。

2. 胃排空时间

与婴儿消化能力密切相关，喂养的间隔时间约为 2—3 小时，这有助于婴儿消化食物，胃的排空有助于形成饥—饱循环。

拓展阅读

胃排空与食糜组成有关

脂肪、蛋白质可延长胃排空时间。如凝块大、脂肪多的食物影响胃的蠕动和分泌功能，在胃内停留时间较长。水在胃的排空时间约 0.5—1 小时，母乳约 2—3 小时，牛乳约 3—4 小时，混合食物约 4—5 小时。另外，温度、年龄、身体状况亦可影响胃排空的时间。

（三）处理

4—6 月龄后婴儿的喂养宜定时，一般安排间隔 3 小时，一日六餐有利于消化，但每次摄入量不宜固定。

七、换乳困难

（一）表现

换乳困难的具体表现，可从图 3-25 中看出。

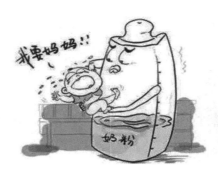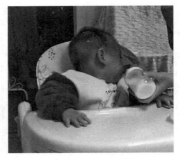

▲ 图3-25 换乳困难

（二）可能的原因

1. 味觉习惯

4—6月龄婴儿已习惯母乳（乳头、乳汁味道）或某种配方奶（味道），如转换配方奶则婴儿难以适应。婴儿习惯于恒定的配方奶味道，要转换其从未接触的食物味道往往会难以接受。同时，婴儿的味觉可敏感区分出人造乳头与母亲的乳头，母乳喂养的婴儿往往拒绝奶瓶，要转变为配方奶喂养比较困难。

2. 眷恋母亲

婴儿，特别是母乳喂养的婴儿更眷恋母亲，这使断乳更为困难。

3. "厌新"

配方奶味道恒定，是婴儿从未接触的食物味道。因此当新食物出现时，婴儿难免会加以"抵制"。

（三）处理

1. 抚养人行为

抚养人在给婴儿换乳时要有耐心，讲究顺应喂养，不强迫婴儿。4—5月龄的婴儿出现依恋行为，我们建议母亲与婴儿分床，这有助于培养婴儿较好的生活习惯。换乳的最初阶段由家庭其他成员用奶瓶来喂养婴儿，这可能比母亲更适宜。

2. 变换方法

婴儿接受一种新的喂养方式或新的口味的配方奶，往往需要一段时间的适应期。在最初尝试的几天，可在婴儿饥饿时用婴儿配方奶替代母乳，可给婴儿少量多次尝试。顺其自然，家长不要过于担心比平时奶量减少的问题。给婴儿引入奶瓶的时候不妨尝试多种形态和流速的奶嘴，让婴儿自己选择。另外，把母乳挤出放入奶瓶中喂养，也是让婴儿容易接受奶瓶的一种方式，待婴儿接受了奶瓶中的母乳，可以再尝试放入配方奶。当然对于大一些的婴儿，也可以尝试用勺子喂、吸管杯或者普通的杯子喂奶。

辅助喂奶系统可让婴儿同时吸到母乳及配方奶，使婴儿逐渐适应变换的味道。辅助喂奶系统是将有2条较细硅胶管的奶瓶挂在母亲胸前，硅胶管的一端在奶瓶内，另一端贴在母亲乳头上，可让婴儿吸吮母亲乳头时感觉不到细管的存在，又可同时吸到母乳和液体配方奶（见图3-26）。辅助喂奶系统可避免婴儿拒绝人造乳头或配方奶，同时维持母乳喂养、持续补充母乳的不足，也有利于密切母子关系。

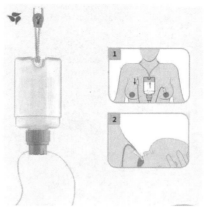

▲ 图 3－26　辅助喂奶系统

八、喂养困难

生理的因素和病理的疾病均可干扰儿童进食。如难以适应环境、过度敏感体质的儿童常表现为以感觉或行为为主的喂养困难；唇裂、腭裂婴儿吸吮时不能关闭口腔，产生无效吸吮；发育迟缓或其他并发症常出现运动性的喂养障碍，如脑瘫儿童表现为口腔运动或吞咽功能不全。某些综合征、代谢性疾病儿童的早期症状之一就是喂养困难，家长需做好鉴别与诊断。

思考与练习

1. 思考一下，如果工作中遇到母乳喂养咨询，该如何指导家长建立良好的母乳喂养并解决喂养过程中遇到的问题？

2. 面对配方奶喂养的足月儿，如何给予正确的喂养指导，如何估计婴儿是否摄入充足的奶量？

3. 简单描述一下婴儿的基础食物，如何正确地指导家长引入婴儿食物？

4. 如需开展一个婴儿食物引入的家长活动，如何策划（着重于食材的准备及制作方法）？

5. 关于婴儿喂养指南，检验一下自己了解哪些内容？

6. 婴儿喂养中常见的喂养问题有哪些？如何解决？

推荐资源

1. 陈荣华，赵正言，刘湘云.儿童保健学（第 5 版）[M].南京：江苏凤凰科学技术出版社，2017.

2. 中国营养学会.中国居民膳食指南（2016）[M].北京：人民卫生出版社，2016.

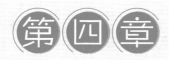

第四章

早产儿和低出生体重儿营养与喂养

学习
目标

1. 了解早产儿和低出生体重儿的定义。
2. 了解早产儿出院后营养状况及追赶性生长的意义。
3. 熟悉早产儿和低出生体重儿的生理特点。
4. 熟悉早产儿和低出生体重儿生长发育特殊的营养需求。
5. 掌握早产儿和低出生体重儿出院后的喂养方式。
6. 掌握早产儿出院后的管理内容。
7. 掌握早产儿营养状况评估。

内容
脉络

早产儿和低出生体重儿营养与喂养

早产儿和低出生体重儿的生理及营养需求

◇ 早产儿和低出生体重儿的定义
◇ 早产儿和低出生体重儿的生理特点及营养需要

早产儿和低出生体重儿的喂养

◇ 早产儿乳类
◇ 早产儿出院后的喂养
◇ 早产儿营养状况评估

早产儿出院后管理

◇ 早产儿出院后的管理内容
◇ 早产儿出院后的管理次数
◇ 早产儿出院后的健康教育

【案例导入】

. . . .

明明,男孩,孕龄为 31 周,出生体重为 1440 克,身长为 41 厘米,出生后 1 小时因窒息复苏后气促、吐沫、呻吟入院。入院诊断为早产、极低出生体重、呼吸衰竭、新生儿肺炎、新生儿窒息、新生儿败血症等。入院期间给予呼吸机辅助呼吸、通气、抗炎、输血等治疗,50 天后经过评估后予以出院,出院评估:胎龄 38 周龄,体重 2000 克,经口喂养,奶量 45 毫升/次(母乳或水解配方奶)。出院后母乳不足,给予早产儿配方喂养,随后体检随访中,胎龄 46 周,身长 50 厘米,体重 6800 克,头围 36.4 厘米。生长水平评估:体重<P3th,身长<P3th,头围 P3th—10th,提示追赶性生长不佳。通过询问家长具体喂养情况,发现存在着以下喂养问题,如配方奶冲调不当、喂养间隔时间较长等。

. . . .

每年都有一定比例的早产婴儿出生,如何喂养这样的早产婴儿? 出院后如何进行营养管理,达到最佳的生长发育状况? 本章将介绍早产儿及低出生体重儿的生理及营养需求、早产儿的喂养方式、追赶性生长的意义及早产儿出院后的管理内容,以加深对早产儿营养需求重要性的认识,提高早产儿的生存质量。

根据世界卫生组织统计,每年全世界有 1500 万早产儿出生,我国作为人口大国,是早产儿最多的国家之一。胎龄小、体重低的早产儿和低出生体重儿,由于出生的时候还没有达到预产期,与成熟儿相比,早产儿的器官发育及功能都不成熟,缺乏足够的宫内营养积累。经脐带提供的营养被提前中断,出生后并发症多,因营养缺失会出现生长缓慢的情况,所以说早产儿和低体重儿在婴儿期和儿童期,是生长迟缓、发生感染性疾病和发育落后的高风险人群。同时,这部分早产儿在成年之后也是发生代谢综合症的高风险人群。因此,早产儿出院后管理及其营养支持成为最重要的救治手段以及成活的关键。早产儿营养支持的总体目标是使早产儿出生后能达到与同胎龄儿在宫内相似的生长速率,并且保证各脏器达到类似宫内发育的理想状态,也就是指达到最佳的生长发育状况。数十年来,随着儿科诊疗技术和营养支持手段的快速发展,对早产儿或低体重儿营养需要的认知及营养支持手段不断提高,早产儿的生存机率有了极大的提高。但目前在早产儿营养支持方面仍存在问题,总体上是因为医院内重视和实践普遍提高但医院外的支持和重视不足,使得出院后早产儿的营养管理常常被忽视。研究认为,早产儿出院后的营养是影响随后生长轨迹的关键因素,由此可见,加强早产儿出院后营养管理显得尤为重要。

第一节　早产儿和低出生体重儿的生理及营养需求

婴幼儿出生后生长的质量取决于所喂养食物的种类、数量和质量。早产儿因缩短了在母体子宫内停留的时间,其能量和各种营养素储备少,使得出生后在生理上的适应和维持机体稳态的能力都比较低。因此,出生后设法满足其营养需要,是早产儿度过危险期并让其成活的基本措施。

一、早产儿和低出生体重儿的定义

按世界卫生组织(WHO)、美国儿科协会(AAP)和美国妇产科学会(ACOG)的定义,早产儿是小于 37 周胎龄的新生儿(即母亲末次月经后第 1 日至妊娠 259 日前出生)。因新生儿早产的时间与临床处理关系密切,也有早产儿临床分类。美国疾病预防控制中心(CDC)的国家卫生统计中心(NCHS)将早产儿分为:早产儿,胎龄小于 37 周;早期早产儿,胎龄小于 32 周;中期早产儿,胎龄从 32 周至 34 周(不足 34 周)。AAP、ACOG 和 NCHS 又将 34—36(不足 36 周)的早产儿称为晚期早产儿。我国将早产儿定义为胎龄小于 37 周出生的新生儿,早产儿是新生儿死亡发生的重点人群,也是易发生远期健康问题的高危人群。早产儿主要分为两类:第一类是低危早产儿:胎龄不小于 34 周且出生体重不低于 2000 克,无早期严重合并症及并发症、生后早期体重增长良好的早产儿;第二类是高危早产儿:胎龄小于 34 周或出生体重低于 2000 克、存在早期严重合并症或并发症、出生后早期喂养困难、体重增长缓慢等任何一种异常情况存在的早产儿。

出生体重低的程度可按如下标准划分：①出生体重低于2500克为低出生体重（LBW）；②出生体重低于1500克为极低出生体重（VLBW）；③出生体重低于1000克为超极低出生体重（ELBW）。32周前出生的早产儿出生体重一般会低于2500克。小于胎龄儿（SGA）是指出生体重低于同胎龄平均体重的第10百分位数，它不是LBW、VLBW和ELBW的同义词。

二、早产儿和低出生体重儿的生理特点及营养需要

（一）早产儿和低出生体重儿的生理特点

早产儿消化道发育不成熟，主要表现为胃排空慢、肠蠕动少、肠胀气，或因胃食管反流而出现呕吐。早产儿体重越轻、发育成熟度越低，肠道功能也越差，多出现喂养困难。胎龄小于34周的早产儿肠蠕动功能不足，胃酸分泌低，胰酶活性不足，乳糖酶水平低，胆盐分泌和肠肝循环差，消化蛋白质、脂肪和乳糖的能力不足。早产儿的胃容量小，摄入的奶量少，数周后摄入奶量会逐渐增加。

早产儿肌张力低、机体调节能力差，吸吮—吞咽—呼吸不协调，表现为吸吮活动无节律，下颌和舌活动异常，食物或液体在咽食管阶段时仍有呼吸，吞咽时食物进入气道致呛咳或吸入肺部。34—36周胎龄的早产儿吸吮—吞咽—呼吸逐渐协调，胎龄37周后完善成熟。

一般来说，20周胎龄后胎儿脑发育呈线性方式增长，34周的胎儿脑皮质约为足月儿的1/2，35—41周时脑白质髓鞘较前增加5倍。因此，早产儿头围发育水平可提示其脑发育状况。早产儿睡眠—觉醒周期不稳定、觉醒时间较短，使摄入奶量受限，不能满足其能量需要。

（二）早产儿出院后营养状况及追赶性生长的意义

由于早产儿出生后早期摄取营养的能力有限，加之在新生儿重症监护病房中接受长时间机械通气，以及存在动脉导管未闭、坏死性小肠结肠炎、全身感染以及支气管肺发育不良等，合并症均会减少营养的摄入和吸收或增加能量的消耗，严重的合并症尤其需要更多的营养，这使得相当多的早产儿特别是极低出生体重低于同胎龄的第10百分位数，存在严重的营养不良和宫外生长发育迟缓。国内一项多中心临床研究结果表明，我国早产儿出院时宫外生长迟缓发生率高达60%，是发达国家水平的近2倍，其中营养摄入不足是主要原因之一。早产儿出院时，大多数在住院期间发生的合并症已完成基本治疗，如果家长能够抓住这个关键时机进行强化营养，尽早完成追赶性生长，对早产儿的短期和长期健康及发育都有益处。

由于早产儿受疾病影响和营养支持困难，其生长常常偏离正常轨道，出现生长迟缓。一旦疾病影响去除并且获得强化营养支持，则可以以超过相应胎龄的正常速率加快生长，并回复到原有的生长轨道上，这一现象称为追赶性生长。与追赶性生长定义保持一致，理想的追赶性生长定义为体重、身高和头围均达到同胎龄的第10百分位数以上。许多的研究资料显示，追赶性生长大多是在矫正胎龄6—9个月完成；部分追赶性生长直至矫正胎龄2岁才完成。由于2岁为幼儿脑发育的关键窗口期，因此，比较合适的实现追赶性生长时间应该为矫正胎龄6个月，且不能晚于矫正胎龄24个月。

这是一名孕 32 周出生的婴儿,女孩,出生体重 1700 克,以宫内生长曲线作为参考在第 50 个百分位;出院时胎龄 40 周,体重 2500 克,低于第 3 个百分位,即存在出生后宫外生长受限的过程。详见图 4-1。如何理解早产儿追赶生长?

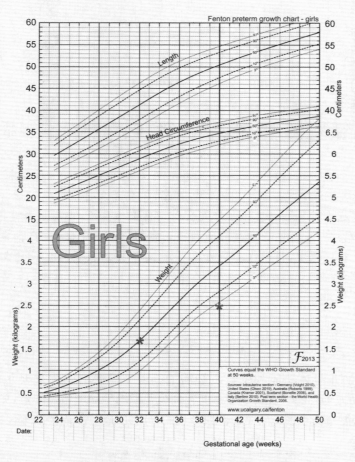

▲ 图 4-1　早产儿出生后宫外生长受限的过程

分析: 早产儿需要追赶生长,但医生在门诊中经常可以发现,有些家长急于求成,看见自己的孩子因早产或生病瘦瘦小小,便违反喂养规律进行喂养。过度喂养,孩子胖是胖了,但胖得一发不可收拾,追赶生长没出现,却出现"追赶性肥胖"。

后期该名早产儿各种疾病因素解除后,已经启动追赶生长。图 4-2 是孩子在出院后的体重增长,从中我们可以看到该孩子体重的明显追赶趋势。孩子从矫正 2 个月时位于第 3 个百分位,追赶到矫正月龄 6 个月时位于第 15 个百分位。

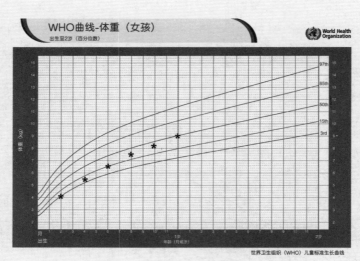

▲ 图4-2　早产儿追赶性生长过程

追赶的目标,是达到健康足月儿的正常范围,也就是第10到第90个百分位之间。早产儿追赶生长也要有度。早产儿父母通常都很焦虑,出生后总是希望过分"追赶",而营养过剩有可能导致其成年期糖尿病、高血压、高血脂、肥胖等问题。在孩子的追赶生长过程中,科学饮食最为重要,父母应按照孩子的生长发育规律,给予相匹配的饮食。

(三)早产儿和低出生体重儿营养需要

1. 总能量需求

能量是维持婴幼儿身体功能和生长所必需的。由于极低出生体重婴儿极高的生长要求,他们对能量波动尤为敏感。预计的早产儿在新生儿期的平均能量需要量,见表4-1所示。必须注意的是,这些能量需求量主要是由健康生长的早产儿在3—4周龄的生长数据所得出。

表4-1　低出生体重儿预计能量需求①

	平均估值,千卡/千克·天
消耗能量	40—60
静息代谢率	40—50②
活动	0—5③
温度调节	0—5④

① 改编自早产儿营养委员会,欧洲儿科胃肠和营养委员会。
②③④ 用于维持身体功能的能量。

	平均估值,千卡/千克·天
合成	15①
储存能量	20—30②
排泄能量	15
摄入能量	90—120

影响能量需要的主要因素包括体重、日龄、活动、环境温度、食物摄入、大小便中的能量丢失以及临床状况和疾病。活动消耗、中性温度下的基础代谢、营养吸收以及组织合成(生长)所需能量在婴儿之间是不同的。这些差异可能在生长受限或者小于胎龄儿中更加显著。实际上,105—130 千卡/千克·天的肠内喂养量能使大多数早产儿达到良好的生长速率。如,美国儿科协会营养委员会建议早产儿达到正常生长速度的能量需要,肠内喂养为 100—130 千卡/千克·天,静脉营养为 85—95 千卡/千克·天,出院后的能量为 100—120 千卡/千克·天。再如,欧洲儿科胃肠病学、肝病学和营养协会推荐早产儿达到正常生长速度的能量是 115—130 千卡/千克·天。

2. 蛋白质

按胎儿宫内生长的轨迹推算,胎儿期瘦组织(器官、肌肉和骨骼)的增长是从孕早期开始,一直持续到足月,仅在妊娠后期有少量的脂肪积累,这是为了出生后新生命存活的需要。因此,早产儿,特别是体重低于 1800 克的早产儿,需要较高的蛋白质营养密度(较高蛋白质/能量比)的食物,以接近和达到宫内生长的速率。有研究显示,当能量摄入达到 115 千卡/千克·天、蛋白质摄入达到 3.6 克/千克·天时,各代谢指标、能量平衡和体重增长的构成接近妊娠后期正常生长;在能量摄入 115—120 千卡/千克·天、蛋白质摄入 3.5—4.0 克/千克·天时,能量越多身体积累的脂肪就越多;当蛋白质摄入量高于 4 克/千克·天时,将不会增加瘦体重。因此,早产儿膳食中蛋白质/能量比极为重要。全肠外营养早产儿蛋白质需要量为 3.5—4.5 克/千克·天,到足月时逐步降低至 2.0—2.5 克/千克·天,可通过母乳(包括捐赠乳)或婴儿配方奶获得。

3. 脂肪

脂肪为正在生长的早产儿提供了主要的能源。在母乳中,约 50% 的能量来源于脂肪;在商品化的配方奶中,脂肪提供了 40%—50% 的能量。两者均提供 5—7 克/千克·天的脂肪。母乳中的饱和脂肪能很好地被早产儿吸收,部分原因是因为脂肪酸分布在三酰甘油上的位点不同。母乳脂肪中的棕榈酸位于 β 位,牛乳、其他大部分动物脂肪以及植物油中的棕榈酸位于 α 位,而前者更容易被吸收。胃脂肪酶、胰脂肪酶相关蛋白 2 和胆盐刺激脂肪酶,能促进三酰甘油分解为脂肪酸和甘油,完成脂肪在胃肠道中的消化。这些脂肪酶活性补偿了早产儿的胰脂肪酶和管腔内胆汁盐浓度偏低的现象。在配方奶喂养的早产儿中,当配方奶混合母乳喂养时,早产儿脂肪的吸收增加,很可能是母乳中脂肪酶的作用。因此,母乳在脂肪的消

---

①② 用于生长消耗的能量。

化与吸收上有明显优势。

早产儿消化能力有限,估计有 20％—30％ 的脂肪从粪便中排出,这可能与酯酶的活性、胆盐浓度等有关。因此,早产儿配方奶中使用中链甘油三酯可提高脂肪的吸收率。模拟母乳甘油三酯的 Sn—2(棕榈酸或豆蔻酸)结构脂,有利于婴儿配方奶喂养儿脂肪的消化和吸收。极早产儿出生两天内开始使用脂肪乳剂是安全并且可耐受的,剂量与氨基酸相同,为 2—3 克/千克·天。此外,除 α—亚麻酸外,长链多不饱和脂肪酸 DHA(n3)和 ARA(n—6)是早产儿的条件必需营养素。早产儿特别是体重较轻的早产儿,易受 DHA 缺乏的影响,补充 DHA 可从中获得益处。一般来说,DHA 合理摄入的范围为 18—60 毫克/千克·天,但平均需要量为 55—60 毫克/千克·天;ARA 摄入量的范围是 18—45 毫克/千克·天,平均需要量为 35—45 毫克/千克·天。需要提醒的是,DHA 和 ARA 的补充应该同步。

4. 糖类

糖类可随时供能并能防止组织分解代谢。在婴儿情况稳定后,预计其需要量为能量的 40％—50％ 或 10—14 克/千克·天。孕 34 周的早产儿的小肠乳糖酶活性只有足月儿的 30％。然而,在临床上,乳糖不耐受很少是由配方奶和母乳造成的问题。这可能是因为与婴儿在宫内时相比,早产儿在早期发育阶段小肠水解乳糖的能力相对较高。葡萄糖聚合物的糖苷酶在早产儿中是活化的,并且早产儿对这些聚合物耐受性良好。与乳糖相比,单位重量的葡萄糖聚合物仅仅会略微升高配方奶的渗透压,所以使用葡萄糖聚合物可以将高糖配方奶的渗透压控制在 300 毫摩尔/升以下。乳糖能够促进钙的吸收,专为早产儿设计的配方奶含有 40％—50％ 的乳糖和 50％—60％ 葡萄糖聚合物,这一比例并不会减少矿物质的吸收。

5. 低聚糖(益生元)

母乳低聚糖通过刺激结肠内有益的微生物菌群(如双歧杆菌和乳酸菌)生长来保护婴儿的发展。低聚糖是一种由 3—10 个单糖组成的糖类。母乳中低聚糖的浓度从初乳时的 20 克/升逐渐减少到成熟乳中的 5—14 克/升。低聚糖是母乳中第三丰富的成分,仅次于乳糖和脂质。低聚糖只有部分会在小肠中消化,未消化部分到达结肠后,可在结肠选择性地促进益生菌菌群的生长与发育。约 90％ 的低聚糖作为膳食纤维在婴儿的排泄物中被发现。已经证实母乳中含有超过 200 种不同的低聚糖,而成熟牛乳中仅含有少数几种。

6. 主要常量元素和维生素 D

早产儿的骨质减少主要是由钙、磷摄入不足引起,但维生素 D 缺乏也是原因之一。指南推荐的维生素 D 肠内摄入量为 150—400 国际单位/千克·天。对于出生体重低于 1 250 克和胎龄小于 32 周的早产儿,用高矿物含量的牛乳来源的配方奶喂养,每日的维生素 D 摄入大约 400 国际单位就能够维持正常的血清 $25—(OH)D_3$ 浓度,同时可以提升数月内 $1,25—(OH)_2D_3$ 的浓度。美国儿科学会和美国医学研究所均认为每天 400 国际单位的维生素 D 可以满足 0—6 个月的健康足月儿的需要摄入量。当给予正常喂养量时,现有的液体和母乳强化剂以及早产儿特殊配方奶能够提供 200—400 国际单位/天维生素 D。因此,有必要对早产儿进行额外的维生素 D 补充(见表 4-2)。

表 4-2　钙、磷、镁和维生素 D 摄入量建议

	ESPGHAN (2010)	ISRO (2002)	Artinson & Tsang (2005)	Rigo (2007)	AAP (2013)	Francis B (2013)
磷(毫克/千克·天)	120—140	150—220	120—200	100—160	150—220	120—200
钙(毫克/千克·天)	60—90	100—130	70—120	60—90	75—140	60—140
镁(毫克/千克·天)	8—15	6.8—17	7.2—9.6	—	—	8—15
维生素 D(国际单位/天)	800—1 000	90—225	200—1 000	800—1 000	200—400	400—1 000

数据来源：Koletzko B. *Nutritional Care of Preterm Infants*，2014.

7. 主要微量元素

大部分人类胎儿的铁积累发生在怀孕的最后 3 个月内。按每千克体重来算，出生时早产儿的铁含量低于足月儿的铁含量 75 毫克。大部分的铁存在于循环血红蛋白中，一些早产儿因频繁的静脉采血进一步消耗了可用于红细胞生成的铁。但 VLBW 婴儿可能会频繁输注浓缩红细胞，这其中又可提供 1 毫克/毫升的铁元素。VLBW 造成铁缺乏的风险非常高，对神经系统造成不良影响。但如果补铁过量，可能诱发另外一些不良反应，如感染风险增加、生长受损等。

在出生最初 2 周，无铁补充的明显指标存在，因为早期的铁剂治疗无法改善早产儿生理性贫血。但是，在 2 周龄后，应该提供每日 2—4 毫克/千克的铁剂给生长中的早产儿。对于铁强化的早产儿配方奶喂养的早产儿，不需要额外添加铁。然而，所有的早产儿(甚至是那些母乳喂养的)都应该补充至少 2 毫克/千克·天的铁直到 12 月龄。铁强化的配方奶可以从配方奶喂养的早产儿第一次喂养就开始(见表 4-3)。

表 4-3　ELBW 和 VLBW 婴儿微量元素肠内、肠外营养补充建议值

营养素	肠内营养	肠外营养	2 毫升含量
铁(毫克)	2—3	0—0.25	—
锌(毫克)	1.4—2.5	0.4*	0.5
铜(微克)	100—230	40*	40
硒(微克)	5—10	5—7*	4
锰(微克)	1—15	1*	2
碘(微克)	10—55	10*	2
铬(微克)	0.03—2.25	0.05—0.3*	—
钼(微克)	0.35	0.25*	—

*估计值；碘的推荐值基于不使用含碘消毒剂。数据来源：Koletzko B. *Nutritional Care of Preterm Infants*，2014.

8. 主要维生素

早产儿出生时脂溶性维生素储备不足，水溶性维生素在出生时有较高的水平，但出生后会很快下降。因此，早产儿应尽快补充维生素。根据现有资料很难确定早产儿需要补充的维生素的准确剂量。表4-4列出了极低出生体重(VLBW)和超级低出生体重(ELBW)儿摄入维生素的估计建议量。

表4-4 VLBW和ELBW儿维生素摄入量的可接受范围［单位：每千克·天］

维生素	ESPGHAN(2010)		证据级别及建议
	VLBW	ELBW	
维生素A	400—1000微克	5000国际单位，3×1次/周，肌内注射可	大样本随机对照研究、系统综述、文献综述预防肺发育不良
维生素E	2.2—11毫克	3.3—16.4国际单位	小样本临床试验
维生素K	4.4—28微克	4.4—28微克	强化母乳和配方奶的早产儿小样本试验
硫胺素(B_1)	140—300微克	140—300微克	小样本临床研究
核黄素(B_2)	200—400微克	200—400微克	小样本临床研究，肾功能不全者应避免摄入过多
烟酸(B_3)	0.38—5.5毫克	1—5.5毫克	没有新的研究证据，需要量根据膳食中色氨酸含量调整
吡哆醛(B_6)	45—300微克	50—300微克	小样本研究，基于母乳及母乳喂养儿体内的水平推荐
生物素	1.7—16.5微克	1.7—16.5微克	资料甚少，根据母乳中的含量和婴儿快速生长估计
泛酸	0.33—2.1毫克	0.33—2.1毫克	资料甚少，基于婴儿每日从母乳中获得150毫升/千克·天给予较低的推荐
叶酸	35—100微克	35—100微克	VLBW小样本随机对照研究
钴胺素(B_{12})	0.1—0.77微克	0.1—0.8微克	母乳和血浆水平，用促红细胞生成素时给予较高剂量(3微克/千克·天)是合理的；随机对照研究
维生素C	11—46毫克	20—55毫克	小样本临床试验；肠内吸收良好，是重要的抗氧化剂，因兼具促氧作用，应避免过量使用，但可减弱过期产品的不良作用

数据来源：Koltzko B. Nutritional Care of Preterm Infants, 2014

其中，维生素K不易进入乳腺，使得母乳中维生素K的含量低，并且早产儿出生初期肠道菌群尚未定植，不能合成维生素K，多数早产儿常因发生感染而使用抗生素，因此早产儿极易发生维生素K缺乏性出血，需要尽快补充维生素K。一般建议静脉补充剂量不超过0.4毫克/千克。

第二节　早产儿和低出生体重儿的喂养

一、早产儿乳类

（一）早产母乳

　　早产母乳成分与母亲的孕龄有关。早产母乳是早产儿肠内营养的一大选择。母乳通常能很好地被早产儿耐受。研究证实，早产母乳含高浓度氮、免疫蛋白、中链脂肪酸、维生素 A、维生素 E、钙、钠、锌、铜等营养素，适宜早产的婴儿。除了其营养价值外，早产母乳与足月母乳含有共同的抗感染成分，如抗微生物因子（分泌型 IgA、乳铁蛋白、溶菌酶等）、抗炎症因子（抗氧化物、表皮生长因子、细胞保护因子等）以及白细胞等。早产母乳与足月母乳主要的不同之处在于营养成分和生物学功能（见表 4-5），如蛋白质含量高，有益于早产儿生长加速；乳清蛋白/酪蛋白比值为 7∶3，易于吸收；激素、肽类、氨基酸、糖蛋白等成分可促进早产儿小肠发育成熟；DHA、ARA、牛磺酸含量是足月母乳的 1.5—2 倍，有利于早产儿神经和视觉发育。

表 4-5　早产母乳与足月母乳的成分比较

成分	早产母乳		足月母乳成熟乳（≥30 天）
	过渡乳（6—10 天）	成熟乳（22—30 天）	
蛋白质（克/升）	19±0.5	15±1	12±1.5
脂肪（克/升）	34±6	36±7	34±4
碳水化合物（克/升）	63±5	67±4	67±5
能量（千卡/升）	660±60	690±50	640±80
钙（毫摩尔）	8.0±1.8	7.2±1.3	6.5±1.5
磷（毫摩尔）	4.9±1.4	3.0±0.8	4.8±0.8
锌（毫摩尔）	58±13	33±14	15—46
钠（毫摩尔）	11.6±6.0	8.8±2.0	9.0±4.1
氯（毫摩尔）	21.3±3.5	14.8±2.1	12.8±1.5

　　数据来源：Tsang RC, et al. 2005

　　跟配方奶不同，在每一次喂养及整个哺乳过程中，母乳的成分都有所不同。早产母乳，特别是在早产儿出生后前 2 周，含有比足月母乳更高的能量与更高浓度的脂肪、蛋白、钠盐和少量的乳糖、钙、磷。因为早产母乳的脂肪含量较高，所以其能量密度也较高。在哺乳期的前 2—3 周喂养量需求很高（180—200 毫升/千克·天），早产母乳中丰富的蛋白含量可以满足婴儿生长的氮需求量。但是，在哺乳期第 1 个月末，早产母乳中蛋白含量已经不能满足大多数早产儿的需求,如果长期吸吮无补充剂的母乳,会引发相关代谢并发症,包括低钠血症(第4—5周)、低蛋白血症(第8—12周)、骨质减少(第4—5个月)和锌缺乏(第2—6个月)等。

母乳摄入与降低坏死性小肠结肠炎发生有相关性,这似乎与母乳中含有免疫和抗菌成分有关。一项国际新生儿数据库的回顾性研究分析显示了母乳与降低坏死性小肠结肠死亡率呈剂量相关效应。独有的母乳喂养方案(包括母乳和母乳来源的强化剂)的应用降低了出生体重低于1250克婴儿坏死性小肠结肠和术后坏死性小肠结肠的发病率,其中对照组为早产儿配方奶(母亲无法母乳喂养情况)。因此,极低出生体重(VLBW)婴儿在坏死性小肠结肠最常发病时段(34周孕龄之前)应鼓励尽可能多地进食母乳。

为了弥补早产母乳中的营养素缺乏,应用母乳强化剂可以提供额外的蛋白、矿物质和维生素。当这些补充剂在产后第一个月加入到母乳后,最终的营养素、矿物质和维生素浓度与早产儿配方奶相似。相关临床研究显示,添加了强化剂的母乳,对婴儿代谢和生长的作用接近于适用低出生体重儿的配方奶。

(二)母乳强化剂

虽然早产母乳有较多优点,但早产母乳往往不能提供足够的乳汁。另外,由于摄入量和早产母乳蛋白质、矿物质含量的限制,早产儿,特别是超级低出生体重(ELBW)早产儿的营养摄入难以满足其宫外加速生长的需要。例如,摄入180—200毫升/千克·天的母乳量可达到早产儿营养素的需要,但极低出生体重(VLBW)早产儿不成熟的消化道常常不能耐受。为提高母乳能量密度,解决摄入营养素量与质的矛盾,20世纪80年代出现了母乳强化剂(HMF),即给母乳强化早产儿需要的,但母乳中不足的营养素。母乳强化剂加入早产母乳可增加母乳蛋白质、能量、矿物质、维生素含量(见表4-6),如能量可达到80—85千卡/100毫升,蛋白质可达到1.9—2.5克/毫升(见表4-7)。母乳强化剂增加了乳汁的渗透压,但临床上未见诱发早产儿喂养不耐受或坏死性小肠炎的发生。出生体重2000—2500克的足月儿亦可加用母乳强化剂,特别是小于胎龄儿或食欲缺乏和(或)生长差的婴儿。多数母乳强化剂是基于牛乳配方的产品,亦有源于母乳的制品。现已有商业化的母乳强化剂,有粉剂和浓缩液态产品。

表4-6　母乳强化剂(HMF)重要营养素含量

成分	HMF(粉剂1)		HMF(粉剂2)		HMF(粉剂3)		HMF(压缩液态)	
	1包	4包	1包	4包	1包	4包	1管	4管
重量(克)	0.9	3.6	1	4	0.71	2.84	5ml	20ml
能量(千卡)	3.5	14.0	3.47	13.88	3.5	14	7.5	30
蛋白质(克)	0.25	1.0	0.20	0.80	0.275	1.1	0.55	2.2
脂肪(克)	0.09	0.36	0.004	0.02	0.25	1	0.575	2.3
糖类(克)	0.45	1.8	0.66	2.64	<0.1	<0.4	<0.3	<1.2
钙(毫克)	29.25	117	15	60	22.5	90	29	116
磷(毫克)	16.75	67	9	36	12.5	50	15.75	63
铁(毫克)	0.0875	0.35	0.26	1.04	0.36	1.44	0.44	1.76

成分	HMF（粉剂 1）		HMF（粉剂 2）		HMF（粉剂 3）		HMF（压缩液态）	
	1 包	4 包	1 包	4 包	1 包	4 包	1 管	4 管
锌（微克）	250	1 000	160	640	180	720	240	960
铜（微克）	42.5	170	8	32	11	44	15	60
维生素 A（国际单位）	155	620	100	400	237.5	950	290	1 160
维生素 D（国际单位）	30	120	20	80	37.5	150	47	188
肾负荷（毫渗）	2.8	11.2			2.45	9.8	4.425	17.7

表 4-7　母乳及强化后主要营养成分（100 毫升）

	蛋白质（克）	脂肪（克）	碳水化合物（克）	能量（千卡）	Na（毫摩尔）	Ca（毫摩尔）	P（毫摩尔）	Fe（毫克）	Zn（毫克）	维生素 D（微克）
成熟母乳	1.3	4.2	7.4	70	0.7	0.9	0.5	0.1	0.4	（<0.1）
英国牛栏	2.5	4.0	9.0	80	1.5	2.1	1.7	0.1	0.7	≥5
美赞臣	2.0	4.2	9.7	83	1.0	3.1	1.9	0.1	1.6	5.3
爱他美	1.9	4.2	9.5	81	1.3	1.9	1.3	0.1	0.4	<0.1
惠氏	2.3	4.4	9.8	85	1.4	3.1	2.0	0.1	0.6	7.6

（三）早产儿配方奶

早产儿配方奶可用来满足早产儿生长的特殊营养需求。早产儿配方奶含较高的能量、蛋白质、钙、磷、铁等营养素（见表 4-8），如蛋白质含量为 2.7—3.0 克/100 千卡，乳清蛋白/酪蛋白比为 6∶4 或 7∶3；包含乳糖和葡萄糖聚合物的糖类。早产儿配方奶中混合的脂肪可用来改善营养吸收，其中 40% 为中链甘油三酯（MCT）。早产儿配方奶有粉剂和液态产品。

表 4-8　不同早产儿配方奶成分与常规婴儿配方奶的比较

营养成分	常规配方奶	早产儿配方奶	早产儿出院后配方奶
能量（千卡）	67.2—68.0	80.0—81.0	72.0—74.0
蛋白质（克）	1.45—1.69	2.20—2.40	1.85—1.90
蛋白/能量（克/100 千卡）	2.0	2.5	2.8
脂肪（克）	3.5—3.6	4.1—4.3	3.4—4.1
碳水化合物（克）	7.3—7.6	8.6—9.0	7.7—8.0
钙（毫克）	51—53	134—146	77—90

营养成分	常规配方奶	早产儿配方奶	早产儿出院后配方奶
磷(毫克)	28—36	67—73	46—49
铁(毫克)	1.0—1.2	1.2—1.4	1.3—1.4
钠(毫摩尔)	0.71—1.17	1.3—1.5	1.0—1.1
钾(毫摩尔)	1.74—1.89	2.1—2.7	1.9—2.2
氯(毫摩尔)	1.13—1.44	1.9—2.0	1.5—1.7
维生素 A(国际单位)	200—204	250—1 000	330—340
维生素 D(国际单位)	40.5—41.0	70.0—192.0	52.0—59.0
维生素 E(国际单位)	1.35—1.36	3.2—5.0	2.6—3.0
维生素 K(微克)	5.4—5.5	6.5—9.7	5.9—8.0

（四）早产儿出院后配方奶

早产儿出院标准为体重达 2 000 克,可经口喂养,生命体征稳定。早产儿出院后,如果长期采用早产儿配方奶可导致过多营养素,特别是矿物质的摄入。因此,设计一种介于早产儿配方奶与成熟儿配方奶的过渡配方奶,以满足早产儿的继续生长需要,能量、蛋白质、钙等营养素含量仍较高,即早产儿出院后配方奶。早产儿出院后配方奶亦可用于母乳喂养不足时的补充。

二、早产儿出院后的喂养

为了帮助早产儿尽快达到理想的营养状态,满足其正常生长和追赶性生长这两方面的需求,出院后家长在关键时间窗内应实施强化营养。通常临床上采用母乳加母乳强化剂或早产儿出院后配方奶喂养,以满足这一特殊群体的特殊营养需求。对于强化营养持续的时间,家长应根据体格生长监测结果而定,一般多为 3—6 个月。美国儿科协会建议使用早产儿配方奶直至矫正胎龄 9—12 月龄或体重维持超过同胎龄第 25 个百分位体重时,可改用常规配方奶喂养。由于每个早产儿出院时相应的胎龄、体重和营养状况不同,出院后的营养管理策略应该采取个体化模式,即根据早产儿出院后定期随访中的营养状况及其体格发育检测指标,包括体重、身长、头围的生长曲线是否正常等进行判断,既要避免营养缺乏,又要防止营养过剩。

（一）高危早产儿——母乳喂养

对高危早产儿,住院期间要用足量强化母乳喂养,出院后继续足量强化喂养至胎龄 38—40 周,然后调整为半量强化喂养。足量强化喂养能量密度是每 100 毫升为 80—85 千卡;半量强化是每 100 毫升为 73—73 千卡。不同强化剂营养密度不一样,配置方法不一样,要按照要求进行配置。母乳喂养的早产儿,鼓励出院后妈妈部分直接哺乳,部分挤出来加入母乳强化剂喂养,这样可以为将来过渡为完全哺乳做准备。在具体喂养时,妈妈可根据母乳的量的多少来选择不同的喂养方案。一般推荐妈妈采用补授法,也就是先吃妈妈的奶,再用配方奶补齐,这样既可以增加妈妈泌乳量,又能延长泌乳时间。

(二)中危早产儿喂养

中危早产儿喂养方式与高危早产儿一样,区别在于强化治疗的时间要短一些,因为危险因素要少一些。强化喂养时间也是根据早产儿的生长以及血生化来决定,一般来说应用到矫正 3 月龄左右。

(三)低危早产儿喂养

对于低危早产儿,出院后应该鼓励妈妈直接哺乳。妈妈应该注意饮食均衡,同时给予泌乳支持,尽量满足宝宝的需要直到一岁以上。妈妈应该按需哺乳,这与足月儿是一样的,最初喂养间隔小于 3 小时,包括夜间,并适当补充维生素 A、维生素 D 和铁剂。

1. 低危早产儿——配方奶喂养

低危早产儿应用普通婴儿配方(67 千卡/100 毫升)喂养,如生长缓慢(低于 25 克/天)或奶量摄入低于 150 毫升/千克·天,可适当采用部分早产儿过渡配方,直至生长满意。

2. 低危早产儿喂养注意事项

(1)低危早产儿和足月儿是有差异的。低危早产儿可能存在直接哺乳时吸吮力弱。吃奶量不多、睡眠时间长等情况。所以,出院早期,哺乳间隔不能大于 3 个小时,否则可能发生低血糖、生长缓慢等风险。

(2)一般来说,出院后半个月至一个月时间,早产儿自己也会形成自己的生长规律,家长应同时注意补充维生素 A、维生素 D 和铁剂。

(3)如果早产儿发育生长缓慢(每天体重增长少于 25 克,碱性磷酸酶升高,血磷降低),就可以应用母乳强化剂,一直到生长满意。

(四)其他营养素补充

在出院后实施强化营养的过程中,家长应及时为低危早产儿补充其他营养素,如铁剂、多种维生素等。研究表明,早产儿的肠道微生物群的定植存在异常。与健康的足月儿相比,早产儿与极低出生体重儿的肠道菌群种类较少,且厌氧菌,尤其是双歧杆菌定植显著延迟。另外,早产儿在新生儿重症监护病房中一般都使用广谱抗生素进行治疗,这进一步导致了肠道菌群定植的延迟和模式的改变。目前认为,正常菌群,特别是双歧杆菌在肠内定植后,能刺激机体建立完善的免疫系统,可诱导局部肠粘膜 sIgA 的形成和 T 淋巴细胞亚群致敏与激活。而母乳含有包括双歧杆菌在内的多种益生菌与低聚寡糖,促进双歧杆菌的生长。因此,对于接受配方奶喂养的早产儿可补充喂养益生菌,如双歧杆菌,以获得保护作用。已有荟萃分析表明,预防性口服益生菌可显著降低早产儿严重的新生儿坏死性小肠结肠炎的发生率和总病死率,但也发现并非所有益生菌都有预防新生儿坏死性小肠结肠炎的作用。

(五)停用强化喂养的时间

关于早产儿停用强化喂养的时间,目前每个国家推荐的都不一样。欧洲儿科肝病消化和营养学会推荐应用至矫正胎龄 3 个月左右,而美国儿科学会则建议可应用至出生后 9 个月。我们强调个体差异,应该根据早产儿的生长以及血生化来决定。家长应密切观察早产儿的体重、身长和头围增长情况，在至少体重和身长均达到同胎龄生长曲线的第25—50百分位数之间时可以更换为标准营养；达到第50百分位数时应停止应用，防止出现应用过剩和体重增长过快。

案例分析

小明妈妈的烦恼

小明妈妈怀孕33周生下了小明，出生后小明觉醒时间比较短，吸吮几分钟就进入睡眠状态，吸吮力弱，难以含接、易滑脱，愁坏了小明的妈妈，该怎么办呢？

分析： 小明以上的表现都易造成母乳摄入量不足，引起体重增加缓慢或体重下降，甚至母乳不足性黄疸、低血糖、低体温等。早产儿成功母乳喂养的关键是保障母亲建立和维持泌乳，保证婴儿足量摄入。保障母亲建立和维持泌乳保证有效哺乳8—12次/天，每次10—15分钟，保持心情愉悦。

掌握正确的哺乳和含接姿势是实现成功母乳喂养的关键。早产儿哺乳方法与足月儿相同，即将婴儿身体抱直，使婴儿的头和身体呈一直线，支撑住婴儿的整个身体，婴儿身体靠在母亲身上并朝向母亲，鼻尖对着乳头。正确的喂奶姿势可以刺激神经反射形成、促进催乳素释放，增加乳汁分泌。正确的含接姿势也是保证成功母乳喂养的关键。母亲用乳头轻触婴儿的嘴唇，诱发觅食反射，当婴儿嘴张大、舌向下时，迅速将乳头和大部分乳晕含入婴儿口内。

由于早产儿嘴小和吸吮力弱，母亲可将乳汁吸出用小勺、小杯或早产儿特殊奶嘴喂养。母亲要将乳汁从早产儿的嘴边慢慢地喂入，切不可过于急躁而使乳汁被吸入婴儿的气管中。小勺、小杯或奶嘴等要注意合理存放，在每次使用前要煮沸或用开水冲烫消毒，用后要彻底清洗干净。早产儿的吸吮力往往是不足的，每次的摄入量不会太多，因早产儿消化能力差、胃容量少，但每日所需要的热量又不能少，所以给早产儿哺喂的频次要勤快些，可采取分次哺喂的方法。

三、早产儿营养状况评估

体格发育良好是早产儿喂养的目标，可从生长水平、生长速度以及匀称度三方面进行评估。生化指标可客观地反映早产儿体内代谢状况，包括蛋白质代谢与骨代谢指标。理想的早产儿的生长应延续宫内生长速率，中、晚期早产儿体重平均增长13克/千克·天，极低或超低出生体重儿体重为15—20克/千克·天；身长为1厘米/周；头围为0.5—1厘米/周。理想的体重追赶为在纠正胎龄后6月龄内达到同龄婴儿体重生长曲线的第25—50个百分位数。出院后体重水平大于第50个百分位数（矫正胎龄后）为过度生长。评价时可采用本章第一节提到的"早产儿出生后宫外生长受限的过程"评价（见图4-1），40周胎龄后的早产儿体格发育评价则采用足月儿生长曲线。

第三节　早产儿出院后管理

目前在早产儿营养支持方面存在的问题总体上是医院内重视和实践普遍提高，以及医院外的支持和重视不足。一般来说，国内对早产儿的随访只停留在对疾病的随访，随访继续治疗和观察情况，而对营养以及生长的关注极少。按照国家卫生计生委《早产儿保健工作规范》（国卫办妇幼发〔2017〕9 号）的要求，对出院后首次接受访视或健康检查的早产儿应进行建档并实施专案管理。由《中华儿科杂志》编辑委员会、中华医学会儿科学分会儿童保健学组和中华医学会儿科学分会新生儿学组共同编写的《早产、低出生体重儿出院后喂养建议》也提出，应促进早产儿和低体重儿出院后的系统管理、营养管理和个体化管理，规范个体化喂养指导，进一步提高早产儿和低体重儿的生长质量。由此可见，对出院后的早产儿应该保持密切随访。

一、早产儿出院后的管理内容

（一）早产儿首次就诊时建立管理档案，对早产儿进行专案管理

早产儿的出院记录中可包含住院病人的生长曲线图和营养建议，以此来帮助基层保健医生进行随访诊疗。首次随访时，保健医生应了解家庭基本信息、母亲孕产期情况、家族史、早产儿出生情况、患病情况及治疗经过，住院天数、出院时体重及出院时喂养情况等。每次随访时，保健医生还应询问两次随访期间早产儿的喂养与饮食、体格生长和行为发育、睡眠、大小便、健康状况及日常生活安排等情况。如患疾病，应询问并记录诊治情况。

（二）早产儿和低体重儿营养风险评估

根据早产儿出院前营养风险评估，进行个体化喂养。这个营养评估由新生儿科医生完成，在出院前给家长一个初步的喂养指导，出院前记录病程并交给随访医生，这是出院后营养指导的基础。新生儿科医生对早产儿和低体重儿应根据其危险因素进行评估，主要依据其胎龄和出生体重分为高危早产儿：胎龄少于 32 周，出生体重低于 1500 克；中危早产儿：32—34 周，体重 1500—2000 克；低危早产儿：多于 34 周，体重高于 2000 克。同时还要考虑是适于胎龄儿还是小于胎龄儿，有没有宫内生长缓慢，其中，小于胎龄儿属于高危早产儿；是否经口喂养；出院时每天奶量摄入是否达到每天 150 毫升/千克；出院前体重增长是否满意，是否多于 25 克/天；出院时体重、身长、头围与同龄胎儿比较，是否发生宫内生长迟缓；有没有并发症，如支气管肺发育不良、消化道结构畸形、坏死性小肠结肠炎、代谢性骨病、神经系统损伤等。可以说，对早产儿营养指导的分类，是一个出院后需根据随访和监测调整的喂养方案。

（三）全身检查和体格生长监测与评价

早产儿每次随访均应测量体重、身长（高）、头围，记录测量值并描记在生长曲线图上。矫正胎龄 40 周及以下的早产儿，使用胎儿宫内生长曲线图进行监测与评价；矫正胎龄 40 周以上的早产儿，使用儿童生长曲线图进行监测与评价。根据早产儿体重、身长（高）和头围生

长速度与趋势,结合早产儿的出生体重、胎龄及喂养情况等进行综合评价。早产儿可做以下检查:神经心理行为发育监测与评估;特殊检查:早产儿视网膜病筛查及儿童眼病筛查和视力检查、听力筛查,以及其他必要的辅助检查;异常情况的早期识别和处理。体格生长及神经心理行为发育评价正常的早产儿,实际年龄满 24 月龄时可以结案;暂时不能结案者管理至36 月龄时结案。结案后的早产儿转入儿童保健系统管理。

（四） 喂养咨询与指导

在原喂养方案基础上,根据随访监测的早产儿生长水平和速度、摄入奶量等综合因素调整下一阶段的喂养方案,使早产儿达到理想适宜的生长状态,具体可参照《早产、低出生体重儿出院后喂养建议》。

1. 乳类喂养

（1）强化营养:采用强化母乳、早产儿配方奶或早产儿出院后配方奶喂养。按矫正年龄的体重未达到第 25 百分位的适于胎龄早产儿及未达到第 10 百分位的小于胎龄早产儿,出院后均需继续强化营养。当早产儿达到上述体格生长标准时,家长应逐渐减低强化营养的能量密度,期间密切监测生长速度及血生化指标,直至停用。

（2）非强化营养:不需强化营养的早产儿首选纯母乳喂养,注意补充多种维生素、铁、钙、磷等营养素及指导母亲均衡膳食。母乳不足时补充婴儿配方奶。

2. 食物转换

在保证足量母乳或婴儿配方奶等乳类喂养的前提下,根据发育和生理成熟水平及追赶生长情况,一般在矫正 4—6 月龄开始逐渐引入泥糊状及固体食物。食物转换方法,可参照《儿童喂养与营养指导技术规范》(见卫生部办公厅妇社发[2012]49 号文件)进行。

3. 营养素补充

（1）铁剂补充:继续补充铁剂 2 毫克/千克·天,酌情补充至矫正 12 月龄。使用母乳强化剂、强化铁的配方奶及其他富含铁的食物时,酌情减少铁剂的补充剂量。

（2）维生素 A、D 和钙、磷补充:继续补充维生素 D 800—1000 国际单位/天,3 个月后改为 400 国际单位/天,直至 2 岁,酌情补充维生素 A、钙和磷。

（五） 护理与疾病预防指导

早产儿的护理时间尽量集中,护理动作轻柔,避免频繁、过度刺激。

1. 保暖

根据早产儿的体重、发育成熟度及环境温湿度,采取不同的措施进行适度保暖,提倡"袋鼠式护理"方法。

2. 避免感染

接触早产儿前和换尿布后洗手,减少亲友探望,每次喂奶后清洁和消毒奶具,居室每日开窗通风。保持早产儿的脐部干爽清洁,若发现脓性分泌物或脐周红肿,及时就诊。

3. 提供适宜睡眠环境

保持室内空气流通、安静,光线明暗要有明显昼夜区别,帮助早产儿建立昼夜节律。注意早产儿体位,避免吸入或窒息。

4. 预防接种

按照《预防接种工作规范(2016 年版)》(国卫办疾控发[2016]51 号文件)相关要求进行

预防接种。早产儿因自身免疫系统功能发育不成熟而导致患疫苗可预防疾病的风险升高。但同时由于新生儿免疫系统发育不完全,过早免疫接种可能无法诱导良好的免疫应答,且可能因为其免疫耐受性差而带来严重不良反应的风险。在早产儿接种疫苗时,应充分考虑胎龄和出生体重,其接种疫苗的时间、种类和免疫程序应该与足月儿有所差别。预防接种工作人员应当与早产儿父母进行沟通,使早产儿父母及亲属了解疫苗的安全性和有效性,消除对疫苗不良反应的顾虑。及时有效的疫苗免疫程序可减少疫苗相关不良反应的发生率,保护早产儿免受严重感染的侵袭,显著降低其患疫苗可预防疾病的风险。

（六）早期发展促进指导

向家长了解两次随访期间进行早期发展促进的实施情况,根据神经心理行为发育筛查或评估结果并结合养育史,进行下一阶段的早期发展促进指导。

根据早产儿发育水平,给予适度的视、听、触觉等感知觉刺激,提供丰富的语言环境和练习主动运动的机会,进行适合年龄特点的游戏活动,鼓励亲子间的情感交流及同伴关系的建立,避免违背发育规律的过度干预(见表4-9)。

表4-9　早产儿不同年龄段早期发展促进的内容

年龄	内　　容
矫正1月龄内	以发育支持性护理为主,护理时间要集中,动作要轻柔,及时安抚情绪并满足其需求
矫正1月龄—3月龄	鼓励适度抗重力体位控制,如竖头、俯卧位肘支撑下抬头;以面对面交流的方式,用鲜艳的物品或发声玩具进行视觉和听觉刺激
矫正3月龄—6月龄	诱导上肢在不同方向够取物品,双手抓握不同形状和质地的物品;练习翻身、支撑坐位;常与其说话、逗笑
矫正6月龄—9月龄	练习双手传递、敲打和扔安全的物品或玩具;练习坐位平衡、翻滚、爬行;模仿动作,如学习拍手;言语理解练习,如叫其名字等
矫正9月龄—12月龄	学习用拇、食指捏取小物品;通过环境设计练习独站、扶站、躯体平衡和扶物走;学习指认家人、物品,增加模仿性游戏;给予丰富的语言刺激,用清晰的发音与其多说话,通过模仿和及时鼓励促进其语言发育
矫正1岁—2岁	学习翻书、涂鸦、搭积木、自主进食,锻炼手眼协调能力;练习独自行走、跑和扶栏上下楼梯;玩亲子互动游戏,如认五官;引导其有意识的语言表达
实际2—3岁	模仿画画;练习双脚跳、单脚站立;培养自己洗手、脱穿衣和如厕等生活能力;多与其讲故事、念儿歌,叙述简单的事情;学认颜色、形状、大小;与同伴做游戏,学会等待、按顺序、分享、同情等社会规则

二、早产儿出院后的管理次数

（一）低危早产儿

建议出院后至矫正6月龄内每1—2个月随访1次,矫正7—12月龄内每2—3个月随访

1 次,矫正 12 月龄后至少每半年随访 1 次。根据随访结果酌情增减随访次数。

（二）高危早产儿

建议出院后至矫正 1 月龄内每 2 周随访 1 次;矫正 1—6 月龄内每 1 个月随访 1 次;矫正 7—12 月龄内每 2 个月随访 1 次;矫正 13—24 月龄内,每 3 个月随访 1 次;矫正 24 月龄后每半年随访 1 次。根据随访结果酌情增减随访次数。在矫正 12 月龄后,连续 2 次生长发育评估结果正常,可转为低危早产儿管理。

三、早产儿出院后的健康教育

对于出院后早产儿喂养,应普及科学喂养知识,让家长认识到合理喂养的重要性,深刻了解早产儿需要更加精心和科学的照顾。正确向母亲提供合适的哺乳指导,帮助母亲在前 6 个月(矫正后月龄)内促进乳房哺乳。有证据表明,早产儿出院后其家长是否获得营养指导,对早产儿以后的生长发育具有明显影响。营养指导能让父母了解怎样去进行合适的喂养,并且帮助父母在早产儿生长迟滞或生长过度发生之前发现喂养问题,用特殊的帮助使早产儿出院后达到最佳的营养支持。

思考与练习

1. 出院后的早产儿为何要优化管理?
2. 早产儿出院后管理服务流程是什么?
3. 正确评价早产儿的体格生长必须关注什么?
4. 早产儿出院后营养的方法? 矫正月龄 6 个月前早产儿如何喂养? 矫正月龄 6 个月后除哺乳营养指导外,还需重点指导哪些营养及喂养事项?

推荐资源

1. 中国营养学会.中国居民膳食营养素参考摄入量(2013 版)[M].北京:科学出版社,2014.

2. 国家卫生和计划生育委员会办公厅.早产儿保健工作规范[J].中华国产医学杂志,2017(6).

3. 苏宜香.儿童营养及相关疾病[M].北京:人民卫生出版社,2016.

4. Ronald E. Kleinman.儿童营养学(第七版)[M].申昆玲,译.北京:人民军医出版社,2015.

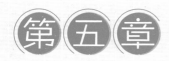

第五章

幼儿营养与膳食

学习
目标

1. 掌握幼儿期（13—24 月龄和 25—36 月龄）膳食指南的内容。
2. 熟悉幼儿期（13—24 月龄和 25—36 月龄）一天膳食的分配。
3. 了解幼儿期喂养常见问题的危害与预防。
4. 了解食物安全相关内容。

内容
脉络

幼儿营养与膳食

幼儿膳食指南

◇ 13—24 月龄幼儿膳食指南
◇ 25—36 月龄幼儿膳食指南

幼儿一天膳食的分配

◇ 13—24 月龄一日膳食安排
◇ 25—36 月龄一日膳食安排

喂养常见问题

◇ 高糖、高盐的加工食品摄入
◇ 饮料摄入
◇ 幼儿挑食、偏食
◇ 零食的选择
◇ 喂养与口腔卫生

食物安全

◇ 保持家庭自制幼儿辅食的
  安全与卫生
◇ 预防进食意外的发生
◇ 保证食物安全

··

　　随着年龄的增长,幼儿到了 1 岁以后,咀嚼功能逐渐发育成熟了,乳牙萌出了,食物种类多样化了,自主进食的技能发展了,食物结构也逐渐接近成人了,幼儿期的营养与膳食较婴儿期相比究竟发生了怎样的变化呢? 大家先来看下面这个案例:

　　15 月龄的女孩莹莹,已经长了 8 颗牙齿,身高 78 厘米(身高位于月龄幼儿第 50—75 百分位),体重 9.6 千克(体重位于同龄幼儿第 25—50 百分位),以前没生过什么大病。妈妈描述莹莹 1 岁前身高、体重都在中等偏上的水平,感觉最近 3 个多月体重没怎么长,她平时荤素都吃,每天吃 2 顿(中餐和晚餐),只是吃的量比较少,多数情况下只吃几口,偶尔能吃小半碗;她却非常喜欢喝配方奶,每天要喝 900 毫升配方奶,平时加餐会吃少量的饼干、水果。妈妈很担心莹莹的体重和营养问题。

　　请思考:莹莹的体重近 3 个多月增长欠佳的原因可能是什么? 应该怎样合理安排莹莹的一日膳食才能让其体重追赶生长呢? 幼儿的营养与膳食问题常常会影响其生长发育和身体健康状况,接下来请你带着这些问题开始本章幼儿期的营养与膳食的学习,并制定出科学合理的解决方案。

··

第一节　幼儿膳食指南

与婴儿期不同,1—3岁的幼儿体格发育要缓慢些,幼儿1岁时的体重可达到出生体重的3倍,但是直到2岁时体重才是出生体重的4倍;出生后头一年身长比出生时的身长增加50％,但是直到4岁时身长才是出生身长的2倍。虽然幼儿期的儿童没有婴儿期体格发育快速,但幼儿也处在相对较快的生长发育阶段,这个阶段对各种营养素的需求相对较高。另外,幼儿期机体的各项生理功能也在逐步发育完善,但是对外界不良刺激的防御能力仍然比较差,是以乳类为主食逐渐向成人谷类食物为主食过渡的重要时期。因此,对幼儿膳食的安排是不能完全与成人相同的,需要根据其发育特点而特别关照。

拓展阅读

幼儿期的进食特点

消化功能:幼儿的咀嚼功能虽比婴儿成熟,乳牙多数萌出,但胃肠消化吸收功能仍比年长儿童与成人弱。

食物结构:逐渐与成人相近,主要是以粮食(谷类)为主的混合饮食,质地为软的固体食物,食物种类逐渐多样化。

营养素供给:幼儿期的生长发育较婴儿期慢,但仍有较快的生长发育,其活动量增多,需供给营养丰富的食物,以保证充足的能量和优质蛋白质。

进食技能:培养幼儿自主进食技能的发展,不规定进食方法(如,手抓、勺、筷)、不强迫进食,2岁后应自主进食,即达到应答式喂养。

食物安全:烹调方法也逐渐向成人饮食过渡,但由于幼儿的咀嚼能力尚弱、消化吸收能力还不成熟,故不宜给予粗硬、油炸食品,如火腿、腊肉、香肠、硬豆粒、硬茎蔬菜等。

一、13—24月龄幼儿膳食指南

13—24月龄幼儿已经大致尝试过各种家庭日常食物,这一阶段幼儿主要是学习自主进食,也就是学会自己吃饭,并逐渐适应家庭的日常饮食。幼儿在满12月龄后在继续提供辅食的同时,应鼓励其尝试家庭食物,并逐渐过渡到与家人一起进食家庭食物。随着幼儿自我意识的增强,应鼓励幼儿自主进食。

婴幼儿辅食量一般以其所需能量来衡量,13—24月龄幼儿需要550千卡,占62％。理想的辅食应达到每100毫升或每100克提供能量在80千卡以上。世界卫生组织推荐13—24月龄婴幼儿应摄入足量的动物食物,包括每天500毫升奶、1个鸡蛋,15—75克的肉禽鱼。《中国居民膳食指南(2016)》中关于13—24月龄幼儿的膳食推荐见图5-1和表5-1。13—24月龄幼儿的奶量应维持约500毫升,每天1个鸡蛋加50—75克肉禽鱼,每天50—100克的谷物类,蔬菜、水果的量仍然以幼儿的需要而定。不能母乳喂养或母乳不足时,仍然建议以合适的幼儿配方奶作为补充,同时可引入少量鲜牛奶、酸奶、奶酪等,作为幼儿辅食的一部分。

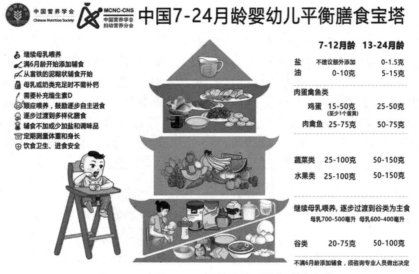

▲ 图 5-1　中国 7—24 月龄婴幼儿平衡膳食宝塔

表 5-1　13—24 月龄幼儿各类食物每天建议摄入量

食物	13—24 月龄
谷类(克/天)	50—100
蔬菜(克/天)	50—150
母乳(毫升/天)	400—600
水果(克/天)	50—150
肉禽鱼类(克/天)	50—75
鸡蛋(克/天)	25—50
油(克/天)	5—15
食盐(克/天)	0—1.5

（一）培养幼儿自主进食

幼儿学会自主进食是其成长过程中的重要一步,这需要幼儿反复尝试和练习。父母应有意识地促进幼儿感知觉、认知、行为和运动能力的发展,逐步训练和培养幼儿的自主进食能力。一般情况下,13 月龄幼儿愿意尝试抓握小勺自喂,但大多食物洒落;18 月龄幼儿可以用小勺自喂,但仍有较多食物洒落;24 月龄幼儿能用小勺自主进食并较少有食物洒落。在幼儿学习自主进食的过程中,父母应给予充分的鼓励,并保持足够的耐心。

（二）采用顺应喂养模式

世界卫生组织推荐 13—24 月龄幼儿的辅食添加可采用顺应喂养模式。顺应喂养是在顺应养育模式框架下发展起来的婴幼儿喂养模式。顺应喂养要求父母应负责准备安全、有营养的食物，并根据婴幼儿需要及时提供；父母应负责创造良好的进食环境，而具体吃什么、吃多少，则应由婴幼儿自主决定。在婴幼儿喂养过程中，父母应及时感知婴幼儿发出的饥饿或饱足信号，充分尊重婴幼儿的意愿，耐心鼓励，但绝不能强迫喂养。通过顺应喂养，能够增强幼儿对喂养的注意与兴趣，增进幼儿对饥饿或饱足的内在感受的体会和关注，激发幼儿以独特和有意义的信号与父母沟通交流，并促进幼儿逐步学会独立进食。幼儿有天然的感知饥饱、调节能量摄入的能力，但这种能力会受到父母不良喂养习惯等环境因素的影响。如果长期过量喂养或喂养不足，会导致幼儿对饥饱感知能力的下降，并进而造成超重肥胖或体重不足。

据研究，幼儿需要尝试 10—14 次后才能接受新的食物。当幼儿拒绝某种新的食物时，父母或喂养者要有充分的耐心，反复尝试。父母鼓励幼儿尝试各种不同口味和质地的蔬菜和水果，可增加其今后在儿童期和成人期的蔬菜和水果摄入量。

父母提供与幼儿年龄和发育水平相适应的不同性状的辅食，不仅可以刺激幼儿口腔运动技能的发育，包括舌头的灵活运动、啃咬、咀嚼、吞咽等，而且有利于幼儿乳牙的萌出，同时满足幼儿的自主意识并促进其精细运动、手眼协调的能力的发展。

（三）提供全面而均衡的营养

不同种类的食物可提供不同的营养素，只有多样化的食物才能为幼儿的健康成长提供全面而均衡的营养。

1. 谷物类

米粉、厚粥、软饭、面条等，含大量的碳水化合物，可以为幼儿提供能量，但除了强化幼儿米粉外，一般缺乏铁、锌、钙、维生素 A 等营养素。

2. 动物性食物

鸡蛋、瘦肉、肝脏、鱼类等，富含优质蛋白质、铁、锌、维生素 A 等，是幼儿不可缺少的食物。

3. 蔬菜和水果

蔬菜和水果是维生素、矿物质以及纤维素的重要来源之一，具有多种的口味和质地，有助于幼儿尝试和适应食物不同的味道、质地等。

4. 豆类

豆类是优质蛋白质的补充来源，可提供幼儿生长发育之所需。豆类分大豆和其他豆类，其中，大豆含有 35%—40% 的蛋白质，是植物性食品中含蛋白质最多的食品。大豆蛋白质的氨基酸组成人体需要，且富含各类蛋白较为缺乏的赖氨酸，是与谷类蛋白质互补的天然理想食品。

5. 植物油和脂肪

植物油主要含不饱和脂肪酸，提供能量以及必须脂肪酸。亚油酸和亚麻酸是人体必需的两种脂肪酸，亚油酸普遍存在于植物油中，亚麻酸在豆油中较多。

（四）适合 13—24 月龄幼儿的辅食

添加辅食的最终目的是培养幼儿逐渐转变为成人的饮食模式，因此鼓励 13—24 月龄幼儿尝试家庭辅食,并在满 24 月龄后与家人一起进食。当然,并不是所有的家庭食物都适合 13—24 月龄的幼儿,如经过腌、熏、卤制,重油、甜腻,以及高盐、高糖、辛辣、刺激性的重口味食物均不适合幼儿。适合 13—24 月龄幼儿的家庭食物应该是少盐、少糖、少刺激的淡口味食物,并且最好是家庭自制的清淡食物。

(五) 适合的辅食烹饪方法

辅食烹饪最重要的是要将食物煮熟、煮透,同时尽量保持食物中的营养成分和原有口味,并使食物质地符合幼儿的进食能力。辅食烹饪方法宜多采用蒸、煮,不宜用煎、炸。幼儿的味觉、嗅觉还在形成过程中,父母及喂养者不应以自己的口味来评判。在为幼儿制作辅食时,父母可以通过不同食物的搭配来增进口味,如番茄蒸肉末、土豆牛奶泥等。一般来说,天然的奶味和酸甜味是幼儿最熟悉和最喜爱的口味。

(六) 幼儿辅食不加调味品,尽量减少糖和盐的摄入

幼儿辅食应保持原味,不加刺激性调味品,尽量减少糖和盐的摄入,保持淡口味。淡口味食物有利于提高幼儿对不同天然食品口味的接受度,减少偏食挑食的风险;淡口味食物还可以减少幼儿盐和糖的摄入量,降低儿童期及成人期肥胖、糖尿病、高血压、心血管疾病的风险。13—24 月龄幼儿每天摄入盐量推荐 0—1.5 克。我们强调幼儿辅食尽量减少糖和盐,既是为了适应幼儿的发展需要,也是为了保护幼儿全家人的健康。

二、25—36 月龄幼儿膳食指南

25—36 月龄幼儿生长发育速率与 13—24 月龄相比略有下降,但仍处于较高水平。经过 13—24 月龄期间膳食模式的过渡和转变,25—36 月龄幼儿摄入的食物种类和膳食结构逐渐开始接近成人,但与成人相比,对各种营养素的需要量较高,加之幼儿的消化系统尚未完全成熟,咀嚼能力仍较差,因此幼儿食物的加工烹调应与成人有一定的差异。与此同时,该阶段幼儿生活自理能力不断提高,自主性、好奇心、学习能力和模仿能力增强,是培养幼儿良好饮食习惯的重要阶段和关键时期。良好的饮食习惯将会影响儿童一生的健康。

幼儿膳食的质地较成人食物软,但不宜过碎煮烂,易于幼儿咀嚼、吞咽和消化即可。幼儿进餐应有规律,包括定时、定点、适量进餐,即早、中、晚 3 次正餐,点心 2—3 次,进餐时间以每次 20—25 分钟为宜。培养幼儿自主进食技能的发展,不规定进食方法(如,手抓、勺、筷)、不强迫进食,幼儿 24 月龄后应自主、自由进食。幼儿膳食应采用蒸、煮、炖、煨等烹饪方式,以清淡为宜。幼儿的进餐环境宜轻松、愉悦,有适宜的餐桌椅及专用餐具。每日有机会与家人共进餐,有助于幼儿接受家庭膳食。幼儿在进食前,应暂停其他活动,避免过度兴奋;专心进食,进餐时不可边吃边玩、边看电视、追逐喂养、责备或训斥幼儿。家长应注意让幼儿在餐前洗手、开始学习用餐时的基本礼仪。3 岁左右的幼儿常出现挑食现象,一般会持续至 4 岁,家长应尊重幼儿对食物的爱好和拒绝态度。除此之外,家长可给幼儿制作可口的营养平衡的食物,使幼儿能够选择有利于自己健康的食物。

《中国居民膳食指南(2016)》关于 2—3 岁幼儿的膳食推荐,详见图 5-2 和表 5-2。美国 2—3 岁幼儿膳食指南,详见表 5-3。

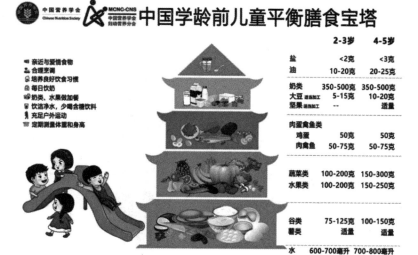

▲ 图 5-2　中国学龄前儿童平衡膳食宝塔

表 5-2　2—3 岁幼儿各类食物每天建议摄入量

食物	25—36 月龄
谷类（克/天）	75—125
薯类（克/天）	适量
蔬菜（克/天）	100—200
水果（克/天）	100—200
肉禽鱼类（克/天）	50—75
鸡蛋（克/天）	50
大豆（克/天）	5—15
奶类（毫升/天）	350—500
食用油（克/天）	10—20
食盐（克/天）	＜2

表 5-3　美国 2—3 岁幼儿膳食指南

食物	2—3 岁
能量（卡/天）	1 000—1 400
动物性食物（盎司/天）	2—4
水果（杯/天）	1—1.5
蔬菜（杯/天）	1—1.5
谷类（盎司/天）	3—5
牛奶（杯/天）	2—2.5

注：能量摄入与生长和活动量有关，1 盎司＝28.35 克，1 杯＝240 毫升

25—36 月是幼儿生长发育的关键时期,也是良好饮食习惯培养的关键期。足量食物、平衡膳食、规律就餐是幼儿获得全面营养和良好消化吸收的保障。因此,家长要注意引导幼儿自主、有规律地进餐,保证每天不少于三次正餐和两次加餐,不随意改变进餐时间、环境和进食量;及时纠正挑食、偏食等不良饮食行为;培养幼儿摄入多样化食物的良好饮食习惯。

目前,我国儿童钙摄入量普遍偏低,对于快速生长发育的儿童,应鼓励多饮奶,建议每天饮奶 350—500 毫升或相当量的奶制品。幼儿的新陈代谢旺盛,活动量大,水需要量相对较多,建议 25—36 月龄幼儿每天水的总摄入量(即饮水和膳食中汤水、牛奶等的总量)为1300—1600 毫升,饮水时以白开水为主。幼儿的零食应尽可能与加餐相结合,以不影响正餐为前提,多选用营养密度高的食物如乳制品、水果、蛋类等食物。家长应鼓励幼儿进餐之余,参加户外游戏与活动,实现对其体能、智能的锻炼培养,维持能量平衡,促进皮肤中维生素 D的合成和钙的吸收利用。幼儿生长发育速度较快,身高、体重可反映幼儿膳食营养摄入状况,可通过定期检查幼儿的身高、体重,及时调整其膳食和身体活动,以保证其健康成长。

(一) 引导幼儿规律就餐、专注进食

由于 25—36 月龄幼儿注意力不易集中,易受环境干扰,如进食时玩玩具、看电视、做游戏等都会降低其对食物的关注度,会影响进食和营养摄入。为引导幼儿专注就餐,家长可采用以下方式:第一,尽可能给幼儿提供固定的就餐坐位,定时定量进餐;第二,避免追着喂、边吃边玩、边吃边看电视等行为;第三,吃饭细嚼慢咽但不拖延,最好在 30 分钟内吃完;第四,让幼儿自己使用筷子、汤匙进食,养成自主进餐的习惯,既可增加幼儿进食兴趣,又可培养其自信心和独立能力。

(二) 培养和巩固幼儿饮奶习惯

我国 25—36 月龄幼儿的钙每天推荐量为 600 毫克。奶及奶制品中钙含量丰富且吸收率高,是幼儿钙的最佳来源。每天饮用 350—500 毫升奶或相当量奶制品,可保证幼儿钙摄入量达到适宜水平。为此,家长应以身作则常饮奶,并鼓励和督促幼儿每天饮奶,逐步养成每天饮奶的习惯。

如果幼儿饮奶后出现胃肠不适(如腹胀、腹泻、腹痛),可能与乳糖不耐受有关,家长可采取以下方法加以解决:适量多次饮奶或吃酸奶;饮奶前进食一定量的主食,避免空腹饮奶;改吃无乳糖奶或饮奶时加用乳糖酶。

(三) 培养喝白开水的习惯

25—36 月龄幼儿新陈代谢旺盛,活动量多,水分需要量也大,建议每天饮水以白开水为主,避免喝含糖饮料。幼儿胃容量小,每天应少量多次饮水(上午、下午各 2—3 次),晚饭后可根据实际情况而定。幼儿不宜在进餐前大量饮水,以免充盈胃容量,冲淡胃酸,影响食欲和消化。家长可通过观察幼儿排尿次数和排尿量判断其饮水是否充足。一般 2—3 岁幼儿每天排尿量约 500—600 毫升,每天排尿 10—12 次。

家长应以身作则养成良好的饮食习惯,并告知幼儿多喝含糖饮料对健康的危害。同时家里常备凉白开水,提醒幼儿定时饮用,家中不购买可乐、果汁饮料,避免将含糖饮料作为零食提供给幼儿。由于含糖饮料对幼儿有着较大的诱惑,或许容易让幼儿形成对含糖饮料的嗜爱,需要家长给予正确引导,如家庭自制的豆浆、果汁等天然饮品可适当选择,但饮后需及时漱口,以保持口腔卫生。

(四) 正确烹调幼儿膳食

从小培养幼儿清淡口味,有助于形成一生的健康饮食习惯。在烹调方式上,家长宜采用蒸、煮、炖、煨等烹调方式,尽量少用油炸、烤、煎等方式。对于3岁以下幼儿的膳食,家长应专门单独加工烹制,并选用适合的烹调方式和加工方法,宜将食物切碎煮烂,易于幼儿咀嚼、吞咽和消化,特别注意要完全去除皮、骨、刺、核等。另外,大豆、花生等坚果类食物,家长应先磨碎,制成泥糊浆等状态进食。

在为25—36月龄幼儿烹调加工食物时,家长应尽可能保持食物的原汁原味,让幼儿首先品尝和接纳各种食物的自然味道。食物的口味以清淡为宜,不应过咸、油腻和辛辣,尽可能少用或不用味精或鸡精、色素、糖精等调味品。每人每次正餐烹调油用量不多于1瓷勺(约10毫升),应少选用饱和脂肪较多的油脂,如猪油、牛油、棕榈油等,多选用富含必需脂肪酸(亚油酸和α—亚麻酸)的植物油,如大豆油、优质菜籽油等。因此为幼儿烹调食物时,家长应控制食盐用量,还应少选含盐高的腌制食品和调味品,可选天然、新鲜香料(如葱、蒜、洋葱、柠檬、醋、香草等)和新鲜蔬果汁(如番茄汁、南瓜汁、菠菜汁等)进行调味。

(五) 限制屏幕前的时间,合理安排幼儿的运动和户外活动

25—36月龄幼儿每天应进行至少60分钟的体育活动,最好是户外游戏或运动,除睡觉外尽量避免让幼儿有连续超过1小时的静止状态,每天看电视、玩平板电脑的累计时间不超过2小时。建议家长每天结合日常生活鼓励幼儿多做锻炼(玩耍、散步、爬楼梯、收拾玩具等),适量做较高强度的运动和户外活动,减少静态活动。

第二节 幼儿一天膳食的分配

为培养幼儿良好的作息习惯,幼儿进餐时间应与家人一日三餐的进餐时间一致,并在两餐之间即早餐和午餐、午餐和晚餐之间,以及睡前额外增加一次喂养。

幼儿注意力持续时间比较短,一次进餐时间宜控制在20分钟以内。在进餐过程中,家长应激发幼儿进食的兴趣。由于进餐时看电视、玩玩具等会分散幼儿对进食和食物的兴趣,家长必须加以禁止。

一、13—24月龄幼儿一日膳食安排

13—24月龄幼儿应与家人一起进食一日三餐,并在早餐和午餐、午餐和晚餐之间,以及临睡前各安排一次点心。大致安排如下:

早上7点:母乳/配方奶,尝试家庭早餐。

早10点:母乳/配方奶,加水果或其他点心。

中午12点:各种辅食,鼓励幼儿尝试成人的饭菜,鼓励幼儿自己进食。

下午3点:母乳/配方奶,加水果或其他点心。

下午6点:各种辅食,鼓励幼儿尝试成人的饭菜,鼓励幼儿自己进食。

晚上 9 点：母乳或配方奶。

13—24 月龄幼儿喂养安排举例（以下样例来源于"优膳有方医院版"软件）

（一）样例一

表 5-4　13—24 月龄幼儿喂养安排样例一

餐次	带量食谱
早上 6 点	母乳或配方奶 200 毫升
早上 8 点	虾仁面（面条 20 克，海虾 10 克，油菜 30 克，黑木耳 20 克，柠檬汁、淀粉、香葱、盐适量）
早 10 点	苹果 1 个
中午 12 点	米饭（大米 30 克），红烧带鱼（带鱼 40 克，葱、姜、麻油、盐、冰糖、香葱盐适量），清炒水芹（水芹菜 70 克，植物油、葱、盐适量）
下午 3 点	母乳或配方奶 100 毫升，饼干 1 片
下午 6 点	二米饭（大米 15 克，小米 4 克），鸡块炖冬瓜（鸡 35 克，冬瓜 35 克，葱、姜、盐适量）
晚上 9 点	母乳或配方奶 200 毫升

制作方法：

虾仁面：①油菜择洗干净，放入沸水锅中焯烫后，捞出沥水，切丝备用；②黑木耳泡发后，放入沸水锅中焯烫后，捞出沥水，切丝备用；③虾去壳、取肉、去虾线，洗净后加柠檬汁、淀粉搅拌均匀，腌制 5 分钟后，放入沸水锅中焯烫变色捞出备用；④锅上火，水烧开，把面条放入煮熟后捞出放入碗中，加油菜、木耳、虾仁、鸡汤、香葱末、盐即可（见图 5-3）。

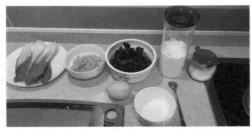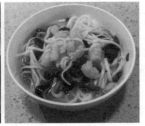

扫一扫，观看虾仁面的制作过程

▲ 图 5-3　虾仁面

米饭：大米洗净，放在电压力锅加 3 倍水蒸熟即可。

红烧带鱼：①带鱼宰杀洗净后切成段，加葱、姜、盐拌匀腌制 15 分钟备用；②电饼铛上、下盘抹油加热后，把带鱼摆放整齐，盖上盖子，煎熟后两面呈金黄色备用；③锅上火，油烧热后放入冰糖，翻炒成深褐色起泡时，加适量水、盐、香葱末、姜烧开后，放入带鱼炖熟后收汁即可。

清炒水芹：①水芹菜择洗干净，切段备用；②锅上火，油烧热，葱花炒香，放入水芹菜炒熟,加盐调味即可。

二米饭:大米和小米洗净,放在电压力锅加3倍水蒸熟即可。

鸡块炖冬瓜:①鸡洗净剁成块,放入冷水锅中大火烧开后,捞出洗净备用;②冬瓜洗净,去皮,切块备用;③把鸡块、冬瓜放入电压力锅中,加适量水、葱、姜、盐炖熟即可(见图5-4)。

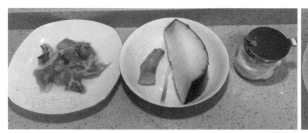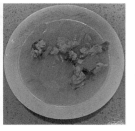

扫一扫,观看鸡块炖冬瓜的制作过程

▲ 图5-4 鸡块炖冬瓜

(二) 样例二

表5-5 13—24月龄幼儿喂养安排样例二

餐次	带量食谱
早上6点	母乳或配方奶200毫升
早上8点	大米粥(大米20克),炒鸡蛋(鸡蛋50克,植物油、盐、葱适量),蚝油西兰花(西兰花20克,植物油、蒜、蚝油适量)
早10点	猕猴桃1个
中午12点	米饭(大米30克),清蒸海虾(海虾40克,植物油、葱、姜、海鲜汁适量),百合南瓜(南瓜45克,鲜百合20克)
下午3点	母乳和配方奶100毫升,饼干1块
下午6点	虾肉小白菜香菇汤面条(婴幼儿面20克,海虾10克,小白菜30克,鲜香菇20克,植物油、柠檬汁、淀粉、盐、香葱适量)
晚上9点	母乳或配方奶200毫升

制作方法:

大米粥:大米洗净,放在电压力锅中加8倍水熬至浓稠时即可。

炒鸡蛋:①鸡蛋磕入碗中,加少许盐搅拌均匀备用;②锅上火,油烧热,放入葱花炒香,放入鸡蛋翻炒成熟即可。

蚝油西兰花:①西兰花去掉根部洗净,掰成小朵,放入沸水锅中焯烫后,捞出沥水备用;②锅上火,油烧热,放入蒜末、蚝油炒香,放入西兰花翻炒成熟即可(见图5-5)。

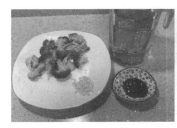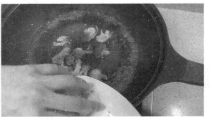

扫一扫,观看蚝油
西兰花的制作过程

▲ 图5-5　蚝油西兰花

清蒸虾仁:①虾洗净,加葱姜拌匀腌制 15 分钟备用;②锅上火,水烧开,大火蒸 5 分钟,把虾蒸熟后,取出备用;③取小碗,倒入海鲜汁蘸食即可。

百合南瓜:①南瓜洗净,去皮去瓤,切块备用;②鲜百合掰开,洗净备用;③南瓜加百合蒸熟即可。

虾肉小白菜香菇汤面条:①小白菜择洗干净,切丝备用;②鲜香菇择洗干净,放入沸水锅中焯烫后,捞出沥水,切丁备用;③虾去壳、取肉、去虾线,洗净后切丁,加柠檬汁、淀粉搅拌均匀,腌制 5 分钟后,放入沸水锅中焯烫变色捞出备用;④锅上火,鸡汤烧开,把面条放入煮熟后,加小白菜、香菇、虾仁煮熟后,撒香葱末、盐即可(见图 5-6)。

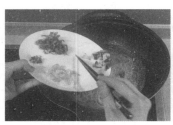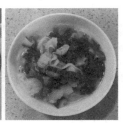

扫一扫,观看虾
肉小白菜香菇汤
面条的制作过程

▲ 图5-6　虾肉小白菜香菇汤面条

(三)样例三

表5-6　13—24 月龄幼儿喂养安排样例三

餐次	带量食谱
早上7点	猪肉小白菜粥(大米 20 克,猪瘦肉 10 克,小白菜 50 克,盐、鸡汤、香油适量)
早10点	母乳或配方奶 150 毫升,橘子 1 个
中午12点	二米饭(大米 25 克,小米 5 克),猪肉炒油麦菜木耳(猪瘦肉 35 克,油麦菜 20 克,黑木耳 15 克,植物油、葱、姜、盐适量)
下午3点	母乳或配方奶 150 毫升,饼干 1 片
下午6点	米饭(米 20 克),猪肉炒豌豆彩椒(猪瘦肉 35 克,鲜豌豆 20 克,彩椒 15 克,植物油、葱、姜、盐适量)
晚上9点	母乳或配方奶 200 毫升

制作方法：

猪肉小白菜粥：①猪瘦肉洗净，切成丁，放入沸水锅中焯烫后，捞出沥水备用；②小白菜择洗干净，放入沸水锅中焯烫后，捞出沥水，切碎备用；③锅上火，油烧热，放入葱花炒香，再放入猪肉翻炒，加入小白菜炒熟备用；④米洗净放入电饭锅中加7倍水和1倍鸡汤熬至浓稠时，放入炒好的肉丁和小白菜稍煮，加盐和香油搅拌均匀即可（见图5-7）。

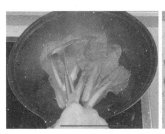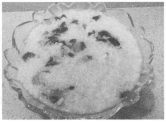

扫一扫，观看猪肉小白菜粥的制作过程

▲ 图5-7　猪肉小白菜粥

二米饭：大米和小米洗净，放在电压力锅加3倍水蒸熟即可。

猪肉炒油麦菜木耳：①猪瘦肉洗净，切片备用；②油麦菜择洗干净，放入沸水锅中焯烫后，捞出沥水，切段备用；③黑木耳泡发洗净，撕成片，放入沸水锅中焯水，沥干水分备用；④锅上火，油烧热，加葱姜末炒香，放入肉片炒成熟后，加油麦菜和木耳翻炒成熟。

猪肉炒豌豆彩椒：①猪瘦肉洗净，切丁备用；②豌豆去夹取豆洗净，放入沸水锅中焯水，沥干水分备用；③彩椒择洗干净，去籽，切丁备用；④锅上火，油烧热，加葱姜末炒香，放入肉片炒成熟后，加豌豆和彩椒翻炒成熟后，加生抽调味即可（见图5-8）。

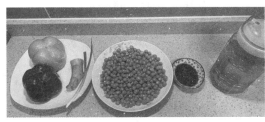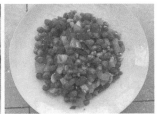

扫一扫，观看猪肉炒豌豆彩椒的制作过程

▲ 图5-8　猪肉炒豌豆彩椒

三个样例的能量和营养素分析，详见表5-7。

表5-7　13—24月龄幼儿的日配餐能量和营养素分析

能量和营养素	样例一	样例二	样例三
能量（千卡）	820.65	854.55	822.33
蛋白质（克）	31.64	34.05	34.20
脂肪（克）	32.13	28.34	28.04

能量和营养素	样例一	样例二	样例三
碳水化合物（克）	104.54	120.47	112.12
维生素 A（微克）	376.35	524.03	428.43
维生素 B1（毫克）	0.49	0.52	0.97
维生素 B2（毫克）	0.98	0.94	0.84
维生素 C（毫克）	65.45	92.80	105.18
钙（毫克）	684.26	569.45	482.18
铁（毫克）	14.66	9.99	11.33
锌（毫克）	5.9	5.89	7.08

案例分析

为何莹莹的体重没怎么长

莹莹，15 月龄，女孩，牙齿 8 颗，身高 78 厘米（处同龄儿身高第 50—75 百分位），体重 9.3 千克（处同龄儿体重第 25—50 百分位），既往体健。妈妈描述莹莹 1 岁前身高体重为中等偏上，长得很好，感觉近 1 个多月体重没怎么长。莹莹平时辅食主荤素都有，每天共吃 2 餐（中餐和晚餐），就是吃的量少，加在一起每顿只吃小半碗，偶尔能吃大半碗；莹莹非常喜欢喝配方奶，每天要喝 900 毫升配方奶；平时加餐会吃少量的饼干、水果。妈妈很担心莹莹的体重问题。请思考：莹莹的体重近 1 个多月增长欠佳的原因可能是什么？应该怎样合理的安排莹莹一日膳食的种类和量？

分析： 这个案例中的莹莹，近 1 个多月体重增长欠佳的原因很可能是因为饮食搭配不合理造成的。1 岁以上的幼儿应以固体食物为主，奶为辅，因为液体食物（奶）的能量密度低于固体食物的能量密度。如果膳食搭配不合理会造成能量不能满足其生长发育所需，导致体重增加不良，为此，莹莹妈妈需要调整莹莹一日膳食的搭配，增加固体食物的摄入，减少奶量摄入。

二、25—36 月龄幼儿一日膳食安排

25—36 月龄幼儿每天应安排早、中、晚三次正餐，在此基础上至少要有两次加餐。加餐一般分别安排在上、下午各一次，如果晚餐时间比较早时，可在睡前 2 小时再安排一次加餐。加餐应以奶类、水果为主，配以少量松软面点。晚间加餐不宜安排甜食，以预防龋齿。

幼儿膳食注意事项：两次正餐之间应间隔 4—5 小时，加餐与正餐之间应间隔 1.5—2 小时；加餐分量宜少，以免影响正餐进食量；根据季节和饮食习惯更换和搭配食谱。

25—36 月龄幼儿喂养安排举例(以下样例来源于"优膳有方医院版"软件)

(一) 样例一

表 5-8　25—36 月龄幼儿喂养安排样例一

餐次	带 量 食 谱
早上 7 点	猪瘦肉芥蓝粥(大米 25 克,猪瘦肉 15 克,芥蓝 65 克,植物油、盐、麻油、香葱适量)
早 10 点	牛奶或配方奶 200 毫升,香蕉 1 个
中午 12 点	紫米蒸饭(大米 30 克,紫米 10 克),烤猪里脊(猪里脊 40 克,葱、姜、烧烤酱适量);清炒西兰花(西兰花 85 克,植物油、葱、盐适量)
下午 3 点	酸奶 100 克
下午 6 点	玉米蒸饭(大米 20 克,玉米 5 克);胡萝卜苦瓜炒鸡蛋(鸡蛋 50 克,胡萝卜 30 克,苦瓜 20 克,植物油、葱、盐适量)
晚上 9 点	牛奶或配方奶 200 毫升

制作方法:

猪瘦肉芥蓝粥:①猪瘦肉洗净,切丁,加淀粉拌匀备用;②芥蓝择洗干净,放入沸水锅中焯烫后,捞出沥水,切碎备用;④大米浸泡 4 小时后,捞出沥干,加植物油拌匀后放入砂锅中加 8 倍水熬至浓稠时,放入肉、芥蓝,煮熟后,加少许盐、麻油、香葱调味即可。

紫米蒸饭:①紫米洗净后,放在容器中浸泡 4 小时以上备用;②大米洗净和紫米放入电压力锅中,加 3 倍水蒸熟即可。

烤猪里脊:猪里脊洗净切成厚片,加葱、姜、烧烤酱抹均匀,用锡纸包上腌制 15 分钟后,放入烤箱中烤熟即可。

清炒西兰花:①西兰花去掉根部洗净,掰成小朵,放入沸水锅中焯烫后,捞出沥水备用;②锅上火,油烧热,葱花炒香,放入西兰花翻炒成熟后,加盐调味即可。

玉米蒸饭:①玉米粒洗净备用;②大米洗净和玉米放入电压力锅中,加 3 倍水蒸熟即可。

胡萝卜苦瓜炒鸡蛋:①胡萝卜洗净,去皮,切丝备用;②苦瓜择洗干净,切丝备用;③鸡蛋磕入碗中,搅拌均匀备用;④锅上火,油烧热,葱花炒香,放入鸡蛋翻炒成熟捞出备用;⑤锅上火,油烧热,葱花炒香,放入胡萝卜、苦瓜翻炒成熟后,再加入鸡蛋、盐炒匀即可。

(二) 样例二

表 5-9　25—36 月龄幼儿喂养安排样例二

餐次	带 量 食 谱
早上 7 点	大米粥(大米 25 克),彩椒口蘑炒鸡蛋(鸡蛋 30 克,口蘑 20 克,彩椒 10 克,植物油、葱、盐适量)
早 10 点	牛奶或配方奶 200 毫升,橘子 1 个

餐次	带量食谱
中午12点	二米饭(大米30克,小米10克),清炖狮子头(猪瘦肉40克,荸荠5克,油菜5克,葱姜水、鸡蛋清、淀粉、盐适量),刀豆洋山芋(刀豆70克,土豆30克,植物油、葱、姜、盐适量)
下午3点	饼干2片
下午6点	竹笋鸡汤面(面条25克,竹笋25克,葱、姜、香葱、盐适量),蛋饺(鸡蛋10克,猪肉馅20克,盐、葱姜水、鸡蛋清、淀粉、植物油适量)
晚上9点	牛奶或配方奶200毫升

制作方法:

彩椒口蘑炒鸡蛋:①口蘑择洗干净,切片备用;②彩椒洗净,去籽,切片备用;③鸡蛋磕入碗中,搅拌均匀,炒熟备用;④锅上火,油烧热,放入葱花炒香,放入口蘑、彩椒炒熟,再加入鸡蛋翻炒均匀,放入盐调味即可。

清炖狮子头:①荸荠洗净,去皮,切粒备用;②油菜择洗干净,切片备用;③猪肉馅加葱姜水、蛋清、淀粉和荸荠一起放入搅拌机中搅拌上劲儿备用;④锅上火,水烧温时,把肉馅揉成丸子逐个下入,炖熟后放入油菜,烧开后加盐调味备用(见图5-9)。

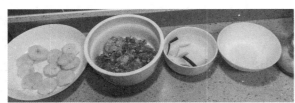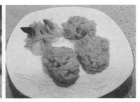

扫一扫,观看清炖狮子头的制作过程

▲ 图5-9　清炖狮子头

刀豆洋山芋:①刀豆择洗干净后,切段备用;②土豆洗净,去皮,切条备用;③锅上火,油烧热,葱姜末炒香后,放入刀豆、土豆、老抽一起翻炒后,加适量水焖煮成熟即可。

竹笋鸡汤面:①竹笋洗净,去皮,切片备用,放入沸水锅中焯烫后,捞出沥水备用;②锅上火,将鲜鸡汤烧开,把笋片、面条放入煮熟后捞出放入碗中,加香葱末、盐即可。

蛋饺:①猪肉馅加盐、葱姜水、鸡蛋清、淀粉放入搅拌机中搅拌上劲儿备用;②鸡蛋磕入碗中搅拌均匀备用;③勺子抹油烧热,加蛋液均匀旋转成型后,把肉馅放在中间,两边一合做成饺子的形状,逐个做完备用;④把蛋饺放入沸水锅中蒸熟即可。

（三）样例三

表 5-10　25—36 月龄幼儿喂养安排样例三

餐次	带量食谱
早上 7 点	红豆薏米粥（大米 20 克，薏米 5 克，红豆 5 克），毛豆木耳炒鸡丁（鸡胸脯肉 20 克，毛豆 35 克，黑木耳 25 克，植物油、葱、姜、盐适量）
早 10 点	牛奶或配方奶 200 毫升，猕猴桃 1 个
中午 12 点	米饭（大米 40 克），清炒苋菜（苋菜 40 克，植物油、葱、姜、盐适量），黄瓜鸡蛋汤（鸡蛋 50 克，黄瓜 50 克，盐、香油适量）
下午 3 点	蒸山芋 1 个
下午 6 点	二米饭（大米 20 克，小米 5 克），青椒炒鳝丝（黄鳝 35 克，甜椒 35 克，植物油、葱、姜、生抽、香油、淀粉、柠檬、蒜适量）
晚上 9 点	牛奶或配方奶 200 毫升

制作方法：

红豆薏米粥：①薏米洗净，放在容器中浸泡 4 个小时左右备用；②红豆洗净，放在容器中浸泡 4 个小时左右备用；③大米洗净和薏米、红豆放入电压力锅中加 8 倍水熬至浓稠时即可。

毛豆木耳炒鸡丁：①鸡胸脯肉洗净，切丁备用；②毛豆去夹、取豆、洗净，放入沸水锅中焯水，沥干水分备用；③黑木耳泡发洗净，撕成片，放入沸水锅中焯水，沥干水分备用；④锅上火，油烧热，加葱姜末炒香，放入鸡肉炒至成熟后，加毛豆、木耳一起翻炒成熟后，加入生抽调味即可。

清炒苋菜：①苋菜去根择洗干净，放入沸水锅中焯水，沥干水分，切段备用；②锅上火，油烧热，下入葱姜末炒香，再放入苋菜翻炒成熟，再加入盐炒匀即可。

黄瓜鸡蛋汤：①黄瓜洗净，切片备用；②鸡蛋磕入碗中，打散备用；③锅上火，水烧开，放入黄瓜，倒入鸡蛋液煮熟后，加盐、香油调味即可（见图 5-10）。

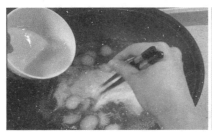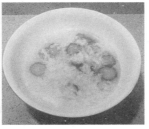

扫一扫，观看黄瓜鸡蛋汤的制作过程

▲ 图 5-10　黄瓜鸡蛋汤

青椒炒鳝丝：①鳝鱼宰杀洗净后，加柠檬汁、淀粉搅拌均匀，腌制 5 分钟放入沸水锅中焯烫,捞出切成鳝丝备用;②甜椒洗净,去籽,切丝备用;③锅上火,油烧热,放入葱姜蒜炒香,放入鳝鱼丝炒散,把甜椒丝倒入翻炒,放生抽和盐炒熟,用水淀粉勾芡即可。

三个样例的能量和营养素分析,详见表5-11。

表5-11 25—36月龄幼儿的日配餐能量和营养素分析

能量和营养素	样例一	样例二	样例三
能量(千卡)	1 017.55	1 031.55	1 060.73
蛋白质(克)	39.68	39.32	42.718
脂肪(克)	40.26	38.70	38.49
碳水化合物(克)	132.96	136.47	140.27
维生素 A(微克)	529.55	435.16	506.79
维生素 B1(毫克)	0.83	0.94	0.67
维生素 B2(毫克)	1.12	1.02	1.32
维生素 C(毫克)	143.23	83.60	135.13
钙(毫克)	566.75	480.65	592.07
铁(毫克)	10.91	12.96	15.66
锌(毫克)	7.35	7.64	7.31

案例
分析

为什么强强的身高偏小、体重偏轻

强强,28月龄,男孩,牙齿16颗,身高90厘米(处同龄幼儿第25—50百分位),体重11.4千克(处同龄幼儿第10—25百分位),既往体检妈妈描述强强比同龄宝宝瘦小,不好好吃饭,吃饭时单独进食,多数由家长喂着吃,但是吃不了几口就跑着玩去了,经常追着喂、跑着喂,边看电视边喂饭的时候能稍微吃多几口,吃饭时间也不太固定,总怕孩子没吃饱觉得能喂就喂一些;挑食偏食,喜欢吃甜食、零食,喜欢喝饮料和果汁,奶量每天约250毫升,不喜欢吃蔬菜,各种蔬菜几乎都不怎么吃,吃到菜都会用嘴巴吐出来。请思考:强强的身高偏小、体重偏轻的原因可能是什么? 应该怎样合理安排该宝宝的一天膳食的种类和量?

分析: 案例中的强强,身高体重均落后于同龄水平,其偏小、偏轻的原因很可能与平时的不良饮食行为习惯有关。这个年龄段的幼儿应该具有较好的自主进食的能力,能规律就餐、专注进食,不能边吃边玩、边吃边看。为此,家长应采用顺应喂养模式,不强迫进食,不随便加餐给零食,及时调整一天膳食的搭配和量,搭配膳食要合理并且营养均衡,减少饮料的摄入,适当增加奶制品的摄入至400毫升。

第三节　喂养常见问题

幼儿喂养常见问题多为家长喂养行为不当所致,而这些喂养问题往往会影响到幼儿的生长发育和身体健康,所以,幼儿的喂养指导需建立在科学的喂养基础之上进行,以避免发生以下常见喂养问题。

一、高糖、高盐的加工食品摄入

母乳的钠含量可以满足 6 月龄内婴儿的需要,配方奶的钠含量高于母乳。1—3 岁的幼儿开始少量尝试家庭食物,钠的摄入量将明显增加。幼儿的肾脏、肝脏等各种器官还未发育成熟,过量摄入钠可能会增加肾脏负担。有研究观察到,出生早期配方奶喂养婴儿的肾脏稍大于母乳喂养婴儿,推测这可能与配方奶婴儿钠摄入多、肾负荷过高有关。国外研究提示,1 岁以上幼儿钠的来源主要是购买的商品化食品,如加工的肉制品、方便食品等。研究表明,婴幼儿期过量摄入钠与成人后的高血压、心脏病等密切相关。当成人钠的摄入量下降到每天 2 000 毫克以下时,降低血压的效应更明显。因而,目前中国营养学会推荐,成人每天钠的摄入量应不超过 2 000 毫克(相当于 5 克食盐),幼儿的钠摄入量应不超过 350—700 毫克/天,相当于 0.9—1.8 克盐。而食物中额外添加的糖,除了增加能量外,不含任何营养素,被称为"空白能量"。这些糖的过量摄入不仅会增加幼儿龋齿的风险,而且也会增加幼儿额外的能量摄入,增加儿童期、成年期肥胖的风险,并相应增加 2 型糖尿病、心血管疾病的风险。

拓展阅读

如何识别加工食品

经过加工后的食品,其中的钠含量大大提高,而且大多额外添加糖。如新鲜番茄几乎不含钠,100 毫升市售无添加番茄汁含钠 20 毫克,而 10 克番茄沙司含钠高达 115 毫克,并已加入玉米糖浆、白砂糖等。100 克新鲜猪肉含钠 70 毫克,而市售 100 克香肠中含钠量超过 2500 毫克。即使是婴儿肉松、肉酥等加工肉制品,100 克含钠量仍高达 1100 毫克。

学会查看食品标签,可识别高糖、高盐的加工食品。按照我国的食品标签的相关规定,食品标签上需要标示每 100 克食物中的能量及各种营养素的含量,并标示其占全天营养素参考值百分比(NRV%)。如钠的 NRV% 比较高,特别是远高于能量 NRV% 时,说明这种食物钠含量较高,最好少吃或避免食用。从食品标签上的配料表上则可查到额外添加的糖,要注意的是,额外添加的糖除了标示为白砂糖外,还有其他各种名称,如麦芽糖、果葡糖浆、浓缩果汁、葡萄糖、蜂蜜等。

乐乐为什么胖了

乐乐,30月龄,男孩,体重18.2千克(大于同龄幼儿第99百分位),身高98厘米(同龄幼儿第75—90百分位),肥胖。妈妈描述乐乐特别喜欢吃大人的饭菜,尤其喜欢用炒菜的汤拌饭吃,食欲非常好,有汤拌饭时哪怕没有菜也可以吃2小碗米饭。乐乐很喜欢吃甜食,1岁前吃米粉,喜欢吃拌了香蕉泥的米粉,1岁后开始喜欢吃拌了肉松和炒菜汤的米饭。妈妈觉得这样乐乐可以吃得多一点。请思考:乐乐肥胖的原因可能是什么?应该如何调整饮食?

分析： 案例中的乐乐,可以说是一个"重口味"的小朋友,炒菜汤里面含有过多的盐、油及调味品,吃汤拌饭在增加幼儿胃口的同时,也导致了营养摄入的不均衡与不合理等问题,造成了幼儿的肥胖和营养问题。

二、饮料摄入

儿童生长偏离与果汁摄入过多有关,儿童体重增加和肥胖也与过量饮用高能量饮料有关。果汁、水果饮料和软饮料已经成为消费量越来越多的饮料,据一项调查显示,1977—2001年间2—18岁儿童软饮料的摄入量增加了2倍多,含糖饮料是导致该年龄段儿童热量摄取增多的主要原因之一,其中,40%的幼儿饮用水果饮料,11%饮用碳酸饮料,其使用量已经部分取代了膳食中的牛奶的使用量,而这也与幼儿钙的摄入量减少密切相关。

幼儿应该多喝什么

关于果汁的摄入,美国儿科协会推荐:1—6岁幼儿果汁的摄入应该每天限制在4—6盎司;应该鼓励幼儿进食全水果来满足每日推荐水果量要求;幼儿不应该进食未经高温消毒的果汁。健康保健专家应该通过评估幼儿是否存在营养过剩或者营养不良、慢性腹泻、腹胀、腹部疼痛以及是否龋齿等情况决定幼儿摄入果汁的量;并应该向幼儿父母宣传果汁和水果饮料两者间的区别。

父母还应该监管幼儿摄入加糖饮料的情况。对于慢性腹泻或者体重增加过多的幼儿,询问包括果汁和软饮料摄入量在内的饮食病史具有重要意义。除了限制果汁的摄入量,同时应该鼓励父母常常给幼儿提供无任何添加成分的白开水,尤其是幼儿在外进食需要提供液体补充水分时。

三、幼儿挑食、偏食

幼儿期是培养良好饮食行为和习惯的关键阶段,而幼儿挑食、偏食是最常见的不良饮食习惯。新生儿生后不久就可观察其到对甜味的偏好,而幼儿也易对高能量食物形成特殊嗜好。母亲膳食来源的芳香族化合物可以渗入羊水和母乳,而后显著影响新生儿和婴儿味觉偏好以及对食物的接受度。目前的研究认为,这些早期喂养经历是幼儿后期食物选择偏好建立的基础,并且可能会对其终身饮食习惯具有长远作用。对某些食物的接受(如蔬菜)并不是即刻可得的,有时幼儿可能要经过 10—14 次的尝试之后才有可能接受这些食物。

拓展
阅读

幼儿对新食物的探索

据研究得知,约 25% 的母亲仅尝试 1—2 次某种食物就判断幼儿是否喜欢该类食物,而约 50% 的母亲仅尝试 3—5 次某种食物就做出判断。可见,很多父母并不知道幼儿需要长期反复尝试才能接受食物是一个符合其发育特点的正常过程,幼儿触摸、闻嗅以及把玩新食物(如把食物放进嘴巴后又吐出)都是探索食物的正常行为。这些行为有利于幼儿对食物的接受,经过反复尝试后幼儿最终会愿意进食和吞咽这些食物。比如,通过给幼儿每次提供少量新的或者之前不喜欢吃的蔬菜,可逐渐改善其接受度。但是,强迫进食可能会导致幼儿对食物的反感,非强迫性的进食则会促进幼儿对食物的接受,非强迫性的进食方式,包括:建立积极进餐模式、适当鼓励幼儿尝试新食物、提供适当象征性奖励(如贴纸)、朗读与食物有关的故事等。

幼儿对食物的喜好会处于一个波动状态,发育期儿童食物接受度的改变是一个正常的现象,并且大多数儿童仅仅持续一个相对较短的时间(少于 2 年)。由于自主性的萌发,幼儿对食物可能会表现出不同的喜好,出现一时性偏食和挑食,此时需要家长适时、正确地加以引导和纠正,以免形成挑食、偏食的不良习惯。家长自身良好的饮食行为对幼儿具有好榜样的作用,能有效帮助幼儿从小养成不挑食、偏食的良好习惯。家长还应鼓励幼儿选择多种食物,并引导其多选择健康食物。对于幼儿不喜欢吃的食物,家长可通过变更烹调方法或盛放容器(如将蔬菜切碎,将瘦肉剁碎,将多种食物制作成包子或饺子等),也可采用重复小份量供应,鼓励幼儿尝试并及时给予表扬,切不可强迫喂食。

四、零食的选择

由于幼儿胃容量较小并且食欲时常波动,因此,绝大部分幼儿需要每天进食 4—6 次以保持良好营养状态。零食是 1—3 岁幼儿营养的补充,是幼儿饮食中的重要内容,零食应尽可能与加餐相结合,以不影响正餐为宜(见表 5 - 12)。

表 5 - 12　推荐和限制的零食

推　荐	限　制
新鲜水果、蔬菜	果脯、果汁、干果、水果罐头
乳制品(液态奶、酸奶、奶酪等)	乳饮料、冷冻甜品类食物(冰淇淋、雪糕等)、奶油、含糖饮料(碳酸饮料、果汁饮料等)
馒头、面包	膨化食品(薯片、爆米花、虾条等)、油炸食品(油条、麻花、油炸土豆等)、含人造奶油甜点

推　荐	限　制
鲜肉鱼制品	咸鱼、香肠、腊肉、鱼肉罐头等
鸡蛋（煮鸡蛋、蒸蛋羹）	——
豆质品（豆腐干、豆浆）	烧烤类食品
坚果类（磨碎食用）	高盐坚果、糖浸坚果

零食选择应注意以下几方面：选择新鲜、天然、易消化的食物，如奶制品、水果、蔬菜、坚果和豆类食物；少选油炸食品和膨化食品；安排在两次正餐之间，量不宜多，睡觉前30分钟不要吃零食。此外，还需要注意在幼儿吃零食前要洗手，吃完后要漱口。

零食应避免选择整粒的豆类、坚果类食物，以免幼儿呛入气管发生意外，建议将坚果和豆类食物磨成粉或打成糊食用。对年龄较大的幼儿，家长可引导其认识食物营养标签，学会辨识食品营养生产日期和保质期等信息。

五、喂养与口腔卫生

龋齿是牙体硬组织在细菌为主的多种因素作用下发生的一种慢性进行性破坏的疾病。儿童龋齿的发病率在2—11岁的儿童中高达到42％，而早发性儿童龋齿的发病率在2—5岁的儿童中显著增加，早发性儿童龋齿通常最先侵犯上颌前牙区，乳磨牙次之，下颌牙区则由于舌头的保护作用很少被累及。患有早发性龋齿的儿童不论是在乳牙还是恒牙时期，患龋齿的风险都非常高。

拓展阅读

如何有效保持口腔卫生

龋齿与儿童爱吃甜食、不适当地使用奶瓶和吸管杯喝甜味饮品有关。埃里克森（Erickson）进行的一项研究显示了各种饮料的牙质腐败坏潜能（见表5-13），家长们应当避免让儿童持续地从奶瓶或者吸管杯里喝配方奶和甜味饮品，并且规定只有在用餐及吃零食时才能饮用这类饮品，同时应该警惕儿童进食后不刷牙或者用牙线清理口腔的情况。

表5-13　各种饮料的牙质腐败坏潜能

内容	来源	相对的牙质腐坏潜能
水与蔗糖饮料	水	0.00
	10％蔗糖饮料	1.00
母乳	纯母乳	0.01
	含10％蔗糖溶液的母乳	1.30

内容	来源	相对的牙质腐坏潜能
配方奶	标准牛奶	0.51—0.62
	深度水解配方奶	0.01
其他饮料	乳酸饮料	0.32
	苹果汁	0.80
	橘汁	0.85
	葡萄汁	0.74
	复合果汁饮料(10%果汁)	0.93
	软饮料(苏打水或者碳酸饮料)	1.05

美国儿童牙科协会提出,一旦第一颗乳牙萌芽,应将母乳喂养限制在正常进餐的时间,而不是想吃就吃,特别是睡觉时。由于婴幼儿睡眠时唾液分泌的减少,包括配方奶、母乳、果汁等其他食物所携带的糖类的清除速率大大减少,这会使得这些食物具有充分的时间发挥它们导致龋齿的作用。

预防幼儿龋齿应做好个人及家庭预防,具体包括:幼儿期前就应断离夜奶,减少夜间进食影响口腔卫生;坚持刷牙,养成正确刷牙的好习惯;控制含糖高食品的摄入量,尤其是精致含蔗糖食品,切断致龋环节;注意平衡饮食,注意饮食中摄入丰富的钙、磷等矿物质,B族维生素,维生素 A、维生素 D 等,提高抗龋齿能力。

儿童刷牙的小知识

儿童从出生开始即需要家长帮助其清洁口腔,这个阶段建议用纱布沾水进行清洁;长出第一颗牙后父母就该开始给他们刷牙。儿童刷牙建议采用圆弧法,刷牙时间不必强求 3 分钟,一般 1—2 分钟即可;5 岁以下儿童需由父母帮助刷牙。儿童牙刷的刷毛应为偏软质,刷头经过磨圆处理;一般刷毛长度不应超过 4 个下前牙的宽度之和;开始刷牙即建议用含氟牙膏,3 岁以前儿童每次牙膏的量为米粒大小。

洋洋为何患龋齿了

洋洋,33 个月,女孩,生长发育正常水平,牙齿 20 颗,龋齿 6 颗。妈妈描述洋洋大概在每天晚上 1:30 分左右喝一顿 250 毫升的夜奶,喝完继续睡觉,平时也不太注意口腔卫生,家长认为乳牙龋齿没关系,以后换了恒牙就没有龋齿了。请思考:洋洋患龋齿的原因是什么?

分析: 案例中的洋洋有 6 颗龋齿,这与平时不注意口腔卫生有很大关系,6

个月以上的宝宝就应该逐渐断离夜奶,而洋洋一直有一顿夜奶,并且不注意口腔卫生。龋齿除了影响婴幼儿的睡眠以外,也会对身体健康产生不良影响。有些家长认为乳牙龋齿不会影响到恒牙,这种观点是不正确的,当乳牙龋齿伤及牙根部时,也会影响到恒牙。所以,家长要从小培养幼儿良好的饮食、睡眠和口腔卫生的好习惯。

第四节 食物安全

幼儿食物制作应注意选择安全、优质、新鲜的食材;制作过程始终保持清洁卫生,生熟分开;不吃剩饭,妥善保存和处理剩余食物;饭前洗手,进食时应有成人看护,并注意进食环境安全。

一、保持家庭自制幼儿辅食的安全与卫生

家庭自制幼儿辅食时,父母应选择新鲜、优质、安全的原材料。父母在辅食制作过程中必须注意清洁、卫生,如制作前洗手、保证制作场所及厨房用品的清洁。必须注意生熟分开,以免交叉污染。按照需要制作辅食,做好的辅食应及时食用,未吃完的辅食应丢弃。多余的原料或制成的半成品,应及时放入冰箱冷藏或冷冻保存。

家庭中自制幼儿辅食时要做到以下几点:准备辅食所需要的案板、锅铲、碗勺等炊具均应清洗干净;选择优质的原材料,应尽可能新鲜,并仔细选择和清洗;避免油炸、烧烤等烹饪方法,减少营养素的流失;单独制作或在家庭烹饪食物投放调味品之前,选出部分适合幼儿的食物;现做现吃,没有吃完的辅食不宜再次喂给幼儿。

二、预防进食意外的发生

避免因进食意外而导致幼儿窒息是父母和照料者应当十分关注的内容。有资料显示,在美国,69％与进食有关的窒息以及79％致死性窒息发生在3岁以下的儿童。牙列不完整、气道直径过小、吞咽协调能力不成熟以及进食期间的剧烈活动(例如跑动)都使儿童容易发生窒息。体积小、圆柱状以及坚硬、有弹性、光滑和酥脆的食物最易引起窒息,儿童窒息高风险食物包括热狗、硬糖、花生/坚果、整颗葡萄、生胡萝卜、苹果、爆米花、大块花生酱、果汁软糖、口香糖以及香肠等。窒息的高危年龄是5岁之前。进食时期危险行为主要有进食时走路或者跑、食物在口腔时大笑或者谈话、进食过快等。

预防进食意外的发生,主要包括选择合适的食物、适当的食物加工方法以及全程监护幼儿进食。幼儿食物选择应该与其进食技能发育特点相适应,开始应该给予软、糊、片状食物,13—18个月后逐渐给予餐桌食物。避免幼儿进食引起窒息和伤害的食物,如圆形糖果和水果、坚果、果冻、爆米花、口香糖,以及带骨刺的鱼和肉等。鱼刺等卡在喉咙是最常见的进食意外。那些软、圆形食物,比如热狗、葡萄和奶酪等,必须切成小片状避免整块进食。当幼儿

开始尝试家庭食物时,由大块食物哽噎而导致的意外会有所增加,如整粒花生、腰果等坚果,幼儿无法咬碎且容易呛入气管,禁止食用;果冻等胶状食物不慎吸入气管后,不易取出,也不适合2岁以下幼儿食用。

如果幼儿在进食时随意走动,易引起碰伤、烫伤,为保证进食安全,在幼儿进食时父母应固定位置,必须有成人的看护,并注意进食场所的安全。父母应该对幼儿进食全程监护,而幼儿应在餐椅上进食。进餐环境不能分散幼儿注意力,应避免电视、吵闹的音乐以及进餐时的各种活动。幼儿不应在汽车内进食,因为在汽车行驶中若发生幼儿窒息时监护人很难提供帮助和抢救。此外,牙科麻醉药以及镇痛药可能具有麻醉咽喉壁的作用,父母应严密监护使用过类似药物的幼儿进食期间的安全性。

如何避免进食意外的发生

2017年新蓝网的一篇报道中描述,一名2岁幼儿被紧急送到浙江大学医学院附属儿童医院,检查结果发现该幼儿左肺功能已经完全消失,处于窒息状态,罪魁祸首就是一粒卡在声门上的小小花生米。该患儿经过40分钟的抢救才转危为安。请思考:如何避免进食意外的发生?

分析: 类似这样的报道并不少见,也有很多幼儿因此失去了宝贵的生命,3岁以下的幼儿是因进食意外导致窒息的高危人群,应给予高度重视,预防进食意外伤害的发生。

(案例来源:http://n.cztv.com/news/12739889.html)

三、保证食物安全

保证食物安全最基本的做法是将食物煮熟。食物经过高温烧煮后,绝大多数的病原微生物均可被杀灭。但煮熟后的食物仍有再次被污染的可能,因此,准备好的食物应尽快食用。生吃的水果和蔬菜必须用清洁水彻底洗净,给予幼儿食用的水果和蔬菜应去掉外皮及内核和籽。家庭自制辅食可以保证食物新鲜,不添加盐、糖等调味品,味道也更偏向于家庭化,家长应学习烹制幼儿食物,保证幼儿的安全和营养。

如何保证幼儿食品安全

世界卫生组织推荐食品安全五大要点:保持清洁、生熟分开、做熟、保持食物的安全温度、使用安全的水和原材料。研究表明,添加辅食后,幼儿腹泻的风险会大大增加,而辅食受到微生物污染是导致幼儿腹泻的重要原因。一些简单的防范措施,如将食物充分煮熟、食物冷藏保存、不能冷藏时在2小时内吃完等措施,可预防食物被污染并减少幼儿腹泻的发生。另外,洗手对减少食源性感染也非常重要。还有需要注意的是,奶瓶比杯子更容易受污染,父母应尽早鼓励幼儿尝试用杯子喝奶喝水。

1. 幼儿期进食特点具体有哪些？

2. 《中国居民膳食指南(2016)》关于 13—24 月龄幼儿的膳食推荐中,谷物类、蔬菜、水果、鸡蛋、肉禽鱼、奶类、油及盐的推荐量分别是多少?

3. 13—24 月龄幼儿辅食可以添加调味品吗? 为什么?

4. 《中国居民膳食指南(2016)》关于 25—36 月龄幼儿的膳食推荐中,谷类、薯类、蔬菜、水果、肉禽鱼类、鸡蛋、大豆、奶类、油及盐的推荐量分别是多少?

5. 幼儿喂养应采用顺应喂养模式,如何进行顺应喂养?

6. 如何预防幼儿进食意外的发生?

推荐资源

1. 中国营养学会. 中国居民膳食指南(2016)[M]. 北京：人民卫生出版社,2016.

2. 黎海芪. 实用儿童保健学[M]. 北京：人民卫生出版社,2016.

3. 陈荣华,赵正言,刘湘云. 儿童保健学[M]. 南京：江苏凤凰科学技术出版社,2017.

4. Ronald E. Kleinman. 儿童营养学（第七版）[M]. 申昆玲,译. 北京：人民军医出版社,2015.

5. World Health Organization（WHO）. Five keys to safer food manual [J]. Food Safety,2006(49).

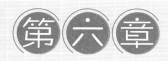

第六章

婴幼儿常见营养性疾病

学习目标

1. 了解婴幼儿常见营养性疾病的病因。
2. 掌握婴幼儿常见营养性疾病的表现。
3. 熟悉婴幼儿常见营养性疾病的治疗方法和预防措施。

内容脉络

婴幼儿常见营养性疾病

蛋白质—热量营养不良
◇ 病因
◇ 临床表现
◇ 实验室检查
◇ 诊断
◇ 治疗
◇ 预防

肥胖和超重
◇ 病因
◇ 临床表现
◇ 实验室检查
◇ 诊断
◇ 治疗
◇ 预防

缺铁和缺铁性贫血
◇ 铁缺乏
◇ 缺铁性贫血

维生素 D 缺乏性佝偻病
◇ 病因
◇ 临床表现
◇ 诊断
◇ 治疗
◇ 预防

维生素 A 缺乏症
◇ 病因
◇ 临床表现
◇ 诊断
◇ 治疗
◇ 预防

食物过敏
◇ 病因
◇ 临床表现
◇ 诊断
◇ 治疗
◇ 预防

乳糖不耐受
◇ 病因及类型
◇ 临床表现
◇ 诊断
◇ 治疗

【案例导入】

··

　　因为妈妈出国学习,奶奶带着阳阳回老家生活了 3 个月。妈妈回国后接阳阳回家,发现 3 个月过去了,2 岁的阳阳体重和身高都没有增加,胃口也没有以前好,原来爱吃的肉、蛋现在都推开不要吃,每次吃饭就要拌些咸菜吃。晚上给阳阳讲睡前故事,阳阳不愿听,显得烦躁不安,难以入睡。出去参加小朋友聚会,阳阳不太爱和其他小朋友一起玩,也不活泼好动了,还爱发脾气。"你家阳阳怎么脸色发白,嘴唇没有血色",见过阳阳的家长这样说,并建议妈妈尽快带阳阳上医院去看看。

　　看了以上这段文字,你是不是也在想,阳阳怎么回事? 饮食习惯改了,行为习惯变了,脾气变差了,生长发育也迟缓了? 这是由于阳阳回老家后营养和喂养不合理,使他患上了营养性贫血的表现。3 岁前是婴幼儿生长发育最快的时期,如果营养和喂养不合理,会导致他们出现各种营养性疾病。

　　婴幼儿期的体格生长十分迅速,需要各种营养素满足他们的生长,但婴幼儿的消化功能尚未成熟,容易发生消化紊乱和营养不良等疾病。婴幼儿要合理喂养、定期进行体格检查,便于早期发现如营养不良、肥胖、缺铁性贫血、维生素 D 缺乏性佝偻病等营养性疾病,并予以及时的干预和治疗。现在让我们来了解一下婴幼儿常见的营养性疾病,做好预防,减少患病。

··

第一节 蛋白质—热量营养不良

蛋白质—热量营养不良是由于缺乏能量或蛋白质所致的一种营养缺乏症，主要见于3岁以下的婴幼儿。临床上以体重明显减轻、皮下脂肪减少和皮下水肿为特征，常伴有各器官系统的功能紊乱。急性发病者常伴有水、电解质紊乱，慢性者常有多种营养素缺乏。临床常见三种类型：能量供应不足为主的消瘦型、以蛋白质供应不足为主的浮肿型以及介于两者之间的消瘦—浮肿型。

一、病因

（一）摄入不足、喂养不当

摄入不足、喂养不当是导致婴幼儿营养不良的重要原因，如母乳不足而未及时添加其他富含蛋白质的食品；奶粉配制过稀；突然停奶而未及时添加辅食；长期以淀粉类食品（粥、米粉、奶糕）喂养等。较大幼儿的营养不良多为婴儿期营养不良的继续，或因不良的饮食习惯如偏食、挑食、吃零食过多、不吃早餐等引起。

（二）消化吸收不良或消化吸收障碍

婴幼儿消化系统的异常，如唇裂、腭裂、幽门梗阻、迁延性腹泻、过敏性肠炎、肠吸收不良综合征等均可影响食物的消化和吸收。

（三）营养需求增加

婴幼儿处于生长发育的阶段，对营养素，尤其是蛋白质的需要相对较多，生长发育快速期会因需要量增多而造成营养相对缺乏。急、慢性传染病（如麻疹、伤寒、肝炎、结核）的恢复期、慢性消耗性疾病（大量蛋白尿、甲状腺功能亢进、恶性肿瘤）等均可使营养素的消耗量增多而导致营养不足。另外，先天不足或生理功能低下的婴幼儿（如早产儿、双胞胎），因追赶生长而需要量增加也可引起营养不良。

二、临床表现

婴幼儿营养不良的早期表现是体重不增。随着营养失调日渐加重，体重逐渐下降，患儿主要表现为消瘦。皮下脂肪层厚度是判断营养不良程度的重要指标之一。皮下脂肪层消耗的顺序首先是腹部，其次为躯干、臀部、四肢，最后为面颊。皮下脂肪逐渐减少直至消失，皮肤干燥、苍白、逐渐失去弹性，额部出现皱纹如老人状、肌张力逐渐降低、肌肉松弛、肌肉萎缩呈"皮包骨"时，四肢可有挛缩。营养不良初期，身高并无影响，但随着病情加重，骨骼生长减慢，身高亦低于正常。婴幼儿轻度营养不良，精神状态正常，但重度营养不良时，会表现出以下症状：精神萎靡，反应差，体温偏低，脉细无力，无食欲，腹泻、便秘交替等。合并血浆白蛋白明显下降时，会出现凹陷性浮肿、皮肤发亮，严重时可形成慢性溃疡。重度营养不良甚至会使重要脏器功能损害。

营养不良的常见的并发症有营养性贫血,以小细胞低色素性贫血最为常见。营养不良可有多种维生素缺乏,尤以脂溶性维生素 A 缺乏常见。在营养不良时,维生素 D 缺乏的症状不明显;在恢复期生长发育加快时,维生素 D 缺乏的症状比较明显。大部分营养不良的婴幼儿伴有锌缺乏,易导致免疫功能低下,故易患各种感染;还有的婴幼儿腹泻常迁延不愈而加重营养不良,形成恶性循环。此外,营养不良还可并发自发性低血糖,若不及时诊治,可致死亡。

三、 实验室检查

营养不良早期缺乏特异、敏感的诊断指标。血清白蛋白浓度降低是特征性的改变,但其半衰期较长而不够灵敏。胰岛素样生长因子1(IGF1)不仅反应灵敏且受其他因素影响较小,是诊断蛋白质营养不良的较好指标。

四、 诊断

（一） 诊断标准

（1）有相关病史:长期喂养不当,营养摄入不足,伴有消化系统疾病,先天畸形,急慢性传染病。

（2）体重下降:体重低于同年龄、同性别参照人群正常均值的15%或2个标准差。

（3）皮下脂肪减少:腹部皮下脂肪层厚度少于0.8厘米。

（4）伴有活动减少;易疲乏,食欲减退。

（二） 分型与分度

根据婴幼儿年龄及喂养史,有体重下降、皮下脂肪减少、全身各系统功能紊乱及其他营养素缺乏的临床症状和体征,典型病例的诊断并不困难。轻度患儿易被忽略,需通过定期生长监测、随访才能发现。诊断后还需详细询问病史和进一步检查,以确定病因。5 岁以下婴幼儿营养不良的体格测量指标的分型和分度如下:

（1）体重低下型:其体重低于同年龄、同性别参照人群值的中位数−2SD,如在中位数−2SD——3SD 为中度;在中位数−3SD 以下为重度。

（2）生长迟缓型:其身长低于同年龄、同性别参照人群值中位数−2SD,如在中位数−2SD 至−3SD 为中度;在中位数−3SD 以下为重度。

（3）消瘦型:其体重低于同性别、同身高参照人群值的中位数−2SD,如在中位数−2SD至−3SD 为中度;在中位数−3SD 以下为重度。

在临床上,会综合使用以上指标来判断患儿营养不良的类型和严重程度。以上三项判断营养不良的指标可以同时存在,也可仅符合其中一项。只要符合一项即可进行营养不良的诊断。

五、 治疗

营养不良的治疗原则是积极处理各种危及生命的并发症、去除病因、调整饮食、促进消化功能。

（一） 处理各种危及生命的并发症

严重营养不良常发生危及生命的并发症,如腹泻时的严重脱水和电解质紊乱、酸中毒、休克、肾功能衰竭、自发性低血糖、继发感染及维生素 A 缺乏所致的眼部损害等。有真菌感染的患儿,除积极给予支持治疗外,要及时进行抗真菌治疗及其他相应的处理。

（二） 去除病因

去除病因是在查明病因的基础上,积极治疗原发病,如纠正消化道畸形、控制感染性疾病、根治各种消耗性疾病、改进喂养方法等。

（三） 调整饮食

调整饮食患儿的消化道因长期摄入过少,已适应低营养的摄入,如果过快增加摄食量易出现消化不良、腹泻,因此饮食调整的量和内容应根据患儿实际的消化能力和病情逐步完成,不能操之过急。轻度营养不良的患儿可从每日 60—80 千卡/千克开始,中、重度营养不良的患儿可参考原来的饮食情况,从每日 40—55 千卡/千克开始,逐步少量增加;若患儿的消化吸收能力较好,可逐渐加到每日 120—170 千卡/千克,并按患儿的实际体重计算热能需要。

母乳喂养儿可根据患儿的食欲哺乳,按需哺喂;人工喂养儿从给予稀释奶开始,等患儿适应后逐渐增加奶量和浓度。除乳制品外,可给予蛋类、肝泥、肉末、鱼粉等高蛋白食物,必要时也可添加酪蛋白水解物、氨基酸混合液或要素饮食。食物中应含有丰富的维生素和微量元素。

（四） 促进消化功能

促进消化的目的是改善消化功能,具体可采用以下方法:

第一,药物治疗。可给予 B 族维生素和胃蛋白酶、胰酶等以助消化;锌制剂可提高味觉敏感度,有增加食欲的作用。

第二,中医治疗。中药调整脾胃功能,可改善食欲;针灸、推拿、抚触、捏脊等也有同样的疗效。

六、预防

（一） 一级预防

大力提倡母乳喂养,对母乳不足或不宜母乳喂养者应及时给予指导,采用混合喂养或人工喂养并及时添加辅助食品。纠正偏食、挑食、吃零食的不良饮食习惯。合理安排生活,保证充足睡眠,养成良好的进食习惯。预防疾病发生,按时进行预防接种;对患有唇裂、腭裂及幽门狭窄等先天畸形者应及时手术治疗。坚持体格锻炼,进行适当的户外活动,增强体质体能。

（二） 二级预防

定期监测生长速度,及时发现体格生长异常,定期测量身高、体重,并将身高、体重值标在生长发育监测图上,如发现体重增长缓慢或不增,应尽快查明原因,及时予以纠正。

第二节　肥胖和超重

小儿单纯性肥胖是由于长期能量摄入超过人体的消耗,使体内脂肪过度积聚、体重超过一定范围的一种营养障碍性疾病。体重超过同性别、同身高参照人群均值的 20% 即可称为肥胖。小儿单纯性肥胖症在我国呈逐步增多的趋势,目前约占 5%—8%。肥胖不仅影响儿童的健康,且儿童期肥胖可延续至成人,容易引起高血压、糖尿病、冠心病、痛风等疾病,对单纯性肥胖的防治应引起社会及家庭的重视。

一、病因

单纯性肥胖占肥胖者的 95%—97%,不伴有明显的内分泌和代谢性疾病。

（一）能量摄入过多

如果摄入的营养超过机体代谢需要,多余的能量便转化为脂肪贮存体内,导致肥胖。

（二）活动量过少

活动量过少和缺乏适当的体育锻炼是发生肥胖症的重要因素。肥胖儿童大多不喜爱运动,形成"肥胖—不喜欢运动—肥胖"的恶性循环。

（三）遗传因素

肥胖有高度的遗传性,目前认为肥胖的家族性与多基因遗传有关。肥胖双亲的后代发生肥胖者高达 70%—80%;双亲之一肥胖者,后代肥胖发生率约为 40%—50%;双亲正常的后代发生肥胖者仅为 10%—14%。

（四）其他因素

还有一些原因会引起肥胖,如进食过快,或饱食中枢和饥饿中枢调节失衡以致多食;精神创伤(如亲人离世或学习成绩差)以及心理异常等因素亦可致儿童过量进食。

引起肥胖的根本原因为脂肪细胞数目增多或体积增大。人体脂肪细胞数量的增多主要是在出生前 3 个月、生后第一年和 11—13 岁这三个阶段,若肥胖发生在这三个阶段,即可引起脂肪细胞数目增多性肥胖,治疗较困难且易复发;而不在此脂肪细胞增殖时期发生的肥胖,脂肪细胞体积增大而数目正常,治疗较易奏效。因此,关注婴儿期儿童的肥胖情况尤为重要。

二、临床表现

肥胖可发生于任何年龄,但最常见于婴儿期、5—6 岁的幼儿期和青春期。一般来说,肥胖儿童的食欲旺盛且喜吃甜食和高脂肪食物。明显肥胖儿童常有疲劳感,用力时气短或腿痛。严重肥胖者由于脂肪的过度堆积限制了胸廓和膈肌运动,使肺通气量不足、造成低氧血症、心脏扩大或出现充血性心力衰竭甚至死亡,称肥胖—换氧不良综合征。

体格检查可见患儿皮下脂肪丰满,但分布均匀,腹部膨隆下垂。严重肥胖者会因皮下脂肪过多,使胸腹、臀部及大腿皮肤出现皮纹;因体重过重,走路时两下肢负荷过重可致膝外翻和扁平足。女孩胸部脂肪堆积应与乳房发育相鉴别,后者可触到乳腺组织硬结。男性肥胖儿因大腿内侧和会阴部脂肪堆积,阴茎可隐匿在阴阜脂肪垫中而被误诊为阴茎发育不良。

肥胖小儿的性发育较早,故最终身高常略低于体重正常的小儿。肥胖小儿由于怕被别人讥笑而不愿与其他小儿交往,因而常有心理上的障碍,如自卑、胆怯、孤独等。

三、 实验室检查

肥胖儿甘油三酯、胆固醇大多增高;常有高胰岛素血症,血生长激素水平减低。肝脏超声检查常有脂肪肝。

四、 诊断

小儿体重为超过同性别、同身高参照人群均值 10%—19% 者为超重;超过 20% 以上者便可诊断为肥胖症;20%—29% 者为轻度肥胖;30%—49% 者为中度肥胖;超过 50% 者为重度肥胖。体重指数(BMI)是评价肥胖的另一种指标。BMI 是指体重(千克)/身长的平方(平方米),小儿 BMI 随年龄、性别而有差异,如 BMI 值在同年龄百分位 P85—P95 之间为超重,超过 P95 为肥胖。

五、 治疗

肥胖症的治疗原则是既要控制体重,又要保证生长发育所需营养素;可逐步减少产热能性食物的摄入和增加机体对热能的消耗,使体内脂肪不断减少,体重逐步下降。目前,饮食疗法和运动疗法是两项最主要的措施,药物或外科手术治疗均不宜用于小儿。

(一) 饮食调整推荐低脂肪、低碳水化合物和高蛋白食谱

饮食推荐多食含纤维素的食物,少食或不食高热能、高脂、能量密度高的食物。食物的体积在一定程度上会使患儿产生饱腹感,故应鼓励其多吃体积大而热能低的蔬菜类食品,其纤维还可减少糖类的吸收和胰岛素的分泌,并能阻止胆盐的肠肝循环,促进胆固醇排泄,且有一定的通便作用,也能间接促进体重控制。如萝卜、胡萝卜、青菜、黄瓜、番茄、莴苣、苹果、柑橘、竹笋等均可选择。良好的饮食习惯对减肥具有重要作用,如避免进食过快、晚餐过饱、不吃夜宵、不吃零食、少吃多餐、细嚼慢咽等。

(二) 运动疗法增加能量消耗,减小脂肪细胞体积

适当的运动能促使脂肪分解,减少胰岛素分泌,使脂肪合成减少,蛋白质合成增加,促进肌肉发育。肥胖小儿常因动作笨拙和活动后易累而不愿锻炼,可鼓励和选择患儿喜欢的和有效且易于坚持的运动,如散步、做操、打球、游泳等,每天坚持至少运动 30 分钟,活动量以运动后轻松愉快、不感到疲劳为原则。运动要循序渐进,不要求之过急。

(三) 行为矫治

通过与肥胖儿童、家长、老师沟通,再经过观察和分析,找出危险因素,制定行为矫治方

案,记录行为(饮食、生活)日记,定期回访。

六、预防

一级预防:对人们开展肥胖知识教育,使人们对肥胖有正确的认识,建立良好的生活方式、饮食习惯和合理的膳食结构。从孕期开始监测胎儿生长,孕妇在妊娠后期要适当减少摄入脂肪类食物,防止胎儿体重增加过重;鼓励母乳喂养,避免过度喂养,合理、适时地添加辅食;培养儿童建立良好的饮食习惯及合理的生活方式,参加适宜的体育锻炼。

二级预防:定期体检,监测小儿体重,及时防止体重超重,以免小儿发生肥胖症。

第三节 缺铁和缺铁性贫血

一、铁缺乏

(一) 概述

铁是人体必需的微量营养素,参与血红蛋白和 DNA 合成以及能量代谢等重要生理过程。铁缺乏是指体内总铁含量降低的状态,包括铁减少期、红细胞生成缺铁期、缺铁性贫血三个发展阶段。大量研究表明,严重缺铁所导致的缺铁性贫血是造成早产和新生儿死亡的重要疾病因素,而即使是不伴贫血的轻微铁缺乏也会对儿童的认知、学习能力和行为发育等造成不可逆转的损害。

铁缺乏是目前世界范围内最常见的营养素缺乏症。据世界卫生组织报告,全世界 5 岁以下儿童的贫血患病率高达 47.4%,其中 50% 为缺铁性贫血。2000—2001 年《中国 7 个月—7岁儿童铁缺乏症流行病学的调查研究》结果显示,我国 7 个月—7 岁儿童缺铁性贫血和铁缺乏的患病率分别为 7.8% 和 40.3%,其中 7—12 月龄婴儿铁缺乏的患病率高达 65.2%。

1. 人体铁的代谢与调节

膳食中有血红素铁和非血红素铁两种形式的铁,其中非血红素铁是膳食铁的主要形式。血红素铁和非血红素铁的肠道吸收途径完全不同。膳食钙抑制非血红素铁的吸收,而维生素 C 则促进非血红素铁的吸收。其他抑制非血红素铁吸收的膳食因素,包括植酸、酚类、大豆等。吸收进入人体的铁主要用于合成血红蛋白。处于快速生长期的婴儿、青春期少年因血容量扩张迅速,约 90% 的吸收铁进入血液系统,成人则为 80%。进入血液系统的铁可循环利用,仅少量通过肠道黏膜细胞脱落等途径而丢失。人体主要通过对肠道铁吸收的精细调控而维持体内铁稳态。铁缺乏与维生素 A、锌的代谢密切相关。

2. 儿童铁的来源

血红素铁来自动物性食物中的血红蛋白和肌红蛋白,而动物性食物中其他的铁以及来自植物性食物的铁则为非血红素铁。肝脏、动物血、牛肉、瘦肉等含铁丰富,且血红素铁含量高,是膳食铁的最佳来源;鱼类、蛋类含铁总量及血红素铁均低于肉类,但仍优于植物性食物;新鲜绿叶蔬菜含铁量较高,且富含促进铁吸收的维生素 C,可作为膳食铁的补充来源;强化铁的食品也可提供部分非血红素铁。

（二）病因

长期摄入不足是导致铁缺乏的主要原因。2 岁以下婴幼儿对铁的需要量相对较高，成为铁缺乏的高危人群。

母乳中铁生物利用率高但含量低，6 月龄以前的婴儿主要依靠胎儿期储存铁的循环利用而维持铁平衡。6 月龄后的婴儿必须从辅食中获得足量的铁，如果辅食以未强化铁的植物性食物为主，则容易造成 6 月龄后婴儿铁缺乏。

母亲妊娠期铁摄入不足或罹患影响铁代谢的妊娠期糖尿病、早产/低出生体重、双胎/多胎，致使胎儿期铁储存不足，会造成婴儿出生早期铁缺乏。

膳食中缺乏肉类等动物性食物，膳食铁绝大多数为生物活性低的非血红素铁，是造成贫困地区和素食儿童铁缺乏的重要因素。腹泻、消化道出血等各种胃肠道疾病，以及长期反复感染，导致铁吸收利用不良，亦是铁缺乏的重要因素。

（三）临床表现

铁缺乏、缺铁性贫血早期无特异性临床表现。缺铁性贫血为缺铁的严重阶段，患儿可表现为面色苍白、无力、表情淡漠等。

（四）实验室检查

血红蛋白浓度测定是目前最常用的、简便实用的筛查儿童铁缺乏的血液生化指标。世界卫生组织采用的最新的贫血诊断标准中，血红蛋白浓度下限分别为：6 个月—5 岁，110 克/升；5—12 岁，115 克/升；12—15 岁，120 克/升。当血红蛋白浓度低于正常低限，外周血红细胞呈小细胞低色素性改变时，高度怀疑为缺铁性贫血。如经铁剂治疗 4 周后，血红蛋白恢复正常或明显上升，则回顾性诊断为缺铁性贫血。该方法适用于基层医院诊断儿童缺铁性贫血。铁缺乏时，血清铁蛋白的下降先于血红蛋白。血清铁蛋白＜15 微克/升，可在缺铁性贫血出现以前，早期诊断铁缺乏。其他血清生化指标，如血清铁（SI）＜10.7 微摩尔/升，总铁结合力（TIBC）＞62.7 微摩尔/升，转铁蛋白饱和度（TS）＜15％，结合其他临床和实验室指标，也有助于确诊铁缺乏。

（五）诊断

铁缺乏的诊断可依据高危因素、临床表现以及实验室检查结果等综合判断。其中，血红蛋白浓度测定是目前最常用的、简便实用的筛查儿童铁缺乏的血液生化指标。

（六）治疗

合理改善膳食，增加血红素铁、维生素 C 的摄入，可提高膳食铁的摄入量和生物利用率。积极查找导致铁缺乏的高危因素和基础疾病，并采取有效干预措施。在高度怀疑缺铁性贫血或确诊缺铁性贫血时，应积极足量补充铁剂，使血红蛋白尽快恢复正常水平。治疗缺铁性贫血的口服铁剂：分 2—3 次，餐间服用，同时口服维生素 C 促进铁吸收。口服铁剂治疗 2 周后血红蛋白浓度即开始上升，4 周后血红蛋白浓度应恢复正常或明显上升。口服铁剂治疗至血红蛋白浓度恢复正常后，还需要继续口服铁剂 2 个月，以恢复机体储存铁水平。足量补充铁剂后血红蛋白浓度无改变，则应考虑诊断是否正确，患儿是否按医嘱服药，是否存在影响铁吸收或导致铁继续丢失的原因,必须进一步检查或转诊。

（七） 预防

积极预防和纠正妊娠母亲缺铁性贫血,以减少妊娠期糖尿病、降低早产率。研究证实,在新生儿出生时延迟结扎脐带 2—3 分钟,可显著增加储存铁,减少婴儿铁缺乏。我们提倡母乳喂养,如母乳不足或不能母乳喂养时,强调选择强化铁的配方奶。婴儿 6 月龄后,应及时添加辅食,建议首选强化铁的婴儿食品或肉类、肝脏等富含血红素铁的动物性食物。强化铁的食品也有助于增加铁的摄入,预防铁缺乏。建议早产儿或低出生体重婴儿预防性补充铁剂,直至纠正年龄 1 岁。一些发达国家铁强化婴儿配方奶和婴儿米粉等会在全国范围内普遍使用,使婴儿铁缺乏和缺铁性贫血显著减少。

因此,合理搭配饮食,增加富含血红素铁的肉类、肝脏等食物,以及富含维生素 C 的新鲜蔬菜、水果的摄入,是预防铁缺乏和缺铁性贫血的重要措施。婴幼儿是铁缺乏的高危人群,应定期体检,监测血红蛋白浓度,早期发现,积极纠正贫血。

二、缺铁性贫血

营养性缺铁性贫血是由于体内铁缺乏导致血红蛋白合成减少所致。临床上以小细胞低色素性贫血、血清铁蛋白减少和铁剂治疗有效为特点。缺铁性贫血是小儿最常见的一种贫血,以婴幼儿发病率最高,严重危害小儿健康,是我国重点防治的小儿常见病之一。

（一） 病因

1. 先天储铁不足

胎儿从母体获得的铁以妊娠最后三个月最多,故早产、双胎或多胎、胎儿失血和孕母严重缺铁等均会使胎儿储铁减少。

2. 铁摄入量不足

铁摄入量不足,是缺铁性贫血的主要原因。人乳、牛乳、谷物中均含铁量较低,如不及时添加含铁较多的辅食,容易发生缺铁性贫血。

3. 生长发育因素

婴儿期生长发育较快,3 个月时和 1 岁时体重分别为出生时的 2 倍和 3 倍。随着婴幼儿体重的增加,其血容量也增加较快,1 岁时血循环中的血红蛋白增加 2 倍,未成熟儿的体重及血红蛋白增加倍数更高,如不及时添加含铁丰富的食物,极易导致缺铁性贫血。

4. 铁的吸收障碍

食物搭配不合理可影响铁的吸收。慢性腹泻不仅会使铁的吸收不良,而且会使铁的排泄也增加。

5. 铁的丢失过多

正常婴儿每天排泄铁量相对比成人多。长期的慢性失血可致缺铁,如肠息肉、美克尔憩室、膈疝、钩虫病等可致慢性失血。另外,如果用不经加热处理的鲜牛奶喂养婴儿,可能会因其对牛奶过敏而致肠出血,从而造成铁的流失。

（二） 临床表现

任何年龄均可能会发病,尤以 6 个月至 2 岁婴幼儿最为常见。发病缓慢,其临床表现随病情轻重而有不同。

1. 一般表现

一般表现为皮肤黏膜逐渐苍白，以唇、口腔黏膜及甲床较明显。患儿易疲乏，不爱活动。年长儿可诉头晕、眼前发黑、耳鸣等。

2. 髓外造血器官表现

由于髓外造血，肝、脾可轻度肿大；年龄愈小、病程愈久、贫血愈重，肝脾肿大愈明显。

3. 非造血系统症状

（1）消化系统症状：食欲减退，少数有异食癖（如嗜食泥土、墙皮、煤渣等）；可有呕吐、腹泻；可出现口腔炎、舌炎或舌乳头萎缩；重者可出现萎缩性胃炎或吸收不良综合征。

（2）神经系统症状：表现为烦躁不安或萎靡不振，精神不集中、记忆力减退，智力多数低于同龄儿。

（3）心血管系统症状：明显贫血时心率增快，严重者心脏扩大甚至发生心力衰竭。

（4）其他症状：因细胞免疫功能降低，常合并感染。也可因上皮组织异常而出现反甲。

（三）实验室检查

1. 外周血象血红蛋白降低比红细胞数减少明显，呈小细胞低色素性贫血

外周血涂片可见红细胞大小不等，以小细胞为多，中央淡染区扩大。平均红细胞容积（MCV）小于 80 飞升，平均红细胞血红蛋白量（MCH）小于 26 皮克，平均红细胞血红蛋白浓度（MCHC）小于 0.31。网红细胞数正常或轻度减少。白细胞、血小板一般无改变，个别极严重者可有血小板减少。

2. 骨髓象呈增生活跃，以中、晚幼红细胞增生为主

各期红细胞均较小，胞浆少，染色偏蓝，显示胞浆成熟程度落后于胞核。粒细胞和巨核细胞系一般无明显异常。

3. 有关铁代谢的检查

血清铁蛋白（SF）是诊断铁减少期（ID 期）的敏感指标，SF 低于 15 微克/升，提示缺铁。红细胞游离原卟啉（FEP）增高、血清铁（SI）降低、总铁结合力（TIBC）升高、转铁蛋白饱和度（TS）降低，其中 SI、TIBC、TS 三项检查是反映血浆中铁含量。

（四）诊断

根据病史，特别是喂养史、临床表现和血象特点，一般可做出初步诊断。进一步作有关铁代谢的生化检查有确诊意义，必要时可作骨髓检查。用铁剂治疗有效可证实诊断。地中海贫血、异常血红蛋白病、维生素 B_6 缺乏性贫血、铁粒幼红细胞性贫血等亦表现为小细胞低色素性贫血，应根据各病临床特点和实验室检查特征加以鉴别。

（五）治疗

治疗缺铁性贫血的主要原则为去除病因和补充铁剂。

1. 一般治疗

一般情况下要加强护理，保证充足睡眠；避免感染，如伴有感染者应积极控制感染；重度贫血者注意保护心脏功能。根据患儿消化能力，适当增加含铁质丰富的食物，注意饮食的合理搭配，以增加铁的吸收。

2. 去除病因

对饮食不当者应纠正不合理的饮食习惯和食物组成,有偏食习惯者应予纠正。如有慢性失血性疾病,如钩虫病、肠道畸形等,应予及时治疗。

3. 铁剂治疗

(1)口服铁剂:铁剂是治疗缺铁性贫血的特效药,若无特殊原因,应采用口服法给药;二价铁盐容易吸收,故临床均选用二价铁盐制剂。常用的口服铁剂有右旋糖酐铁、葡萄糖酸亚铁、琥珀酸亚铁,多糖铁复合物等,在两餐之间口服最佳,既能增加吸收,又能减少胃肠副反应。同时服用维生素C,可增加铁的吸收。牛奶、茶、咖啡及抗酸药等与铁剂同服均可影响铁的吸收。

(2)注射铁剂:用于口服铁剂后无治疗反应者,以及口服后胃肠反应严重者。但注射铁剂较易发生不良反应,故应慎用。

(3)铁剂治疗后反应:口服铁剂12—24小时后,细胞内含铁酶开始恢复,烦躁等精神症状减轻,食欲增加。治疗1—2周后血红蛋白逐渐上升,通常于治疗3—4周达到正常。如3周内血红蛋白上升不足20克/升,应注意寻找原因;如治疗反应满意,血红蛋白恢复正常后再继续服用铁剂6—8周,以增加铁储存。

(六)预防

缺铁性贫血的预防工作,首要是做好宣教工作,让家长认识到缺铁对婴幼儿的危害性,以及做好预防工作的重要性。主要预防措施包括:①提倡母乳喂养,因母乳中铁的吸收利用率较高;②做好喂养指导,无论是母乳或人工喂养的婴儿,均应及时添加含铁丰富并且铁吸收率高的辅助食品,如瘦肉、动物内脏、血等,并合理搭配膳食;③婴幼儿食品可适量加入铁剂加以强化;④对于早产儿,尤其是低体重的早产儿宜给予铁剂预防。

第四节 维生素D缺乏性佝偻病

维生素D缺乏性佝偻病目前仍是婴幼儿的常见病之一,因维生素D缺乏引起体内钙、磷代谢失常,导致长骨干骺端和骨组织矿化不全,以致骨骼发生病变。维生素D缺乏还会影响神经、肌肉、造血、免疫等组织器官的功能,对婴幼儿的健康危害较大。

维生素D缺乏性佝偻病的发生,是与日光照射、季节、气候、地理、喂养方式、出生情况、生活习惯、环境卫生、遗传等因素有关。因此,做好科学育儿和卫生保健知识宣传,开展系统保健管理,采取综合防治措施,维生素D缺乏性佝偻病是可以预防和控制的。

一、病因

婴幼儿体内维生素D的来源主要有三个途径:

第一,母体来源:胎儿可通过胎盘从母体获得维生素D,胎儿体内 $25-(OH)D_3$ 的贮存可满足生后一段时间的生长需要。早期新生儿体内维生素D的量与母体的维生素D的营养状况及胎龄有关。

第二,食物来源:婴幼儿维生素 D 营养的外源性来源。在天然食物中,包括母乳在内维生素 D 含量较少,谷物、蔬菜、水果几乎不含维生素 D。肉和鱼中维生素 D 含量很少。随着强化食物的普及,婴幼儿可从这些食物中获得充足的维生素 D。

第三,皮肤的光照合成:人类维生素 D 的主要来源。人类皮肤中的 7—脱氢胆骨化醇,是维生素 D 生物合成的前体,经日光中紫外线照射,变为胆骨化醇,即内源性维生素 D。皮肤产生维生素 D_3 的量与日照时间、波长、暴露皮肤的面积有关。

维生素 D 缺乏性佝偻病的主要病因如下:

(一) 围生期维生素 D 不足

母亲妊娠期,特别是妊娠后期维生素 D 营养不足,如母亲严重营养不良、肝肾疾病、慢性腹泻,以及早产、双胎均会使婴儿的体内贮存不足。

(二) 日照不足

因紫外线不能通过玻璃窗,婴幼儿被长期留在室内活动,使内源性维生素 D 生成不足。城市的高大建筑会阻挡日光照射,大气污染如烟雾、尘埃会吸收部分紫外线。气候的影响,如冬季日照短、紫外线较弱,亦会影响部分内源性维生素 D 的生成。

(三) 生长速度快

早产儿及双胎婴儿出生后生长发育快,需要的维生素 D 较多,而体内贮存的维生素 D 不足,极易发生营养性维生素 D 缺乏性佝偻病。重度营养不良婴儿由于生长迟缓,发生佝偻病者不多。

(四) 食物中补充维生素 D 不足

因天然食物中含维生素 D 较少,即使纯母乳喂养,婴儿若户外活动少亦容易患佝偻病。

(五) 疾病影响

胃肠道或肝胆疾病,如婴儿肝炎综合征、先天性胆道狭窄或闭锁、脂肪泻、胰腺炎、慢性腹泻等影响维生素 D 吸收,肝、肾严重损害可致维生素 D 羟化障碍、$1,25-(OH)_2D_3$ 生成不足而引起佝偻病。另外,长期服用抗惊厥药物会使体内维生素 D 不足;糖皮质激素也有对抗维生素 D 对钙的转运作用。

二、临床表现

维生素 D 缺乏性佝偻病多见于婴幼儿,主要表现为生长最快部位的骨骼改变,并影响肌肉发育及神经兴奋性的改变。年龄不同,临床表现不同。维生素 D 缺乏性佝偻病的发生发展是一个连续过程。依据年龄、生活史、病史、症状、体征、X 线及血生化等项综合资料可分初期(早期)、活动期(激期),恢复期及后遗症期。佝偻病的临床表现与实验室检查,见表 6-1 和表 6-2。

(1) 初期:多见于婴儿(特别是 6 个月内)。早期常有非特异的神经精神症状,如夜惊、多汗、烦躁不安等。骨骼改变不明显,可有病理性颅骨软化。血生化改变轻微,血钙、血磷正常或稍低,碱性磷酸酶正常或稍高,血 $25-(OH)D_3$ 降低。X 线片可无异常或见钙化带模糊变薄、干骺端稍增宽。

(2) 激期:常见于 3 个月至 2 岁的婴幼儿。常伴有明显的夜惊、多汗、烦躁不安等症状。

骨骼改变可见颅骨软化(6 个月以内婴儿),方颅,手(足)镯,肋串珠,肋软骨沟,鸡胸,O 型腿或 X 型腿等体征。血钙、血磷均降低,碱性磷酸酶增高,血 25-(OH)D$_3$ 显著降低。X 线片可见钙化带模糊消失,干骺端增宽或杯口状,边缘不整呈云絮状,毛刷状,骨骺软骨加宽。

(3) 恢复期:初期或活动期经晒太阳或维生素 D 治疗后症状消失,体征逐渐减轻、恢复。血钙、血磷、碱性磷酸酶和血 25-(OH)D$_3$ 逐渐恢复正常。X 线片可见钙化带重现、增宽、密度加厚。

(4) 后遗症期:经治疗或自然恢复,症状消失,骨骼改变不再进展,可留有不同程度的骨骼畸形。X 线及血生化检查正常。多见于 3 岁以后的儿童。

表 6-1 佝偻病实临床表现与体征

	临 床 表 现	体 征
初期	夜惊、多汗、烦躁	颅骨软化
激期	有明显的夜惊、多汗、烦躁不安	方颅,手(足)镯,肋串珠,肋软骨沟,鸡胸,O型腿或 X 型腿
恢复期	症状减轻	体征逐渐减轻
后遗症期	症状消失	骨骼改变不再进展

表 6-2 佝偻病实验室检查

	血 生 化	X 线 片
初期	血钙、血磷稍低,碱性磷酸酶稍高,血 25—(OH)D$_3$ 降低	钙化带模糊变薄、干骺端稍增宽
激期	血钙、血磷降低,碱性磷酸酶增高,血 25—(OH)D$_3$ 显著降低	钙化带模糊消失,干骺端增宽或杯口状,边缘不整呈云絮状,毛刷状,骨骺软骨加宽
恢复期	血钙、血磷、碱性磷酸酶和血 25—(OH)D$_3$ 逐渐恢复正常	钙化带重现、增宽、密度加厚
后遗症期	血生化检查正常	X 线正常

三、诊断

早期诊断,及时治疗,避免发生骨骼畸形。正确的诊断必须依据维生素 D 缺乏的病因、临床表现、血生化及骨骼 X 线检查。应注意早期的神经兴奋性增高的症状无特异性,如多汗、烦闹等,仅据临床表现的诊断准确率较低。以血清 25—(OH)D$_3$ 水平测定为最可靠的诊断标准,血清 25—(OH)D$_3$ 在早期明显降低。但在一般医院无条件进行该项测定,故多数以血生化与骨骼 X 线的检查来进行诊断。

四、治疗

治疗目的在于提高血清维生素 D 的水平,控制活动期病情,防止骨骼畸形。一般疗法为加强护理、合理饮食、坚持经常晒太阳(6个月以下避免直晒)。

活动期口服维生素 D 2 000—4 000 单位/天,连服 1 个月后,改为 400—800 国际单位/天,如有条件,应监测血清钙、磷、碱性磷酸酶及 25 -(OH)D₃ 水平。口服困难或腹泻等影响吸收时,可采用大剂量突击疗法,维生素 D 15—30 万单位/次,肌注,1 个月后维生素 D 口服维持。用药应随访,1 个月后如症状、体征、实验室检查均无改善时应考虑其他疾病。

除采用维生素 D 治疗外,还应注意加强营养,及时添加其他食物,同时调整膳食结构,增加膳食钙的摄入,坚持每日户外活动。如果膳食中钙摄入不足,应补充适当钙剂,对改善症状、促进骨骼发育是有益的。微量营养素补充维生素 D 缺乏性佝偻病多伴有锌、铁降低,应及时适量地补充微量元素,有利于骨骼健康成长,也是防治维生素 D 缺乏性佝偻病的重要措施。严重的骨骼畸形可采取外科手术矫正畸形。

五、预防

预防维生素 D 缺乏性佝偻病应从围生期开始,以婴幼儿为重点对象并持续到青春期。

(一) 围生期①的预防

孕妇应经常到户外活动,多晒太阳。孕妇饮食应含有丰富的维生素 D、钙、磷和蛋白质等营养物质。防治妊娠并发症,对患有低钙血症或骨软化症的孕妇应积极治疗,可在妊娠后 3 个月补充维生素 D 800—1 000 单位/天,同时服用钙剂。

(二) 儿童的预防

户外活动、多晒太阳是预防维生素 D 缺乏及维生素 D 缺乏性佝偻病的简便、有效措施,应广泛宣传、大力推广。户外活动应考虑到不同季节、不同气候、不同地区特点进行,婴幼儿接受阳光的皮肤面积逐渐增加,如面部(避免阳光直接晒到眼睛)、手臂、腿、臀部等;晒太阳的时间逐渐增多,平均户外活动应在每天 1—2 小时。婴幼儿应该尽早开始补充维生素 D 每天 400—800 单位,不同地区、不同季节可适当调整剂量。

早产儿、低出生体重儿、双胎儿生后即应补充维生素 D 每天 800—1 000 单位,连用 3 个月后改为每天 400—800 单位。

第五节 维生素 A 缺乏症

维生素 A 是指视黄醇及衍生物,属于脂溶性维生素。维生素 A 的主要功能是维持视觉、上皮细胞完整、调节糖蛋白合成和细胞分化。维生素 A 缺乏病目前仍是发展中国家威胁儿童健康和生存的主要疾病之一。维生素 A 缺乏时,可引起毛囊角化等皮肤黏膜改变,以及角膜软化、夜盲等眼部症状。亚临床型的维生素 A 缺乏则在出现以上症状之前,就已对人体免疫功能造成损害,使感染性疾病易感性上升,显著增加儿童患病率和死亡率。这种"亚临床状态维生素 A 缺乏"现象已日益引起人们的重视。

---

① 也称围产期,一般是指自怀孕第 28 周到出生后一周这段时期。

一、病因

儿童维生素 A 的来源:维生素 A 来自肝脏、鱼油、奶制品、鸡蛋等动物性食物;绿叶蔬菜以及黄色或橙色的水果和蔬菜中富含各种胡萝卜素,可在体内转变为维生素 A;强化维生素 A 和胡萝卜素的食品也提供部分维生素 A。婴儿及儿童的维生素 A 需要量可根据母乳中维生素 A 含量而推算。

影响维生素 A 缺乏的主要因素有以下几种:

(一) 原发性因素

5 岁以下儿童维生素 A 缺乏的发生率远高于成人,其主要原因是维生素 A 和胡萝卜素都很难通过胎盘进入胎儿体内,因此新生儿血清和肝脏维生素 A 水平明显低于母体,如果在出生后不能得到充足的维生素 A 补充则极易出现维生素 A 缺乏病。血浆中视黄醇结合蛋白的水平低下,会导致血浆维生素 A 的下降,引起维生素 A 缺乏。新生儿的血浆视黄醇结合蛋白只有成人的一半左右,要到青春期才逐步达到成人水平,这也是小年龄儿童容易发生维生素 A 缺乏的原因之一。

(二) 消化吸收因素

维生素 A 为脂溶性维生素,它和胡萝卜素在小肠的消化与吸收都依靠胆盐的帮助,膳食中脂肪含量与维生素 A 的吸收有密切联系。膳食中脂肪含量过低、胃肠功能紊乱,都可以影响维生素 A 和胡萝卜素的消化、吸收。

(三) 储存利用因素

任何影响肝脏功能的疾病都会影响维生素 A 体内储存量,造成维生素 A 缺乏。一些消耗性传染病,尤其是麻疹、猩红热、肺炎和结核病等都会使体内的维生素 A 存储消耗殆尽;摄入量则往往因食欲不振或消化功能紊乱而明显减少,以上二者的综合结果势必导致维生素 A 缺乏病的发生。

二、临床表现

(一) 眼部表现

眼部的症状和体征是维生素 A 缺乏病的早期表现。夜盲或暗光中视物不清最早出现,但往往不被重视,而婴幼儿对此情况也常常不会叙述。上述暗适应力减退的现象持续数周后,开始出现干眼症的表现,眼结膜和角膜干燥,失去光泽,自觉痒感,泪减少,眼部检查可见结膜近角膜边缘处干燥起皱褶,角化上皮堆积形成泡沫状白斑,称结膜干燥斑或毕脱斑。继而角膜发生干燥、浑浊、软化,自觉畏光、眼痛,常用手揉搓眼部会导致感染。严重时可发生角膜溃疡、坏死、以致引起穿孔,虹膜、晶状体脱出,导致失明。这些表现多见于小年龄儿童罹患消耗性、感染性疾病如麻疹、疟疾等之后,多数为双侧同时发病。

(二) 皮肤表现

开始时仅感皮肤干燥、易脱屑,有痒感,渐至上皮角化增生,汗液减少,角化物充塞毛囊形成毛囊丘疹。检查触摸皮肤时有粗砂样感觉,以四肢伸面、肩部为多,可发展至颈、背部甚至面部。毛囊角化引起毛发干燥,失去光泽,易脱落,指(趾)甲变脆、易折、多纹等。

(三) 生长发育障碍

严重维生素 A 缺乏会影响儿童的生长发育,主要是骨骼系统的生长发育。临床表现为身高落后,牙齿釉质易剥落,失去光泽,易发生龋齿。由于颅骨、脊椎骨发育受阻而神经系统发育照常,使两者不相称,引起脑和脊髓组织受压,导致颅内压增高和脊神经萎缩。

(四) 易发生感染性疾病

在维生素 A 缺乏早期或亚临床状态缺乏时,免疫功能低下就可能已经存在,主要表现为消化道和呼吸道感染性疾病发生率增高,且易迁延不愈。

(五) 贫血

维生素 A 还与铁代谢相关,维生素 A 缺乏会干扰肝脏储存铁利用。因此维生素 A 缺乏时会出现贫血,其表现类似缺铁性贫血。

三、诊断

维生素 A 缺乏的诊断,要依据高危因素、临床表现以及实验室检查结果等综合判断。

(一) 高危因素

长期摄入不足是导致维生素 A 缺乏的主要原因。2 岁以下婴幼儿因生长快速,对维生素 A 的需要量相对较高,是维生素 A 缺乏的高危人群。母乳中维生素 A 含量丰富,可基本满足婴儿需要。但当哺乳母亲自身维生素 A 缺乏时,母乳维生素 A 含量显著下降,导致母乳喂养婴儿维生素 A 缺乏。母亲妊娠期维生素 A 摄入不足、早产、低出生体重、双胎、多胎等,均使胎儿期储存维生素 A 不足并造成婴儿出生早期维生素 A 缺乏。膳食中缺乏动物性食物,只能依赖于植物来源的胡萝卜素,是造成贫困地区和素食儿童维生素 A 缺乏的重要因素,尤其是在新鲜蔬菜供应不足时,更容易出现维生素 A 缺乏。

在感染状况下,维生素 A 利用率下降而随尿液排泄增加,致使体内维生素 A 水平下降,也是造成维生素 A 缺乏的重要因素。维生素 A 缺乏则又使人体免疫功能下降,进一步加重感染或导致反复感染,如此往复形成恶性循环。患腹泻、肝胆疾病时,肠道维生素 A 吸收利用不良,亦会易引起维生素 A 缺乏。

(二) 临床表现

亚临床型维生素 A 缺乏无特异性临床表现。暗适应能力下降是维生素 A 缺乏的早期表现。维生素 A 严重缺乏时,可表现为皮肤干燥、眼部病变(包括干眼症、角膜软化和夜盲症)等。

(三) 实验室检查

血清视黄醇浓度是目前最普遍采用的评估维生素 A 营养状况的血液生化指标。5 岁以下儿童,血清视黄醇小于 0.7 微摩尔/升,即可视为维生素 A 缺乏高风险;小于 0.35 微摩尔/升,则确诊为维生素 A 缺乏。

四、治疗

调整膳食,增加维生素 A 或胡萝卜素的摄入。积极查找导致维生素 A 缺乏的高危因素和基础疾病,并采取有效的干预措施。治疗维生素 A 缺乏的口服维生素 A 剂量为 7 500—15 000 微克/天(相当于 2.5 万—5 万单位/天),2 天后减量为 1 500 微克/天(4 500 单位/天)。慢性腹泻或肠道吸收障碍患儿,可先采用维生素 A 注射剂深部肌注,再连续 3—5 天口服治疗。除全身治疗外,用抗生素眼药水滴眼可减轻结膜和角膜干燥不适,并预防继发感染。

五、预防

积极预防和干预妊娠、哺乳母亲的维生素 A 缺乏。强调母乳喂养婴儿,当母乳不足或不能母乳喂养时,强调选择强化维生素 A 的配方奶。经常食用肝脏等富含维生素 A 的动物性食物,以及富含胡萝卜素的绿叶蔬菜和橙色或黄色的水果和蔬菜,有助于增加膳食维生素 A 的摄入量。强化维生素 A 或胡萝卜素的食品,也是会增加维生素 A 的摄入。在维生素 A 缺乏高发地区,推荐预防性补充维生素 A 每天 1 500 单位,或每 6 个月一次性口服 10 万—20 万单位维生素 A。患麻疹、疟疾和结核病等感染性疾病,以及慢性消耗性疾病时,应及早补充维生素 A。对于存在维生素 A 缺乏高危因素并伴有反复感染或者难治性贫血的儿童,应高度警惕亚临床型维生素 A 缺乏可能。

第六节 食物过敏

食物过敏又称食物变态反应,是指食物进入人体后,机体对之产生异常免疫反应,导致机体生理功能的紊乱或组织损伤,进而引发一系列临床症状。食物过敏具有特异性,可涉及多种免疫机制。食物过敏是临床上最常见、最重要的过敏性疾患之一。

一、病因

食物过敏是累及全身各系统的免疫反应,涉及皮肤、呼吸系统、消化系统、心血管系统、神经系统及全身反应等。根据食物过敏的发病机制主要分为 IgE 介导型、IgE/非 IgE 混合介导型、非 IgE 介导(细胞介导)型,后两者也可统称为非 IgE 介导型。60％的食物过敏可累及消化系统,目前认为婴儿胃食管反流、肠痉挛、肠易激综合征、便秘等也与食物过敏有一定关系。

由于婴幼儿消化道的屏障功能较弱,且免疫系统发育尚未成熟,因此婴幼儿的食物过敏患病率比成人较高,但会随年龄的增长而逐渐下降,尤其是婴幼儿 18 个月后可看出明显下降。此外,食物过敏的发病还与个体遗传易感性有关。

二、临床表现

根据进食与症状出现的间隔时间,食物过敏可分为速发型与迟发型两种类型。临床上速发型多见。速发型多于进食后 2 小时内出现症状,且症状多且重,常包括风团、血管性水肿

（特别是口唇、舌及上消化道水肿多见），少数患者可表现喉头水肿、哮喘，严重者甚至出现过敏性休克。迟发型多于进食后数小时至数天起病，常见症状有腹泻、食欲不振、皮疹、紫癜、关节痛及黏膜溃疡等。

食物过敏可同时累及多个器官或系统，其中消化道及皮肤最易受累，其常见临床表现如下：

（一）消化道

进食后数秒至数分钟内即可出现口唇黏膜痒、烧灼感或刺痛、麻木，进而出现口腔黏膜、舌、软腭肿胀、咽痒、异物感、恶心呕吐、腹痛、腹胀、腹泻，大便呈黏液样或稀水样便；某些患者亦可表现为反复发作的口腔黏膜溃疡，个别患者可表现为过敏性胃炎及肠炎、乳糜泻等。明确消化道食物过敏的诊断，应首先排除外消化系统器质性病变且明确病因后方可成立。

（二）皮肤

主要表现为皮肤充血、瘙痒、荨麻疹、血管性水肿。最易受累部位为面、颈及耳，亦可表现为慢性湿疹或原有湿疹症状加重，个别患者可表现为过敏性紫癜。

（三）呼吸系统

主要表现为流泪、流涕、喉水肿及哮喘，但临床上常常被忽视。

（四）中枢神经系统

个别患者可表现为偏头痛。

（五）严重过敏性反应

常累及多个靶器官，最先表现为皮肤黏膜症状，进而出现呼吸及心血管系统症状，亦可累及胃肠道、泌尿生殖及神经系统，重者可导致死亡。呼吸系统受累是最常见的致死原因，而第二位是心血管系统受累。一般来说，症状出现越早越严重，但亦应警惕双相反应：早期症状消失 4—8 小时后可再次出现迟发反应，因此建议应至少留观患者 24 小时。

三、诊断

食物过敏的特异性诊断较难明确，其原因在于：人类食物种类繁多，特别是我国每日进食的食物种类可高达数十种，在病史中往往很难将致敏食物与症状相联系；食物在烹调及消化过程中其变应原性可能有所改变，特异性检测不一定能提供诊断依据。因而，应根据病史、特异性检测结果综合分析，以明确病因。

（一）病史采集

只有通过详尽准确的病史采集，才能明确临床症状的严重程度，找到可疑食物变应原的线索，为皮肤试验、体外血清学检测、食物激发试验等提供依据。IgE 介导的速发型反应，往往根据病史即可明确诊断，因此在病史询问中应注意进食及症状出现的时间关系。对于迟发型患者，可指导患者记食物日记，帮助患者分析、寻找可能致敏的食物变应原。

（二）皮肤试验

可采用皮内试验或点刺试验。但是，食物过敏的特异性皮肤试验结果仅供参考，不一定有诊断价值。

（三）血清特异性 IgE 检测

实验室完成的血清特异性 IgE 的检测结果与点刺试验结果具有相同的诊断价值。其优点在于安全性高，可用于重症患者；其缺点为价格昂贵、费时，检测食物种类有限。

（四）食物激发试验

食物激发试验的阳性结果具有诊断价值，是目前公认的食物过敏病因诊断的金标准。对于严重的速发型过敏反应患者，不建议进行食物激发试验。对于相对轻症患者，建议住院行激发试验，并严密观察，同时需要作好充分的急救准备措施。

四、治疗

对于食物过敏患者的最佳治疗方法是禁食致敏食物。食物变应原应严格避免，不仅应禁食该种食物，亦应禁食含该食物成分的一切食品。如对牛奶过敏者不仅应禁食牛奶，亦应禁食一切奶制品及含奶糖果糕点。对蛋清过敏者（特别是婴幼儿）无需禁食蛋黄。烹调或加热可使大多数食物变应原失去抗原性，但牛奶例外。目前，食物口服脱敏疗法的疗效尚不确定，且缺乏安全性，暂不建议应用。

（一）消化道食物过敏的治疗

饮食回避变应原是缓解食物过敏的主要手段，大多数食物过敏症状可在饮食回避 2—4 周缓解。母乳喂养者建议继续母乳喂养，母亲进行饮食回避。

饮食替代。部分食物经去皮、加热或发酵其变应原性下降，有利于症状的缓解。牛奶蛋白过敏且无母乳喂养者，建议用深度水解奶粉或氨基酸奶粉替代，喂养 6 个月以上或月龄达 9 月龄后再次评估。不推荐其他动物奶作为替代品，也不建议大豆配方粉作为 6 个月以下婴儿的饮食替代品。

6 月龄起可添加辅食，可以先从不易过敏的食物开始，但未证实过敏的高敏食物也应遵循辅食添加的顺序进行；6—8 月龄时不随意更换奶，以辅食添加为先。添加辅食过早（4 个月以下）或过晚（8 个月以上）均增加过敏风险。

口服免疫耐受的建立。消化道食物过敏并非持续终身，早期建立免疫耐受极其重要。

（二）药物治疗

抗组胺药：用于 IgE 介导型对症处理；皮质激素：重症患者必要时用于对症处理；色甘酸钠：对肠壁肥大细胞细胞膜起保护作用，有一定预防作用。

抗 IgE 单克隆抗体、抗细胞因子药物、细菌多肽刺激固有免疫系统等新治疗方法亦发现可取得一定疗效，目前尚处于研究阶段。

对于食物过敏所致的严重过敏反应，注射肾上腺皮质激素起效相对较慢，抢救药物首选肾上腺素肌肉注射，同时配合抗组胺药物，必要时给予支气管扩张剂等对症处理，并尽快转运至医院急诊就诊。

五、预防

食物过敏在出生 18 个月内最常见，大多数患儿在 2—3 岁后逐渐对致敏食物产生耐受，过敏症状消失。过敏症状是否持续与食物的种类相关,如对花生、坚果、海产品过敏往往持续终生,而对鸡蛋、牛奶、大豆过敏者有相当比例的患者(特别是婴幼儿)在2—3年后症状消失。彻底避免食物变应原利于对其逐渐耐受。皮肤试验及体外特异性IgE检测的结果不能预示患者的临床症状能否消失,且初始症状的严重程度与症状能否消失无关。大多数婴幼儿的非IgE介导的食物变态反应可随着年龄的增长自动消失。

食物过敏的明确食物变应原的患者,应禁食该种食物及含该种食物成分的一切食品。如果父母一方或双方存在特应性疾病病史,则婴儿从出生至6个月均鼓励母乳喂养,婴儿及哺乳母亲均应避免食用强变应原性食物,如牛奶、鸡蛋等,并建议推迟添加辅食,以减少或延缓食物过敏的发生。

第七节　乳糖不耐受

乳糖是哺乳动物乳汁中主要的双糖碳水化合物,尤以人乳中含量最为丰富。人体摄入乳糖后,通过小肠黏膜上皮细胞绒毛刷状缘分泌的乳糖酶,将乳糖分解为单糖,即葡萄糖和半乳糖,通过细胞的主动转运而吸收。乳糖不但是婴幼儿主要的能量来源,其中的半乳糖还是婴儿脑发育的必需物质,它能促进脑苷脂类和黏多糖类的生成,与婴儿出生后脑的迅速生长有密切关系。如果乳糖酶缺乏,小肠不能有效消化摄入的乳糖时称为乳糖吸收不良;如果出现腹痛、腹泻、腹胀等症状即为乳糖不耐受。

一、病因及类型

乳糖酶由小肠上皮细胞刷状缘分泌,将饮食中的乳糖水解为葡萄糖和半乳糖吸收入血,通过小肠上皮细胞主动转运而主要在空肠和回肠吸收。乳糖的消化与吸收依赖于乳糖酶的数量及活性,当乳糖酶缺乏时,小肠不能有效消化摄入的乳糖称为乳糖吸收不良。如果同时出现临床症状即为乳糖不耐受。乳糖吸收不良占所有乳糖酶缺乏患者的12%—30%。乳糖酶缺乏患者中仅有20%左右存在乳糖不耐受症状,而且乳糖不耐受症状的个体差异很大,不耐受症状的多少及严重程度与多种因素有关。

按常见病因分类,有四种类型乳糖酶缺乏导致的乳糖不耐受:

一是原发型乳糖酶缺乏,也称作成人型乳糖酶缺乏,是乳糖酶缺乏症最常见的类型,与种族、性别、年龄、基因等多因素有关,断奶后乳糖酶活性下降,出现乳糖吸收不良、乳糖不耐受;

二是继发性乳糖酶缺乏,是感染、疾病或其他原因导致的小肠黏膜损伤,可发生于任何年龄,婴幼儿更容易出现,病因去除后乳糖耐受性往往可以恢复;

三是发育相关乳糖酶缺乏症,多为暂时性,多见于胎龄小于34周的早产儿,随着日龄增加、肠道发育成熟,乳糖酶活性会逐渐增加;

四是先天性乳糖酶缺乏症,是一种罕见的疾病,婴儿出生后小肠不能产生或很少产生乳糖酶,它会伴随患儿一生,因此要终身避免含乳糖食物。

婴幼儿乳糖不耐受的常见临床类型如下:

（一）早产儿发育性腹泻型

又称"相对乳糖酶缺乏症"，多见于小于 34 周的早产儿，它与乳糖酶活性不足有关，尤其对于喂养不耐受的早产儿要引起重视。

（二）生理性腹泻型

新生儿期大便次数较多，每日 6—7 次，甚至十余次，但食欲好、体重增长良好，随着月龄增长、辅食添加后症状消失的称为"生理性腹泻"，临床发现这些小婴儿换配方奶后腹泻明显减轻。1 岁以下的婴儿，尤其是 6 个月以下的婴儿可能以乳类为主要食物，母乳乳糖含量高于配方奶，乳糖负荷大，肠内乳糖酶相对缺乏明显有关，也属于发育型乳糖不耐受。对于严重腹泻的小婴儿，尤其体重增长不理想的小婴儿，要及时干预治疗。

（三）肠炎后腹泻型

急性感染性腹泻起病，无论细菌或病毒性感染（轮状病毒肠炎），肠道感染控制后，腹泻仍持续，其中 1/3—1/2 存在乳糖不耐受。既往常常认为是对抗生素耐药或肠道菌群失调所致，在双糖酶中，乳糖酶成熟最晚、含量最低、最易受损、修复最慢，乳糖酶活性和数量恢复需要 2—8 周。

（四）迁延性、慢性腹泻型

大多数患儿的腹泻迁延不愈是由于肠黏膜上皮受损，导致肠黏膜刷状缘上的乳糖酶活性下降，乳糖酶缺乏。乳糖酶缺乏又使腹泻加重，这是腹泻迁延不愈的关键因素，二者互为因果。

二、临床表现

乳糖不耐受症病因各异，临床表现多样，持续时间长短不一，严重程度不同。

消化道表现为乳糖酶缺乏或活性低下，未被吸收的乳糖滞留在肠腔，因渗透作用使细胞内水及小分子物质进入肠腔，内容物渗透性增高，水分潴留，导致渗透性腹泻。患儿大便黄色或青绿色，蛋花汤样或稀糊状，夹有奶块，多有泡沫，酸臭味，每日甚至 10 余次。同时，会出现进入结肠的未被吸收的乳糖，被结肠内细菌酵解为短链的脂肪酸、一些气体，刺激肠壁，加快肠蠕动，引起一系列腹泻、腹胀、嗳气、恶心、腹痛、肠绞痛等消化道症状。患儿常常排便前哭闹，排便后好转；由于肠内胀气，食奶后无明显诱因哭闹不安；时有肛门潮红，甚至顽固性尿布皮炎。在少数情况下，部分患者由于肠道内产生的甲烷促使胃肠蠕动减少，出现便秘而不是腹泻。另外，小肠黏膜通透性增加，病毒易侵入机体，使肠道感染概率增加。

未经消化的乳糖进入结肠后，除被细菌分解产生的气体外，细菌发酵产生一些毒性代谢产物，通过改变细胞间信号传导的机制，导致患者出现全身的症状，如头痛、抑郁、注意力不集中、记忆力下降、口腔溃疡、心律失常、肌肉和关节痛、尿频、各种过敏反应（湿疹、哮喘、瘙痒等）。

乳糖分解成乳酸会促进钙的吸收，如果因为乳糖不耐受给予低乳糖食物，导致小肠对钙的吸收利用减少而影响对钙的吸收及骨代谢，尤其受到长时间影响后可引起小儿佝偻病、软骨病、骨质疏松等骨代谢异常。

婴幼儿乳糖不耐受最常见、明显的症状是腹泻，如果不能早期诊治，腹泻与乳糖不耐受互为因果,部分患儿会演变成慢性或迁延性腹泻。严重的乳糖不耐受可导致患儿水电解质紊乱、低钙与低锌等微量元素缺乏、贫血、营养不良、体重低下、生长发育迟缓等严重后果,对小儿危害甚大。

三、诊断

(一)乳糖氢呼气试验

乳糖氢呼气试验已被认为是临床诊断乳糖吸收不良和乳糖不耐受的金标准。主要包括常规检测方法和简化检测方法。常规检测法是在空腹状态下测定氢呼气浓度作为基础值,口服一定负荷剂量的乳糖,3—6 小时内每隔 15 分钟测定一次氢呼气浓度。如果氢呼气浓度超过基础值 20 百万分比浓度即可诊断乳糖吸收不良,如果同时出现典型的胃肠道症状则诊断乳糖不耐受。婴幼儿用此方法较难配合检测。

(二)乳糖耐量试验

给予负荷剂量乳糖,在指定时间间隔检测血糖水平,如低于 20 毫克/分升,说明乳糖吸收不良。应当注意的是,糖尿病及胃排空时间和激素的相互作用等均可导致假阴性结果。

(三)粪便 pH 值检查

给予负荷剂量的乳糖后,乳糖酶缺乏患儿的粪便 pH 值通常低于 6,且粪便中可见乳糖。但母乳喂养儿亦可排泄少量乳糖,影响检验结果。此外果糖、胃动力和水的排泄可影响测试结果。

(四)尿半乳糖测试

测定尿中半乳糖水平可反映乳糖酶活性。尿半乳糖测试较适用于婴幼儿。

四、治疗

乳糖不耐受治疗的目的是减轻症状,预防乳糖不耐受继发乳糖限制后钙吸收减少、骨骼病变。

(一)饮食治疗

对严重乳糖不耐受者应根据病情程度采取无乳糖配方、低乳糖饮食或调整饮食方式。乳糖提高钙的吸收,去乳糖饮食导致钙吸收降低,影响骨代谢,引起骨折、骨质疏松,同时钙平衡也影响蛋白质摄入、维生素 D 及盐吸收等,所以饮食治疗时应注意钙、磷、维生素 D 的补充。

(二)药物治疗

乳糖酶广泛存在于植物、细菌、真菌以及哺乳动物的肠道中。药物治疗是当前治疗乳糖不耐受的理想方法,疗效肯定而且没有不良反应。患儿无需改变原有饮食结构,保证婴幼儿继续从母乳中获得抗体等有益成分。

(三)益生菌的应用

益生菌是以活菌形式提供补充,通过促进肠道微生物平衡对宿主产生有益的影响。

1. 单纯性肥胖的病因是什么？
2. 缺铁性贫血的治疗方法有哪些？
3. 维生素 D 缺乏的预防措施有哪些？
4. 食物过敏的表现是什么？
5. 婴幼儿乳糖不耐受的常见临床类型有哪些？

推荐资源

纸质资源

1.《中华儿科杂志》编辑委员会,中华医学会儿科学分会血液学组,中华医学会儿科学分会儿童保健学组. 儿童缺铁和缺铁性贫血防治建议[J]. 中国儿童保健杂志,2008(8).

2. 全国佝偻病防治科研协作组,中国优生科学协会小儿营养专业委员会. 维生素 D 缺乏及维生素 D 缺乏性佝偻病防治建议[J]. 中国儿童保健杂志,2015(7).

3. 中华医学会儿科学分会儿童保健学组,《中华儿科杂志》编辑委员会. 儿童微量营养素缺乏防治建议[J]. 中华儿科杂志,2010(7).

4. 胡燕,卢明悦. 婴儿喂养与食物过敏[J]中华实用儿科临床杂志,2017(23).

5. 郭红仙,李红梅. 婴幼儿乳糖不耐受症的研究进展[J]. 国际儿科学杂志,2018(3).

6. 王卫平,孙锟,常立文. 儿科学(第九版)[M]. 北京:人民卫生出版社,2018.

视频资源

中国医科大学网络教育学院. 儿科学视频教程

1.《生长发育》(儿科学第一讲),中国医科大学第二附属医院. 赵云静.

2.《维生素 D 缺乏性佝偻病》(儿科学第二讲),中国医科大学第二附属医院. 赵云静.

3.《缺铁性贫血》(儿科学第二十三讲),中国医科大学第二附属医院. 赫良纯.

第七章

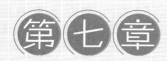

儿童饮食行为发育

学习
目标

1. 了解儿童进食技能发展的里程碑。
2. 讨论儿童饮食行为问题的主要成因。
3. 制定常见儿童饮食行为的干预计划。

内容
脉络

儿童饮食行为发育

进食技能发育

◇ 从原始反射到有意识的控制
◇ 从吸吮到咀嚼
◇ 从按需喂养到规律自主进餐

饮食行为问题及其分类

◇ 饮食行为问题的定义
◇ 饮食行为问题的分类

饮食行为问题临床评估指导

◇ 概述
◇ 评估工具
◇ 临床评估干预流程
◇ 临床表现和干预方法
◇ 干预指导注意事项

良好的饮食习惯培养

◇ 做"应答型"的家长
◇ 喂养行为准则和互动规则

　　3岁的男孩牛牛正坐在餐桌旁,一手扶着碗,一手拿着筷子,很快把碗里的肉都吃完了,但慢慢把碗中的青菜捡到桌上。爸爸妈妈坐在一旁紧盯着牛牛。爸爸说:"牛牛,你今天必须把碗里的青菜吃完才能出去玩。"妈妈说:"牛牛乖,把青菜吃了,妈妈奖励你吃巧克力。"这顿饭牛牛已经吃了半个多小时,饭菜早已凉了。看着牛牛磨磨蹭蹭地吃饭的样子,爸爸终于压不住火,一把抓过碗筷给牛牛喂饭。刚喂了两口,哇哇大哭的牛牛就将刚吃进去的饭菜全部吐了出来。

　　像牛牛这样挑食、偏食的情况在婴幼儿中比较常见,如何进行科学的喂养?本章将针对儿童常见饮食行为问题,介绍婴幼儿进食技能的发展及良好饮食行为的培养方法。

第一节 进食技能发育

儿童进食技能是在婴幼儿期逐渐发育完善的,包括口唇、舌、咽部肌肉协调,手、口协调活动能力发展(见表 7-1)。

一、从原始反射到有意识的控制

"吃"是新生儿与生俱来的本能。用手指或乳头轻触新生儿的嘴角或面部,宝宝会将头转向被触摸的这一侧,并伴有张嘴和吸吮动作,这称为觅食反射。将乳头或手指放在新生儿两唇之间或口内,宝宝即出现有力的吸吮动作,这叫做吸吮反射。这两种原始反射在正常情况下均会在 4—5 月龄时开始消失,逐渐被婴儿有意识的吸吮或吞咽所替代。

二、从吸吮到咀嚼

婴儿食物质地从乳类向半固体再到固体食物逐渐过渡。6—8 个月是训练婴儿咀嚼和吞咽能力的最佳时期,也叫"敏感期",此时要及时给婴儿添加辅食,训练其味觉、锻炼吞咽和咀嚼。最初引入的是非乳类泥糊状食物,最好为强化铁的米粉,米粉可用奶液调配;其次引入的食物是较容易磨成泥蓉状的蔬菜;之后逐渐引入肉类、蛋类、鱼类等动物性食物和豆制品。9—12 月的婴儿已经尝试并适应多种食物,这一阶段应在继续扩大婴儿食物种类的同时,注意增加食物的稠厚度和粗糙度,并注重培养婴儿对食物和进食的兴趣。

咀嚼能力不足的儿童,只能进食糊状或特别精细的食物,稍有粗糙颗粒就会出现干呕的症状或立刻吐掉,未来可能还会影响其牙齿发育和语言能力。

三、从按需喂养到规律自主进餐

婴幼儿学会自主进食是其成长过程中的重要一步,需要反复尝试和练习。父母应有意识地利用婴幼儿感知觉以及认知、行为和运动能力的发展,逐步训练和培养婴幼儿的自主进食能力。

婴儿饥饿是按需喂养的基础,因饥饿引起哭闹时应及时喂哺,不强求喂奶次数和时间,特别是 3 月龄以前的婴儿。婴儿生后 2—4 周就基本建立了自己的进食规律。满 7 月龄时,多数婴儿的辅食喂养可以成为单独一餐,随后过渡到辅食喂养与哺乳间隔的模式。10—12 月龄阶段特别建议为婴儿准备一些便于用手抓捏的"手抓食物",并鼓励婴儿尝试自喂。

幼儿在满 12 月龄后应与家人一起进餐,父母在继续提供辅食的同时,应鼓励幼儿尝试家庭食物,并逐渐过渡到与家人一起进食家庭食物。此时幼儿自我意识逐渐增强,应鼓励幼儿自主进食。幼儿满 12 月龄时能用小勺舀起,但大多散落;18 月龄时能吃到大约一半的食物;而到 24 月龄时能比较熟练地用小勺自喂,少有散落。

表 7－1 婴幼儿进食技能发展里程碑

年龄	口腔、感官发育	与进食相关的动作行为发育
胎儿期	◆ 孕 15 周龄出现吸吮动作，24 周龄出现弱的吸吮反射 ◆ 孕 28 周龄出现口腔吸吞反射 ◆ 孕 34—36 周龄有稳定的吸吮和吞咽动作	
新生儿期	◆ 口周触觉高度敏感，有嗅觉记忆和味觉记忆	◆ 婴儿刚出生时就具有的最基本进食动作是觅食、吸吮、吞咽，这些动作行为属于原始反射 ◆ 婴儿饥饿啼哭—母亲喂哺模式建立，产生喂养中的互动
2—4 月龄		◆ 开始等待喂奶 ◆ 从喂奶互动中熟悉母亲体味、语调和怀抱 ◆ 吃手行为增加
4—5 月龄	◆ 婴儿口腔结构改变，使得口腔空间增大 ◆ 神经系统逐渐发育成熟，吸吮吞咽动作也开始成熟、有自主意识 ◆ 婴儿吸和吞的动作可分开，可以随意地吸或吞	◆ 在大人的辅助下，坐起时头可以固定 ◆ 两手均尝试去抓小物品，可将手抓住的物品送入嘴巴
5—6 月龄	◆ 觅食反射消失，张力性咬合反射消失，从咬反射发展到出现有意识的咬的动作 ◆ 在等待勺子喂入食物时或接触勺子时有啜吸动作反应，会用上下方向咬，舌和下颌间无分离运动 ◆ 嘴和舌可以协调完成进食	◆ 可以有意识地张嘴接受小勺及食物 ◆ 坐着用双手可支撑 30 秒左右
6—8 月龄	◆ 消化系统成熟期、味觉敏感期，训练婴儿学习咀嚼和吞咽的关键期 ◆ 此时婴儿开始逐渐学习接受各种不同味道、质地的食物，从而成功地从奶制品为主的食物转变到成人固体食物	◆ 坐着时手可以各拿一块积木，或将积木从一手移到另一手 ◆ 婴儿对新食物会引发一种适应性的自我保护行为，称为"厌新"
8—10 月龄	◆ 舌的活动范围明显增大，活动模式增多，会上下、前后方向运动 ◆ 咬食物时可见唇舌下颌有少量分离运动，能在口腔内移动食物，从两侧到中间，从中间到两侧	◆ 用手进食，会抓住汤匙，不能有效用汤匙 ◆ 能自己吃饼干 ◆ 用杯子饮水时下颌稳定性仍差，可在成人协助下用杯子饮用
10—12 月龄	◆ 表现出真正的吸吮动作，会用牙齿清洁下唇上的食物 ◆ 咬软食时下颌稳定性好，能自我控制咬食动作，吞咽奶液等流质食物时唇闭合能力提高	◆ 自喂增加，拇食指抓握，寻找掉落在地的食物 ◆ 能把小东西放入杯子或容器中 ◆ 能拿杯子但易撒出，进食中出现更多发声和运动

年龄	口腔、感官发育	与进食相关的动作行为发育
12—15月龄	◆ 能合唇咀嚼，咬固体食物时有少量自控能力	◆ 用杯较好，自己拿杯子喝水 ◆ 用汤匙取食差，易洒出 ◆ 要求自己进食，胃口和营养需求减少 ◆ 进食易弄脏衣物
15—18月龄	◆ 开始发展下颌主动控制能力，吞咽时舌外伸减少 ◆ 能很好地控制流食食物，主动良好的控制咬合，不需要辅助	◆ 能用好汤匙/杯 ◆ 吃饭速度加快，时间缩短 ◆ 能等待进食，会扔食物引起父母应答
18—24月龄	◆ 会用舌清理唇部食物 ◆ 吞咽时舌后缩，能自如地咬食肉类食物 ◆ 下颌能做圆周运动	◆ 能自己吃、用匙进食 ◆ 能连续饮，能用吸管吸 ◆ 开始表现出对食物的喜好，对食物表示"要"或"不要"
2—3岁	◆ 能很好地控制下颌，吞咽时舌尖上抬 ◆ 咬食物时下颌分级调控好，咬食物时头部分离活动好 ◆ 食物能在口腔内平稳移动，从一侧到另一侧，舌活动度和灵活性发育逐渐完善	◆ 进食良好习惯形成 ◆ 在帮忙下会用肥皂洗手并擦干手 ◆ 帮助递食物等
3—4岁	◆ 口运动发育完善	◆ 洒落少，吃得干净 ◆ 能从小壶里倒水喝 ◆ 几乎能自己洗手 ◆ 出外进餐有基本礼仪
4—5岁		◆ 自己吃和选择食物 ◆ 能将食物组合在一起，如三明治 ◆ 开始要求自己见过听过（如电视广告）的食品 ◆ 帮助洗涤

第二节　饮食行为问题及其分类

一、饮食行为问题的定义

不良饮食行为问题在儿童群体广泛存在，但其术语命名、定义、分类和诊断标准在国际和国内尚未统一。比较常见的名称包括喂养困难（Feeding difficulty）、喂养障碍（Feeding disorder）、进食障碍（Eating disorder）、挑食（Picky eating）等。

美国《精神疾病诊断与统计手册》第 5 版（DSM—Ⅴ）中定义了回避性/限制性摄食障碍（ARFID），诊断标准为：一是进食或喂食障碍，表现为下列一项或多项：①体重明显减轻（或对儿童来说，增长不良）；②营养缺乏；③依赖肠内营养或口服营养补充剂；④心理社会功能显著受到影响。二是该障碍不能用食物供给不足或文化差异的原因来解释。三是该进食障碍不是来源于神经性厌食或神经性贪食，也没有证据表明个体存在对自己体重或体型的担忧。四是该进食障碍不能用其他器质性疾病或精神障碍来解释。

二、饮食行为问题的分类

美国精神科医生 Irene Chatoor 将婴儿和儿童早期喂养障碍分为六类：

一是因状态调节障碍所导致的喂养障碍。多发生于新生儿中，进食时婴幼儿不能够进入清醒的平静状态，而是过度哭闹从而易感觉疲劳，以致停止进食，常使喂哺的照养者感觉紧张或抑郁。

二是由于忽视所导致的喂养障碍。由于照养者的忽视，婴儿在 8 月龄之前就显示生长不良，这类婴幼儿因为缺乏照顾，对外人的社会性应答（如眼神交流、微笑、喃喃作语）很差，体格检查中无疾病或障碍、发育无迟缓。

三是婴儿厌食症。这类婴幼儿摄食不足 1 个月以上，常发生在开始添加半固体食物或开始用汤匙的年龄阶段，一般在 6 月龄左右，表现为除对食物不感兴趣外，对外界任何事物都很兴奋，不停地探索环境。婴儿发育处于正常水平，但有较强的个人意愿。除生长不良外，婴儿常伴有睡眠问题。

四是感觉性拒食。因感觉器官对某些食物的厌恶，表现为挑食，拒绝特定气味或质地的食物，特别在进食新食物时容易出现症状，这类婴幼儿只对偏好的食物吃得很好，造成营养不均衡和口腔运动功能的问题，在临床中极为多见。

五是创伤后喂养障碍。因为外伤如食物梗塞、过久管饲、呛咳等不良体验后一见食物便感到害怕。这类婴幼儿只进流食，不吃固体食物，拒绝口腔进食，不愿吞咽食物或将食物含在口中，当他们进入进食场景中就感到紧张。

六是由于躯体疾病所导致的喂养障碍。因为器质性疾病造成进食困难、呕吐等，尽管临床可以治疗他们的疾病，但不能缓解他们的进食问题，这类婴幼儿会出现生长不良或迟缓。在儿科和儿童保健领域，医生更为关注婴幼儿进食行为、个体发育和亲子关系之间的联系。

随着儿童饮食行为研究的发展和临床干预技术的改进，目前将喂养困难类型划分为以下四大类：胃口差、挑食、进食恐惧、喂养互动不良。

（一）胃口差

1. 家长认知错误

家长误以为儿童吃得少或长得慢，而实际儿童的体格生长正常、营养状况良好。

2. 精力充沛的胃口差

儿童灵敏、活泼且好动，但极少表现出饥饿或对进食感兴趣。

3. 精神萎靡的胃口差

儿童对于进餐和周围环境均缺少兴趣，与周围的人可能也缺乏语言及眼神交流。

4. 器质性疾病导致的胃口差

儿童因器质性疾病导致食欲不振、可能存在生长不良、营养缺乏。

（二）挑食

1. 家长认知错误

"厌新"是 18—24 月龄儿童中常见的一种现象,需要家长耐心地反复尝试,使儿童接受新食物。

2. 轻度挑食

儿童对某一种或某一类食物表现出特别的偏爱或厌恶,但体格生长和营养状况通常没有问题。

3. 重度挑食

儿童因为口味、质地、气味、外观等原因拒绝某类食物,可能会导致营养素摄入不均衡,或者口腔功能受影响。

4. 器质性疾病导致的挑食

常见于发育迟缓的儿童,对某些食物表现高度敏感。

（三）进食恐惧

1. 家长认知错误

婴儿期常见的过度哭闹现象,可能与功能性胃肠病或食物过敏等相关,家长误以为是婴儿拒食。

2. 婴儿进食恐惧

婴儿因为不良的进食经历,导致其看见食物、奶瓶、餐具会恐惧或焦躁不安。

3. 大龄儿童进食恐惧

儿童由于经历过呛咳、呕吐、强迫喂养等事件,导致对进食产生恐惧。

4. 器质性疾病导致的进食恐惧

由器质性疾病导致的进食疼痛、插管等不良事件造成儿童对进食产生恐惧。

（四）喂养互动不良

1. 控制型家长

家长对儿童的进食过度关心,忽视儿童饥饿或饱足的信号,可能采用强迫、惩罚或物质引诱的方法促进儿童进食,达到自己认为满意的程度。初期也许会有效,长期可能导致儿童进食恐惧或肥胖。

2. 溺爱型家长

家长没有为儿童设立进餐规则,易使儿童养成不良饮食习惯,或导致儿童饮食不均衡、不规律,增加营养不良的风险。

3. 忽视型家长

家长忽视儿童的进餐信号和生理、情感需求,亲子间缺乏情感交流,部分家长可能自身存在某种心理行为问题。

第三节 饮食行为问题临床评估指导

一、概述

基于 Benny Kerzner 和 Irene Chatoor 的饮食行为问题分类理论，部分国际知名儿科专家于 2008 年开发了一套儿童饮食行为的筛查评估指导工具（IMFeD）（见图 7-1）。本工具适用的对象是 1—6 岁儿童，应用目的是帮助临床儿科和儿童保健医生筛查和排除存在饮食行为问题儿童的潜在器质性疾病，辨别特定的饮食行为和环境因素，以划分饮食问题的类型和程度，为儿童家长提供针对性的干预指导意见。

2009 年，中国疾病预防控制中心妇幼保健中心牵头成立了儿童饮食行为问题筛查干预专家组，成员包括儿童营养、心理发育行为、消化等专业领域的专家，讨论并修订了 IMFeD 工具以使之适用于我国儿科和儿童保健服务。IMFeD 工具的中国版本修订确定之后，国内又开展了两次大规模、相互独立的临床对照试验研究。2010 年 10 月，我国按照地域分布在全国一级和二级城市选取 18 个妇幼保健机构的儿童保健门诊或社区卫生服务中心为研究现场，将 1329 例儿童分为 IMFeD 工具干预组和常规指导对照组，追踪随访 4 个月，研究重点为精力充沛胃口差、挑食偏食、不良进食习惯和害怕进食这四类非器质性疾病的儿童饮食行为问题的干预。研究结果显示，门诊就医的儿童存在最多的问题是精力充沛而胃口差、对游戏或与人交流更感兴趣，此类问题占七成以上；对这四类饮食行为问题的干预，IMFeD 工具组的效果均优于常规指导对照组。2011 年 9 月，以上海、苏州、成都、青岛、武汉、沈阳 6 个城市的儿童保健机构为研究现场，对 1258 名儿童进行了为期 9 个月的干预及观察研究，结果表明 IMFeD 工具的临床干预效果显著，并且儿童抚养人对医务人员指导的满意度显著高于以往临床常规指导，医务人员对工具的接受程度也很高，尤其是干预措施和健康处方，八成以上的医务人员认为非常有帮助。

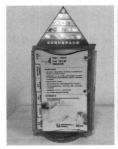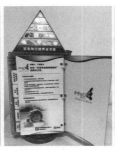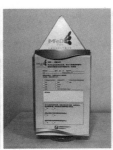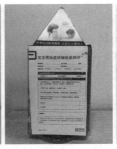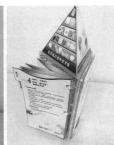

▲ 图 7-1 IMFeD 工具的中国修订版本

二、评估工具

评估工具分为筛查问卷、评估分类和健康处方三部分。

（一）筛查问卷

筛查问卷正面(见图 7 - 2)包括三项内容：

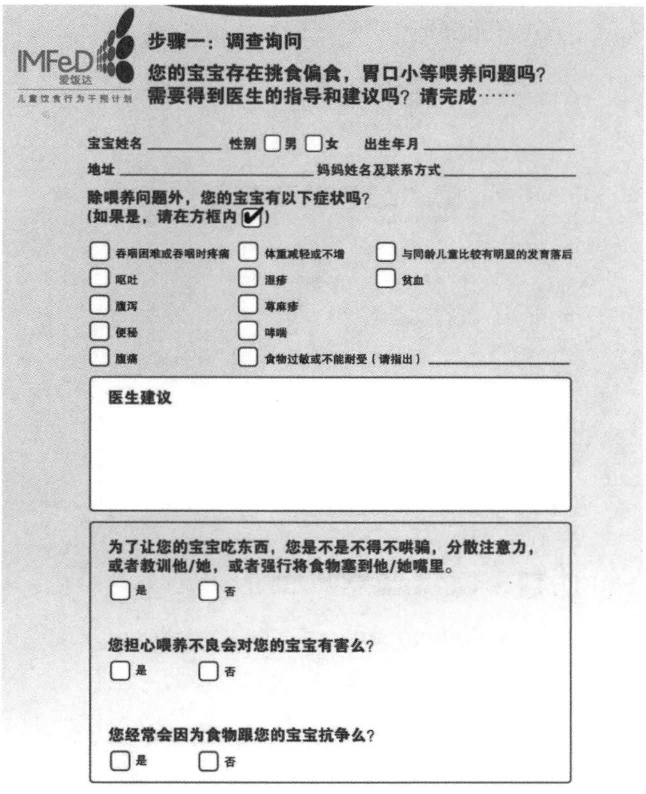
IMFeD
爱饭达
儿童饮食行为干预计划
步骤一：调查询问
您的宝宝存在挑食偏食，胃口小等喂养问题吗？
需要得到医生的指导和建议吗？请完成……

宝宝姓名 ________ 性别 □男 □女 出生年月 ________
地址 ________ 妈妈姓名及联系方式 ________

除喂养问题外，您的宝宝有以下症状吗？
(如果是，请在方框内☑)

□吞咽困难或吞咽时疼痛 □体重减轻或不增 □与同龄儿童比较有明显的发育落后
□呕吐 □湿疹 □贫血
□腹泻 □荨麻疹
□便秘 □哮喘
□腹痛 □食物过敏或不能耐受（请指出）________

医生建议

为了让您的宝宝吃东西，您是不是得不哄骗，分散注意力，或者教训他/她，或者强行将食物塞到他/她嘴里。
□是 □否

您担心喂养不良会对您的宝宝有害么？
□是 □否

您经常会因为食物跟您的宝宝抗争么？
□是 □否

▲ 图 7 - 2　IMFeD 工具筛查问卷正面

(1) 儿童和家长的基本情况，如：儿童姓名、性别、出生日期，家长姓名和联系方式等。

(2) 问询儿童是否存在潜在疾病的危险信号和医生建议，如：体重下降、吞咽困难、呕吐、腹泻、便血等。

(3) 问询家长的喂养情况，如：您经常因为食物跟宝宝抗争吗？

筛查问卷背面是 17 个条目的问题(见图 7 - 3)，主要是问询最近一段时间儿童的饮食行为和抚养人的喂养行为，如：我的孩子最近对食物不感兴趣，我的孩子因为气味、口味、外观、质地的原因拒绝很多食物等。每个条目的问题根据程度分为总是、经常、有时、很少和从不，由家长根据孩子最近一个月的饮食情况来选择。

（二）评估分类

工具的评估区包括六大类饮食行为问题的诊断和详细的文字解说(见图 7 - 4)。这六类问题分别是：胃口差、对某种食物特别偏好、不良进食习惯、父母过度关心、害怕进食和潜在疾病状态。

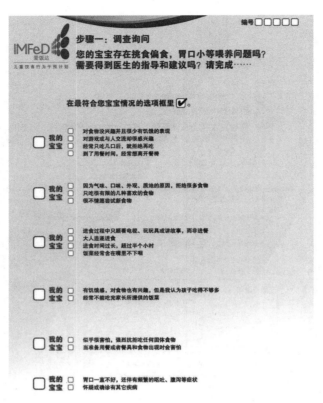

▲ 图 7 - 3　IMFeD 工具筛查问卷反面

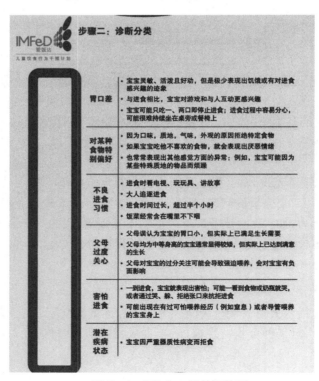

▲ 图 7 - 4　IMFeD 工具的评估区

（三）健康处方

每类饮食行为问题均有相对应的健康处方，内容包括标准化的专业行为指导、科学的营养补充和医嘱（见图 7-5）。

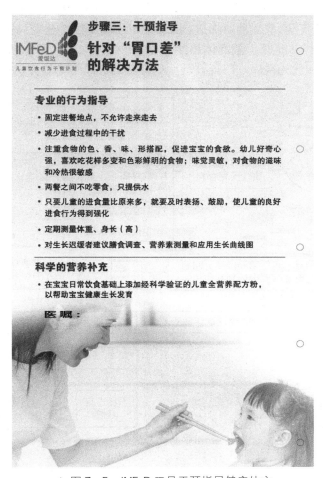

▲ 图 7-5　IMFeD 工具干预指导健康处方

三、临床评估干预流程

（一）调查询问

调查询问的目的是了解儿童生长发育情况和喂养情况，判断儿童的喂养困难是否因器质性疾病导致。首先对报告喂养困难的家长给予详细的喂养史、生育史、过敏史等询问，请家长填写 IMFeD 工具的家长问卷部分，并测量儿童的身高和体重，对儿童的体格生长进行评价。

（二）诊断分类

诊断分类的目的是对儿童的饮食行为问题进行分类诊断。家长问卷正面 17 个条目被归进 6 个区块，每个区块对应一类饮食行为问题。医生根据家长问卷的填写，再次有针对性地问询和核对,从而判断儿童存在哪一类或哪几类饮食行为问题,每一类饮食问题中包含几项条目。

（三）干预指导

干预指导的目的是根据儿童饮食行为问题类型,给予系统的干预指导方案。如怀疑或确诊儿童存在器质性疾病,应立即对症进行诊断和治疗,或转诊至专科医疗机构。在排除了潜在疾病状态后,医生应根据儿童的体格生长情况、行为问题的严重程度和干预的难易程度,确定干预的内容和优先次序,开具阶段性、个性化的健康指导处方(见图7-6)。

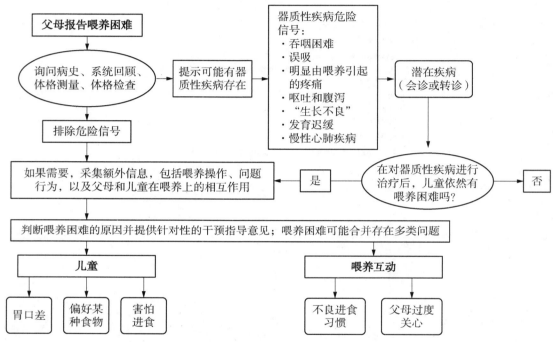

▲ 图7-6 IMFeD工具的临床应用流程

四、临床表现和干预方法

（一）胃口差

1. 临床表现

- 孩子灵敏、活泼且好动,但极少表现饥饿或对进食感兴趣
- 与进食相比,孩子对游戏和与人互动更感兴趣
- 可能只吃一两口就停止进食,进餐容易分心,很难持续坐在桌旁

2. 干预目标

- 培养孩子的饥饿感,并能学会辨识饥饿感
- 让孩子明白用餐时间应该用来吃饭,而非玩耍或跑来跑去
- 让孩子待在餐桌上够久,学会吃到有饱足感

3. 指导要点

- 设计用餐时间表,每天给予 3 餐和 1 份下午的点心(间隔 3 到 4 小时)
- 如果孩子在正餐时间不吃或吃得很少,不要担心,也不要因此屈服让步,可在正餐之间提供少量零食
- 孩子一餐正餐吃的不多并没有关系,培养下一餐或隔天的饥饿感
- 固定时间进食,25 分钟内吃完,超过 25 分钟没有吃完,则撤走
- 不提供果汁、不允许频繁进食,餐间只提供开水
- 增加活动量,使孩子容易产生饥饿感
- 注重食物色香味搭配,增加孩子的食欲
- 不要强迫孩子吃东西,这只会恶化亲子关系

(二) 挑食

1. 临床表现

- 孩子因为口味、质地、气味、外观等原因拒绝特定食物
- 对不喜欢吃的食物,孩子会表现出厌恶情绪
- 留心孩子其他感官方面的异常或敏感:如对噪音、强光、手上的脏污、衣服标签、脚底沙土的反应

2. 干预目标

- "引诱"孩子尝试新食物

3. 指导要点

- 不完全剥夺偏爱的食物,但适当减量
- 将极少量的新食物混进孩子喜欢的食物中,并逐渐增加新食物的比例
- 鼓励孩子反复接触新食物(10—15 次)
- 理解孩子对某些食物反感的情绪,强迫孩子吃下不喜欢的食物只会让情况更糟糕
- 儿童模仿性强,家长应树立良好榜样,不挑食偏食
- 家长积极示范愉悦的进食,以引起孩子的兴趣

(三) 害怕进食

1. 临床表现

- 孩子对进食有明显恐惧,看到食物或奶瓶就哭闹,或通过蜷缩身体、躲避、拒绝张口来抗拒进食
- 孩子可能在清醒时畏惧进食,但困意明显的状态下愿意吸奶瓶

2. 干预目标

- 创造快乐进食的宽松环境

3. 指导要点

- 问询喂养史,孩子是否有过不良的体验,如噎食、导管进食
- 耐心引入新食物,不强迫孩子进食,不批评指责
- 替换让孩子产生恐惧或厌恶的餐具
- 如果孩子对某种性状的食物恐惧,规避一段时间,再慢慢换回
- 长期依赖导管喂养的孩子,治疗需专科医生提供意见

（四）不良进食习惯

1. 临床表现

- 用餐时看电视、玩玩具、讲故事
- 大人追逐进食
- 进食时间过长，超过半小时
- 饭菜含在嘴里不下咽

2. 干预目标

- 创造安静的进食环境
- 培养良好专注的进食行为
- 家长以身作则

3. 指导要点

- 规定进食时间 20—30 分钟
- 鼓励孩子自己进食，允许孩子进食狼藉
- 家长进食时不做其他事情
- 增加孩子活动量，培养饥饿感
- 对行为的改善，给予表扬鼓励，加强孩子独立进食意识

（五）父母过度关心

1. 抚养者表现

- 认为孩子胃口小，但实际进食已满足生长需要
- 认为孩子瘦小，但实际生长已达到理想水平
- 对孩子进食过度关注，导致强迫喂养，让孩子产生负面影响

2. 干预目标

- 帮家长树立正确理念
- 消除家长紧张、焦虑情绪

3. 指导要点

- 结合孩子身高、体重和生长速率，与家长讨论体格生长情况
- 记录孩子的进食品种和数量，与家长讨论孩子膳食营养情况
- 指导家长对生长和营养有适当期望值，并讨论遗传的影响
- 不与其他孩子攀比进食量，允许个体差异
- 可适当提供营养补充剂，减轻家长的焦虑

五、干预指导注意事项

（一）重视潜在器质性疾病信号

对怀疑或确认有器质性疾病的喂养困难儿童，首先治疗器质性疾病，或者转诊至相关科室。如果器质性疾病治愈之后，喂养困难仍持续存在，则进入饮食行为诊断和干预阶段。无论哪个阶段，家长应密切监测孩子的体格生长指标。

（二）建立以家庭为单位的阶段性综合干预

根据抚养者的喂养类型、亲子关系、喂养环境、期望和需求等多方因素来综合确定干预的处方,指导家长针对某项不良行为进行强化干预。家长可以根据干预处方和儿童饮食行为指导手册进行实践。下一次的随访中,医生根据家长反馈的上一阶段具体情况重新进行评估,继续开展下一阶段的干预,在标准化的诊断流程基础上,给予每个儿童及其家庭个性化的指导方案。

第四节　良好的饮食习惯培养

一、做"应答型"的家长

家长为孩子提供的良好家庭养育互动模式称为应答型。应答型家长在约束性和自主性之间掌握了一种合理的平衡,在给孩子发展自理自立能力机会的同时,也为孩子的成长提供了所需的标准、必要的限制和指导性原则。

应答型的家长与孩子保持广泛的言语交流,孩子能从中受益并能得到启发,其心智和社会能力都得到有力的发展与支持。父母在家庭交流中对所做的决定、制定的规则、达到的目标进行解释,能帮助孩子理解社会规范、社会关系,增强了孩子对自己的社会角色、社会任务、社会期待的理解,提高了他们的道德水平和自我约束能力。

应答型的教养方式是以温情的亲子关系为基础的,是孩子喜欢的、能被孩子接纳的,在这基础上孩子与父母建立起强烈的依恋关系,使他们更容易接受父母的影响,更能理解父母的生活态度和价值观,这使他们在家庭生活中与父母关系更加和谐。应答型家长在与孩子的不断交流之中树立起威信,在严格要求孩子的同时更善于了解孩子的需要,能及时发现孩子的困惑并允许孩子发表自己的见解,从而帮助孩子达成自己的目标。

二、喂养行为准则和互动规则

在饮食行为的培养中,应答型家长需要掌握的行为准则和互动规则,详见表7-2。

表7-2　喂养行为准则和互动规则

编号	准　　则	规　　则
1	保持分明的职责界限	● 父母决定孩子进餐的地点、时间和内容 ● 孩子决定吃多少
2	避免分散注意力	● 在无噪声和干扰的情况下喂食,不建议玩具、书、电视机或者其他能分散注意力的东西在用正餐或者吃点心时出现 ● 采用婴儿餐椅(见图7-7)把孩子限制在固定的喂食环境中 ● 孩子的椅子应放在饭桌前,鼓励孩子就餐时一直坐在那里 ● 父母可以给孩子一个玩具让他安定下来,不过一旦就餐开始玩具应该拿走

编号	准　则	规　则
3	进餐规律、促进食欲	• 在固定时间喂孩子,正餐和点心之间隔开2—3小时 • 在正餐和点心之间只提供水 • 使孩子的就餐频率与父母的就餐频率相一致,三顿正餐加上一顿午后点心是比较典型的
4	保持中立、平和的态度	• 不要过度兴奋或活跃(例如,不要满嘴跑飞机) • 永远不要发怒,甚至也不要显出发怒的样子 • 对孩子自行进餐的技巧要表扬,但是对孩子吃的食物保持中立态度 • 不要拿食物作为礼物或者奖励来安抚孩子
5	限制进餐时间	• 饭菜上来后10分钟内必须开始吃 • 在20—30分钟内结束用餐,即使孩子吃得很少或者根本没吃 • 不要变成快餐厨师
6	提供与年龄相符的食物	• 提供与孩子的口部机能发育状况相匹配的食物 • 合理运用一些小窍门来确定食物量(如孩子的拳头大小) • 保持小份额的食物供给,适当允许孩子有额外的要求
7	有计划地引进新食物	• 尊重孩子对于新食物的恐惧心理,耐心地鼓励其不断尝试,一样新食物约需尝试10到15次 • 对于孩子尝试新食物予以奖励,较小的孩子可以表扬,较大的孩子可以给一个小玩具或贴纸,不要用食物做奖励
8	鼓励独立进食	• 孩子应该有自己的餐具、调羹 • 提供与孩子年龄相适宜的进餐用具,如鸭嘴杯(见图7-8)到吸管杯(见图7-9)到普通杯 • 鼓励较大婴儿、幼儿自己进食,使用独立的餐椅
9	容忍与年龄相符的脏乱现象	• 采用带有浅槽的围兜接住掉落的饭菜,或把一张床单垫在高脚椅或宝宝座椅下 • 不要每吃一口都用餐巾纸擦嘴,以免引起孩子的不适而影响进餐

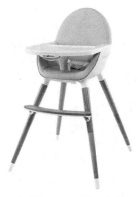

▲ 图7-7　婴儿餐椅

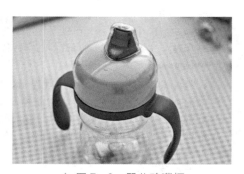

▲ 图7-8　婴儿鸭嘴杯

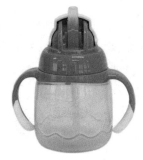

▲ 图7-9　婴儿吸管杯

如何评估佳佳的饮食行为

1 岁的女孩佳佳,因为父母工作忙,平时由外公外婆照看,被视为掌上明珠。佳佳出生后不久就开始人工喂养,一直喝配方奶,直到 11 个月了才开始添加少量辅食,并以糊状食物为主。外婆认为孩子出牙前不能添加固体食物,认为精细的食物才能帮助其消化吸收,直到 1 岁了,外公外婆还把大米粥打成糊状喂养。佳佳不仅吃得少、吃得慢,而且里面只要稍有颗粒,就会恶心。佳佳能接受的食物非常有限,以配方奶、米粉、肝粉、蔬菜粉为主。为了让孩子多吃,外公外婆每天给她吃三、四种水果,但佳佳的体格发育已经落后于同龄儿,目前还没有出牙。针对这种情况,应当如何评估佳佳的饮食行为?

分析:

佳佳的饮食行为评估与干预方案

1. 评估

主要的问题:

◆ 生长发育迟缓

◆ 偏爱某种质地的食物(吃得精细,稍有颗粒就恶心)

次要的问题:

◆ 对食物没有兴趣,少有饥饿感

◆ 饮食单调,结构不合理

2. 分步骤解决方案

第一步:

◆ 改变养育负责人的观念

◆ 将饮食从精细食物向半固体食物、固体食物转化

◆ 改善营养状况

◆ 重视户外活动,增加活动量,让孩子产生饥饿感

第二步:

◆ 增加食物的能量密度

◆ 减少吃饭顿数,拉长餐间间隔,吃饭时间逐渐控制在 30 分钟内

◆ 水果不宜过多

◆ 用压舌板按压舌根,改善咽喉部敏感性

第三步:

◆ 加强食谱的合理搭配

◆ 食物质地达到细丝、小片、小丁

◆ 进一步培养良好饮食习惯,鼓励孩子自己进食,允许一定程度的狼藉

如何帮助不爱吃饭的强强

3岁的男孩强强,由爷爷奶奶和外公外婆轮流带,各带半个月。爷爷奶奶是北方人,饮食浓油重酱;外公外婆是南方人,饮食汤汤水水。强强不爱吃饭,每次都要吃40—50分钟,一口饭含在嘴里半天不下咽。老人想尽办法哄孩子,边逗边吃,用肯德基、巧克力做奖赏。强强的饮食种类有限,爱吃肉,不爱吃菜;在外婆家喝了汤,吃得就更少,奶也不喝了。强强的身高正常,但体重增长略缓慢,容易感冒生病。父母担心这样对孩子将来的成长不利,来儿保门诊就诊。针对强强的饮食情况,应如何给予评估?

分析:

强强的饮食行为评估与干预方案

1. 评估

主要的问题:

◆ 体重略轻

◆ 不良进食习惯(生活无规律、饮食不合理)

次要的问题:

◆ 挑食

◆ 进餐分心

◆ 进餐时间长

2. 分步骤解决方案

第一步:

◆ 改变养育负责人的观念,建立统一的生活作息规律

◆ 固定餐次,3岁的孩子可以提供与成人一样的饭菜

◆ 家长树立榜样,提供单纯、安静的就餐环境

◆ 增加运动量,让孩子产生饥饿感

第二步:

◆ 增加食物的能量密度

◆ 使用食物链法,逐渐增加孩子之前不喜欢的食物,反复尝试

◆ 进餐时间20—30分钟,时间一到就撤走餐具

◆ 对孩子的变化给予鼓励和支持,逐渐增强进餐的信心

第三步:

◆ 巩固和坚持已形成的良好习惯

◆ 学会进餐礼仪

◆ 家长给予良好的进餐示范

1. 描述"不良饮食行为"可能对儿童的健康成长造成哪些影响。请列举 3—4 个具体事例。

2. 设计"如何发展儿童的进食技能、培养良好饮食习惯"的健康宣教课程重点内容,课程的对象分别是 0—6 月龄、6—12 月龄、1—2 岁幼儿的家长。

推荐资源

1. American Psychiatric Association. Diagnostic and Statistical Manual of Mental Disorders 5th Edition[M]. USA:American Psychiatric Association,2013.

2. 金星明. 儿童饮食行为问题[J]. 中国儿童保健杂志,2010,18(7).

3. 王硕,黄小娜等. 全国 1—3 岁儿童饮食行为问题流行病学调查分析[J]. 中国儿童保健杂志,2012,20(2).

4. B Kerzner,K Milano, et al. A Practical Approach to Classifying and Managing Feeding Difficulties [J]. Pediatrics,2016,135(2).

5. B Kerzner. Clinical Investigation of Feeding Difficulties in Young Children:A Practical Approach [J]. Clinical Pediatrics,2009,48(9).

6. 中国营养学会膳食指南修订专家委员会妇幼人群指南修订专家工作组.6 月龄内婴儿母乳喂养指南[J].临床儿科杂志,2016,34(4).

7. 中国营养学会膳食指南修订专家委员会妇幼人群指南修订专家工作组.7—24 月龄婴幼儿喂养指南[J].临床儿科杂志,2016,34(5).

第八章

食育

学习
目标

1. 熟悉食育的定义。
2. 了解 0—3 岁各年龄段婴幼儿的食育。
3. 了解婴幼儿食育的新食谱。

内容
脉络

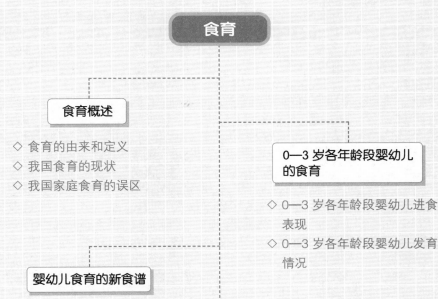

食育

食育概述

◇ 食育的由来和定义
◇ 我国食育的现状
◇ 我国家庭食育的误区

0—3 岁各年龄段婴幼儿的食育

◇ 0—3 岁各年龄段婴幼儿进食表现
◇ 0—3 岁各年龄段婴幼儿发育情况

婴幼儿食育的新食谱

··

　　贝贝 1 岁了,吃饭的时候她总是喜欢用手去抓碗里的食物,有时候还会把嘴里咀嚼过的食物吐出来。江江 3 岁了,跟小朋友们在一起的时候,她最喜欢玩"做饭"的游戏;爸爸妈妈在厨房里忙碌时,她也喜欢在一边观察。豆豆也 3 岁了,他喜欢吃鱼、吃肉而不爱吃蔬菜和水果,吃饭的时候总要奶奶追在后面喂他……以上这些都是随着婴幼儿的成长发育会遇到的情况。0—3 岁是婴幼儿形成良好的饮食习惯的黄金阶段,这个时期的食育就显得尤为重要。那么食育到底是怎么一回事呢? 这一阶段又该如何对婴幼儿进行正确的食育引导呢?

··

第一节 食育概述

一、食育的由来和定义

（一）食育的由来

"食育"一词最早于 1896 年由日本养生学家石塚左玄在其著作《食物养生法》中提出。他指出："体育、智育、才育即为食育。"对于儿童来说，最为重要的教育是与健康和生命相关的食育。食育是一切教育的根本，是家长需要进行的家庭教育的重要内容。食育不仅仅是教导儿童"吃什么、吃多少、怎么吃"，它还贯穿于儿童的生活中，体现在日常行为教育的各个方面。通过食育可以实现儿童在体育、智育、才育等方面的发展目标。

（二）食育的定义

"食"字拆开来可写作"人"和"良"，通俗地说就是通过食物使人变得更好的一种教育方式。

人类为了生存，需要从食物中摄取生长、活动所需要的营养。为此，我们需要了解每天应该吃什么、吃多少、怎么吃。这不仅是针对儿童，对于成年人来说也是维持其健康的身体所必须了解的重要知识。除此之外，通过食育形成良好的饮食习惯、掌握正确的就餐礼仪、理解各种饮食文化也是儿童成长中非常重要的一环。

我们的食物，首先来自大自然的恩赐。如果没有阳光、土地、水等自然环境，人类无法拥有美味的四季。其次，食物是劳动人民付出的辛勤劳动所得，他们播种、培育、收获粮食，制作、生产吃饭使用的碗、筷等。当然，美味的食物也离不开为我们做出食物、将食物摆到餐桌的人。每一道摆在我们面前的食物都融入了很多人的付出。所以，我们应该相信，食育就是生命教育，教导儿童真正的食之味，传承对自然的崇敬之心和对他人的感恩之心。

二、我国食育的现状

我国现阶段食育的工作还仅仅处于萌芽阶段。由于各地经济文化发展的不平衡，儿童的营养状况呈现"营养不良与营养过剩同在，贫困病与富裕文明病并存"的局面。一方面，经济发展水平相对落后的农村地区，维生素 A 缺乏、缺铁性贫血、钙缺乏和蛋白质不足仍然是儿童较为常见的典型的营养缺乏病。另一方面，在经济相对发达的城镇地区，儿童的膳食结构"西化"现象日益严重，洋快餐无孔不入，零食"泛滥成灾"，营养过剩和营养不平衡诱发儿童出现"文明病"。挑食和厌食，超重和肥胖已成为威胁儿童健康的严重问题。

营养不良会阻碍儿童智力、身体等各方面的发育，严重的营养不良甚至会对身心健康造成不可逆的影响。2012 年 6 月 1 日，卫生部发布的《中国 0—6 岁儿童营养发展报告》中显示，从 2005 年到 2010 年期间，城市和农村 5 岁以下儿童的超重和肥胖发生率分别从 5.3%

和 3.9％升高到 8.5％和 6.5％。在营养不良的状况得到改善的同时，儿童的超重和肥胖问题日益突出。研究表明，儿童时期的肥胖很大一部分会造成成年后的肥胖，并且增加成年后身体代谢异常的几率。所以，从幼儿期开始，对儿童和家长进行正确的食育引导，变得尤为重要和迫在眉睫。

三、 我国家庭食育的误区

0—3 岁婴幼儿的食育场所，主要是在家庭，而由于家长营养知识缺乏、不了解合理的膳食喂养等因素，导致孩子们会接受很多错误观念的引导。

餐桌，作为传统意义上的进餐的平台，在多数中国家庭中却往往会成为孩子接受父母教育的场所。在这里，常常看到一边是低着头的"犯错者"，另一边是苦口婆心、软硬兼施的"教育家"。多数家长能够给予孩子的仅仅是一次次的说教，结果却往往以双方的不欢而散而告终，抑或是犯错一方的表面承认错误而匆匆收场。即便是家庭氛围稍好些、教育意识开明的家长，在餐桌上与孩子的交流也大多仅仅是礼仪的传授，恰当的"餐桌教育"却无从谈起。

我们都希望将孩子培养成一个会生活、懂感恩、能与他人愉快相处的人。然而现实却是食物浪费严重、饮食礼仪逐渐消失、"四体不勤、五谷不分"者越来越多。许多家长在日常生活中会用既定的饮食观念给食物分好坏，家中这顿饭做了鱼或肉，便会跟孩子说今天给你做点"好的"吃吃。而事实上食物并没有好坏之分，粗杂粮、蔬菜、水果等中富含的营养成分也是孩子生长发育、维持健康所不可或缺的。还有许多家长会无条件地给孩子购买各种零食，导致现在的孩子普遍喜欢食用零食、冷饮、油炸类等营养价值不高的食物，却不喜爱吃新鲜蔬菜、水果、谷物。而这些食物大多含有较多的蛋白质、脂质，在代谢过程中会大量消耗掉参与大脑正常发育和维持大脑生理功能的钾、钙、镁、锌等营养素，同时因代谢产生的丙酮酸、乳酸、胺类等代谢产物会在体内堆积。这些代谢物如果在脑组织内蓄积过多，可能会导致孩子的行为异常、情绪异常，甚至会影响正常的生长发育。

0—3 岁是人的个性形成的重要时期。在食育方面，家长也要注重培养孩子的个性。孩子自己能做到的事情，家长坚决不要帮忙，这对他们一生都有益处。比如，孩子能够自己吃饭时，坚决不喂饭。很多家长为了让孩子能够更快地吃完饭，会选择喂饭，其实这些都会对孩子个性、人格的发育造成不可逆转的不良影响。如果成长过程中可以独立完成的事情，家长过多地代劳、包办，会阻碍孩子自我能力的发展，导致孩子过于依赖家长，长大后性格上形成无法承担责任等缺陷。

家长一定要慎用用食物嘉奖和惩罚孩子的手段。"你好好学习，考好了带你去吃汉堡包"，类似的对话在日常生活中还很常见，这并不是好现象。有调查发现，有 29％的家长用给予某种食物的方法来奖励孩子好的行为表现，例如在孩子打扫完房间后，会给孩子一块巧克力作为奖励；23％的家长把不给孩子吃或买某种食物当作惩罚；10％的家长用食物来安慰孩子，例如孩子受到委屈时，给孩子买点好吃的食物；还有的家长把食物当作得到另外一种食物或做某件事的前提条件，例如孩子想玩游戏机或外出玩时，要求孩子先喝完牛奶。在用于奖励目的时，75％的家长使用甜食，40％的使用糖果，32％的使用水果等。家长这种把食物当作奖惩手段的作法可能会解决当前的问题，但是长此以往会不利于孩子形成正确的饮食行为习惯。有观察发现,把喝牛奶当作玩游戏的一个前提条件,会引起孩子对牛奶的厌恶感,但不会影响孩子对玩游戏的兴趣;用巧克力作奖励时,可能会增加孩子对巧克力的喜好。家长如果经常使用食物作为奖惩,会使孩子形成食物偏爱,例如不爱喝牛奶,爱吃快餐、甜食等。有国外的一些研究显示,经常被家长用糖果、零食等食物安抚哭闹的孩子,长大后更容易在情绪低落时出现暴饮暴食的行为。因为家长的这种安抚行为会在不知不觉中给孩子传递一个信号:食物具有安抚情绪的作用,进而让孩子在将来遇到挫折时更倾向于采取这种方式来寻求安慰。因此,孩子吃任何食物,包括吃零食时都尽最大可能地在固定的时间和地点,让孩子专心地进餐。

以上这些食育的误区都会给孩子树立不正确的饮食观念,妨碍他们对食物的正确选择,甚至促使他们形成不良的饮食嗜好。由此可见,针对家长的食育也显得非常重要。

第二节　0—3岁各年龄段婴幼儿的食育

一、0—3岁各年龄段婴幼儿进食表现

0—3岁是婴幼儿形成良好饮食习惯的黄金阶段,这个时期的食育显得尤为重要。对于婴幼儿来说,伴随着出生,他所处的外界环境发生了巨大的变化(从妈妈的肚子里来到这个世界)。随着身心的发育、成长,他们开始形成自己的生活节奏。婴幼儿的视觉、听觉、嗅觉等都特别敏锐,最初他们会通过哭泣、微笑、活动身体来表达情绪的变化。之后他们会"嗯嗯啊啊"地喃喃自语(发出一些不成语句的音节)来吸引家长的注意、表现自己的需求。在与家长的接触交流中,婴幼儿会感受到被爱护、被珍视,这种情感上的联系有利于稳定婴幼儿的情绪,使他们对家长形成信赖感。特别是亲肤育儿法(对婴幼儿肌肤进行有技巧的触摸,产生一些适宜的刺激,促进婴幼儿神经系统发育,从而促进生长及智能发育。同时,爸爸妈妈对婴幼儿的爱意通过肌肤接触来传递,可增进亲子感情)尤为有效。婴幼儿在这种信赖感形成的基础上,会慢慢地学会与身边的人沟通、学会步行,从而拓宽他们的交流范围和行动范围。另外,婴幼儿在这一阶段通过加深与身边的人、周围的事物、大自然等各种环境的接触,能引起婴幼儿对外界的关心和兴趣。随着婴幼儿认知能力、社会性的提升,能够更好地养成规律的进食、排泄、睡眠的生活习惯。

除了跟家人接触外,婴幼儿跟其他同龄的小朋友一起进食的经历也很重要。让婴幼儿在这个过程中初步感受到其他小朋友的存在,是今后更好地提升共情能力(能设身处地体验他人处境,从而达到感受和理解他人情感的能力)的基础。同时,婴幼儿在这个过程中可学会跟其他人表达自己的情感和想法、掌握表现自己和包容他人的经验。这些经历都是婴幼儿形成道德性、社会性的重要基础。

0—3岁婴幼儿的成长速度非常显著,尤其是脑、神经系统的发育,所以必须给予婴幼儿充足的营养,否则将对生长、发育造成一定的影响。同时,随着婴幼儿的成长,在进食上他们会有不同的表现(见表8-1)。

表 8-1　0—3 岁各年龄段婴幼儿进食表现

年龄	进食表现
1 岁	<ul><li>自己用手抓取食物但没法准确地送入口中</li><li>会把食物吃得到处都是</li><li>会将嘴里的食物吐出来观察</li></ul>
1 岁半	<ul><li>握着勺子戳食物</li><li>可以两手捧着碗喝东西</li><li>学会自己拿着勺子吃饭</li><li>表现出想自己吃饭的意愿</li></ul>
2 岁	<ul><li>可以一手扶着碗一手拿勺子吃饭</li><li>能够用筷子吃饭，但是拿不稳食物，会吃得到处都是</li><li>会有喜欢的和不喜欢的食物</li><li>基本可以一个人独立吃饭</li><li>经常不好好咀嚼食物就吞咽</li></ul>
3 岁	<ul><li>开始挑食、偏食</li><li>喜欢一边玩一边吃饭</li><li>吃一顿饭要花很长时间</li><li>可以很好地使用筷子和勺子吃饭</li><li>对准备食物这件事表现出兴趣，会表现出想要帮忙做饭的意愿</li></ul>

二、0—3 岁各年龄段婴幼儿发育情况

有些家长会因为孩子不好好吃饭、将米饭等食物吃得到处都是而发火。其实，这些都是孩子成长过程中会经历的。面对这种情况，家长应温和地引导孩子正确的饮食方式，并将为人处事的态度潜移默化地传递给孩子。

想要了解婴幼儿在 0—3 岁这段时期应该如何进行食育，需要结合各个阶段婴幼儿的身体发育情况（每个婴幼儿的身体发育状况存在一定的时间差）来理解。

（一）0—4 个月

0—4 个月婴幼儿的发育情况

1 个月：可以俯卧、握拳、蹬腿、挥动手臂，听到声音有反应，但是视力比较模糊。

2 个月：开始学习抬头，偶尔会露出笑容，有各种情绪的反应，记忆力不断地发展。

3—4 个月：俯卧时可以撑起上身，头可以抬起 45 度，开始把看和做联系到一起。

从出生开始，婴儿就需要学会用哭泣来表达空腹时对进食的需求。妈妈在喂奶的过程中通过对视、轻柔地抚摸、"是不是很好喝呀"的轻声询问等让婴儿初步熟悉与人接触、交流的感觉，并且在让婴儿在进食后感受到满腹的舒适感。

为了让妈妈哺乳和婴儿的进食更为顺畅，需要有一个舒适的喂奶环境，可以提前准备好毛巾、替换衣物、哺乳靠垫等。在条件允许的情况下，将"喂奶""睡眠""玩耍""清洁"（更换尿

不湿、更换衣物、垃圾处理、喂奶前后消毒等)的区域区分开来。妈妈尽可能按照家庭其他成员用餐的时间来安排喂奶,让婴儿初步掌握家庭中进食、休息的规律。妈妈不能一味地为了配合婴儿的需求而打乱整个家庭的生活节奏,从而造成不必要的生活压力,同时也是为了形成一个良性循环,以给婴儿更好的成长环境。

(二) 4—6个月

4—6个月婴儿的发育情况

4—5个月:学会翻身(为爬行做准备),会大笑,会发出单个的音节,喜欢注视镜子中的自己。

5—6个月:有支撑能够独立坐一会儿,会喃喃自语引起别人注意,躺着的时候可以用不同的方式滚动身体。

这个时期,除了通过喂奶帮助婴儿进一步适应规律的进食、排泄、睡眠之外,家长需要开始循序渐进地引入辅食,让婴儿慢慢接受母乳以外的食物。家长可以开始尝试使用小勺子给婴儿喂食。用勺子接触婴儿的下唇,等待他们自己用上唇吮吸勺子里的食物,等确认食物在婴儿口中后,再轻轻地取出勺子。勺子的正确用法和注意事项,可以参考图 8-1。

勺子的正确使用方式	
● 将勺子放在宝宝的下嘴唇上 ● 在勺子的前段放置食物,轻轻放到宝的下嘴唇上,等待宝宝自己用上嘴唇吮吸食物,如果宝宝自己保持张嘴姿势的话,温柔地帮他把下巴托起合拢嘴巴	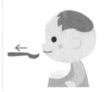 ● 水平地取出勺子 ● 辅食进入宝宝口中,宝宝合拢嘴巴后,水平地将勺子从口中取出。如果宝宝将食物用舌头推出,也不必慌张,用勺子将它们再次送入宝宝口中即可
● 不要用勺子抵住宝宝的上唇和上颚 ● 这个阶段,是宝宝练习用舌头搬运食物和吞咽的时候。如果将勺子放在宝宝的上唇或抵在上颚上,会妨碍宝宝的练习	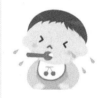 ● 勺子不要过于深入宝宝口中 ● 将勺子深入到宝宝嘴里也会妨碍宝宝舌头的练习。另外,需要注意勺子不能戳到宝宝的喉咙

▲ 图 8-1 勺子的正确用法和注意事项

在整个喂食的过程中,系围兜、擦嘴等一系列动作施行之前,家长都要尽可能地口头跟婴儿进行沟通"要给你系围兜啦""给你擦擦嘴"等。虽然婴儿还不能完全理解家长的语言,但是通过家长温和的语气也能够让婴儿体会到进餐的愉悦感。每次喂奶、进食的时间应控制在 20 分钟左右。

(三) 6—9个月

6—9个月婴儿的发育情况

6—7个月:可以自己坐着,能够灵活翻身。手和眼的协调配合较好,表情更加丰富。

> 7—8个月：开始爬行,学习两指抓。会1—2种动作语言,发声增加,理解成人语言的能力增强。
>
> 8—9个月：可以扶着物体站立,喜欢敲打能够发出声音的物品。可以通过语言与动作配合的方式和家人交流。

6个月左右的婴儿开始长出乳牙(不同婴儿的发育快慢不一样,乳牙萌发的时间从4个月到10个月都有可能),所以这一阶段需要学会适应用勺子吃饭,并且开始学习养成仔细咀嚼、慢慢吞咽的习惯。家长可以让婴儿看到自己是如何咀嚼、吞咽的,从而帮助婴儿学习。随着母乳、配方奶以外食物的摄入,家长应顺其自然地减少婴儿每天母乳、配方奶的摄入量。

当婴儿可以依靠座椅独自坐立时,家长应该准备好宝宝椅(脚下有踏板可以让婴儿放脚的)。只有保持稳定的坐姿,婴儿才能更好地集中力量在下颚和舌头上,可以更好地吞咽食物。面对面喂食时,家长可以用手势和语言询问"想吃哪一个呢"等简单的问题,让婴儿自己指出想吃的东西,促进婴儿对食物和吃的兴趣。另外,喂食时不是按照家长的节奏来给婴儿食物,而是要配合婴儿吞咽的速度和情况。家长需要等到婴儿吞咽数回,嘴里的食物吃完后,再喂下一勺。

(四) 10—15个月

10—15个月婴幼儿的发育情况

> 10—12个月：可以独立站立,靠着学步车慢慢走几步。手指灵活性更强,可以主动叫"妈妈"等简单词汇。
>
> 12—15个月：学会走路,会弯腰捡东西,有强烈的好奇心,能够简单交流,记忆力提升,开始有自己的主意。

1岁左右的婴幼儿智力进一步发育,会模糊地表达一些自己的想法。在进餐时,家长尽可能将每餐要吃完的所有食物全部摆在婴幼儿面前,让他们自主选择下一口吃什么。另外,这时期的婴幼儿非常喜欢用手去抓住食物往嘴里送,为此满足婴幼儿自己吃饭的意愿、让婴幼儿体验"我想、我自己做到了"是这个阶段的重要内容。家长可以把勺子、叉子等餐具放到桌面上,当婴幼儿开始对这些餐具感兴趣的时候,就可以开始教导他们自己用餐具吃饭了。家长还可以将洗净的水果、蔬菜等给婴幼儿,让他们自己抓在手中用手指感觉、了解各种食物的形状和触感。

家长需要注意婴幼儿进餐时的姿势,保证他们的双手能够放到桌面,脚下有踩踏施力的地方,椅子要选择方便他们微微前倾进餐的位置。如果双脚悬空进餐的话,婴幼儿无法很好地将力气集中到下颚和牙齿,会降低牙齿的咀嚼力、减小上下齿接触的面积。由于婴幼儿的下颚骨还没有完全发育好,如果长时间这样吃饭,会妨碍牙齿的生长、发育,造成牙齿不整齐等问题。婴幼儿吃饭时如果一边侧头看电视一边咀嚼,也会妨碍下颚的发育。另外,一边吃饭一边看电视还会造成婴幼儿食物咀嚼不够等问题,影响婴幼儿的消化。

婴幼儿每天吃饭的时间应该确定为规律的3次,并且设定"起床、早饭、午饭、晚饭、休息"5个定点时间。总之,10—15个月是养成婴幼儿生活规律的非常重要的时期。

（五）15—24 个月

15—24 个月幼儿的发育情况

15—18 个月：喜欢尝试自己洗手、洗脸，能够自如蹲下，能自己控制大、小便。自我意识变得强烈起来，分析和解决问题的能力提高，喜欢模仿别人。

18—21 个月：萌发 10 颗乳牙。身体平衡发育良好，能够搬动一些小东西。能够跑、跳、蹲，开始尝试自己解决问题，创造力增强，能够较为清晰地表达自己的一些意愿和要求。

21—24 个月：走路变得很稳当，不会那么容易摔跟头了。能够自由地表达自己的意愿，能记住自己感兴趣的事物。手眼协调能力提高，变得更愿意独立完成某一件事情。

随着自我意识的萌生和增强，幼儿会因为自己能够独立完成某件事而感到愉悦。家长要认可幼儿自己的意愿，让他们尝试自己完成某些事情，例如自己吃饭、饭前饭后自己洗手等。这一时期，随着摄入食物品种的增多，幼儿的味觉也会拓宽。另外，他们会开始变得在意别的小朋友。通过跟其他小朋友一起进餐、玩耍，可以让幼儿体验到跟同伴在一起的乐趣，这是社交形成的萌芽期。

12—18 个月期间，需要教会幼儿用水杯喝水，慢慢减少奶瓶的使用。18 个月开始，幼儿要跟奶瓶说"再见"，此时每天规律的饮食、休息节奏的把握依然非常重要。

（六）24—36 个月

24—36 个月幼儿的发育情况

24—30 个月：这个阶段幼儿行走更加自如，开始变得喜欢横着走或者倒退着走。拥有较强的自我意识，对自己的东西很有"占有欲"。

30—36 个月：幼儿各项运动能力都已经变得很强。语言能力突飞猛进，可以用各种词汇来表达自己的情绪。幼儿的感情丰富，开始学习社交，能主动和小伙伴打招呼。

24—36 个月幼儿的运动能力和语言表达能力会飞跃性地增强，并且养成了基本的生活习惯。随着跟更多小伙伴的接触，幼儿的生活重心会从跟家长相处变成跟小伙伴玩耍。这是通过跟小伙伴一起进餐、玩耍，学习礼仪的一个非常重要的时期。幼儿的味觉已经很发达，可以尝试跟小伙伴一起品尝各种各样的食物。指尖的微小运动也会变得顺手起来，这是幼儿学习使用筷子的良机。

幼儿在 36 个月左右的时候，需要家长留心教导进餐时的基础礼仪，并帮助幼儿形成珍惜粮食的正确态度。

第三节　婴幼儿食育的新食谱

随着农耕文化的进步，近百年来人类的农业生产方式发生了巨大的变化。农药、化肥、植物生长剂的添加，反季节蔬菜的出现，这些都会造成食物中营养成分的减少。比如说，在 1991 年食物成分表中，特级粳米（就是日常吃的短粒精白大米）中维生素 B1 的含量是

0.08毫克/100克,这已经是大米产品中维生素B1含量最低的了;而2004年版成分表中的"极品精米"粳米中的维生素B1的含量是0.06毫克/100克,另一种"小站稻米"粳米则只有0.04毫克/100克。又比如说,在1991年食物成分表中,大白菜(青口)(就是叶子颜色绿点的大白菜)中维生素C的含量是28毫克/100克,大白菜(白口)(就是叶子颜色浅点的大白菜)是19毫克/100克;而2004年版成分表中的大白菜(青口)的维生素C含量是11毫克/100克,大白菜(白口)则只有8毫克/100克。这就导致吃同等量的食物但摄取的营养成分却不如过去。所以在0—3岁婴幼儿的成长过程中,针对食物营养缩水的情况,家长也要做好对策,保证他们获得足够的营养供应。

1. 减少高度加工食品,多吃新鲜天然食物

天然食材中的营养素含量虽然有下降,毕竟还是会比经过加工之后的产品营养丰富。比如说,把橙子做成橙汁,把面粉做成饼干,营养素密度只会打折,而不可能变多。所以说,既然担心食物营养价值打折,家长就要更注意尽量少给孩子吃加工后的食物,比如零食、饮料等。

2. 多吃全谷杂豆、完整种子,减少精加工带来的营养损失

前面说到大米里的营养越来越少,其实很大程度上是因为粮食加工得越来越精,把外层的营养素丢掉的比例加大了。所以,在孩子的日常饮食中,家长要尽可能添加粗杂粮、杂豆等来替代精白米面,弥补粮食谷粒中营养素下降的损失。同样,家长要尽量多种食用油交替使用,比如芝麻油、花生油、橄榄油等,能额外增加很多微量元素、B族维生素。

3. 烹调要适度,增加生果蔬和短时间烹调食物,少吃油炸食物

家长在给孩子准备饭菜时,尽量不要过度烹调。用生拌蔬菜、时间较短的蒸菜、油煮(焖)的方法烹调,可以减少维生素C和B族维生素的降解和流失。油炸和大量油脂烹炒的方法会降低营养素密度,用大量的水焯煮而丢掉焯菜水也会造成维生素C、叶酸、维生素B2等水溶性营养素的大量损失。

4. 食材多样化

按照《中国居民膳食指南(2016)》的建议,婴幼儿应吃类别多样化的食物,特别是多种类的蔬果、菌藻、全谷、杂豆,能够得到更全面的营养成分。如果总是采用白米饭加肉类的吃法,就算是大米中的营养素含量没有下降,身体所得到的营养成分也是非常有限的。

5. 不要过度追求食物的口感,更多地接受天然风味

食物的营养价值的高低和它的口感好坏不一定有直接关系。比如说,大米蛋白质含量低、维生素含量低时,煮饭的口感反而会更好。大白菜外层的绿色叶子口感有点老,但是维生素和矿物质含量远远高于中心部分的淡黄色叶子。核桃肉的外层褐色皮有点苦涩,但它正是核桃营养成分的主要来源。

6. 适当添加儿童营养保健产品

家长可以为孩子选择添加一些已审批认证的儿童保健食品,从而弥补膳食中的营养素供应不足和营养不平衡的问题。通常这样的产品外包装会标注"国食健字"字样,为天蓝色,呈帽形,俗称"蓝帽"。

中国自古就有"谁知盘中餐,粒粒皆辛苦""春种一粒粟,秋收万颗子"等跟食育有关的诗句。食育不单单是营养方面的教育,更是涉及孩子成长的方方面面,特别是与家庭、社会、自然关系的一种传承。食育是在我们身边最普通的生活场景中,用教育的思维让孩子学会生活、学会和自然、和周围的他人愉快相处。食育是孩子成长过程中必不可少的一门课程。

现在越来越多的家庭、学校开始重视食育。希望"以食育人"的观念能更广泛地传播开来，帮助更多的孩子健康、快乐地成长。

拓展阅读

日本0—3岁婴幼儿食育的开展

相较于我国0—3岁婴幼儿食育正处于起步和探索阶段的现状，日本已经开展了较长时间的婴幼儿食育，并取得了一些值得我们学习和借鉴的成果。

让我们以日本关东地区的千叶市为例，看看他们是如何开展0—3岁婴幼儿食育的：

1. 官方网站对食育的科普和大力宣传

在千叶市政府的官方网站上设有关于0—3岁婴幼儿食育的相关知识和建议的专栏，非常详细地介绍了0—3岁婴幼儿食育的方法和指导方针，并且特别列出了婴儿断奶的方法和注意事项等。对于婴幼儿饮食不是很有经验的家长，可以通过浏览网站来了解更多的婴幼儿饮食方面的小知识。

2. 成立科室由专业人士专职负责食育的推广

千叶市市政府特别设立了儿童未来局儿童未来部幼儿保育运营科室，负责科普和宣传婴幼儿的食育和保育知识以及开展婴幼儿食育保育的活动。例如，该科室会邀请专业的讲师来进行婴幼儿食育讲座，现场辅导家长了解食育的重要性、学习如何进行正确的饮食教育以及解答食育方面的疑问。另外，也会开展一些家长可以带婴幼儿一起参加的食育活动，例如给婴幼儿讲解筷子的使用方法、秋收祭、蔬菜种植收获、食育小教室等各种体验类的活动。

3. 保育所针对各年龄阶段的婴幼儿大力开展食育

在千叶市的所有保育所的保育方针中，都将食育放在非常重要的位置。保育所需要制定明确的食育计划，分年龄阶段开展适合婴幼儿各个时期的食育活动，并且需要适当支援家庭食育。保育所对午餐、点心的提供也有严格的要求，必须提供安全、健康、营养丰富的餐饮。另外，针对身体不好或者对部分食品有过敏症状的婴幼儿，必须在考虑婴幼儿身体健康的基础上，谨遵医嘱给他们提供适合他们食用的食物。

千叶市以通过多种渠道进行食育知识的科普、宣传家庭食育的重要性、开展丰富的社会食育活动以及保育所的食育活动的方式来推进食育。不仅仅是千叶市，日本所有的县市都会根据自己的实际情况，制定适合当地推广的食育计划。通过一系列的活动，在促进婴幼儿开心地吃、健康地成长的同时，对婴幼儿进行德智体美劳等各方面的教育，从而培养他们健全的人格和丰富的人性。

思考与练习

1. 我国家庭食育的误区有哪些？
2. 如何看待家长使用食物嘉奖和惩罚孩子的手段？
3. 婴幼儿食育的新食谱有哪些方面？

推荐资源

1. Mini Cook 食育生活工作室.和孩子一起做饭是最好的亲子游戏[M].海口：南海出版公司,2016.

2. 宋媛,贺永琴.食育从儿童抓起：让食育走进教育视野[M].上海：上海社会科学院出版社,2015.

3. 刘雅娟.儿童饮食营养全书[M].吉林：吉林科学技术出版社,2017.

4. 刘迎接,贺永琴.学前营养学[M].上海：复旦大学出版社,2010.

5. 吉田隆子,赖边雅之.香喷喷食育绘本[M].彭懿,周龙梅,译.北京：清华大学出版社,2016.

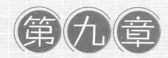

第九章

0—3 岁婴幼儿饮食管理

1. 了解托育机构膳食管理基本框架。
2. 掌握托育机构幼儿餐饮管理方法。
3. 掌握家庭膳食管理方法。
4. 掌握 0—3 岁婴幼儿良好饮食行为习惯的培养。

内容
脉络

0—3 岁婴幼儿饮食管理

0—3 岁托育机构膳食管理

◇ 托育机构膳食管理基本框架
◇ 托育机构膳食管理制度
◇ 托育机构膳食营养健康教育

0—3 岁婴幼儿家庭膳食管理

◇ 家庭膳食管理的方法
◇ 培养婴幼儿良好的进食行为

【案例导入】

　　天天,男孩,2岁7个月,体重12.6公斤,偏轻;身高91厘米,比同龄人矮小。天天吃饭还需要大人喂,家里面总是让他先吃然后大人再吃,而且不在饭桌上吃饭。天天吃饭也不专心,每次吃饭都坐不下来,下地到处走,让家长在后面追。吃饭时玩手机、看电视,吃一会儿玩一会儿是常态,遇到天天不吃饭或者不好好吃饭时,天天父母都很焦虑,担心孩子正是长身体的时候,营养会跟不上。这样的天天刚来托育机构自然也不会自己吃饭,一到用餐时间,他就垂头丧气地说:"我不想吃饭。"

　　其实像天天这样的孩子不在少数,托育机构如何提供婴幼儿膳食营养? 老师该怎么办? 这些孩子的饮食行为能改变吗? 这一章节我们就来学习 0—3 岁托育机构婴幼儿饮食管理,看老师是如何通过设计多元化的学习和游戏活动,帮助婴幼儿从小养成良好的饮食习惯,培养良好的生活态度;又是如何通过家园密切配合,共同关注婴幼儿饮食的管理。

第一节 0—3岁托育机构膳食管理

幼儿期是人体生长发育的重要阶段。与成年人不同的是,幼儿不能为自己安排和选择合适的食物,所以托育机构和家人需要根据科学的理论和依据、专业的指导建议,帮幼儿安排好每日合理的膳食,为他们的成长发育和日后健康的饮食习惯打下良好的基础。针对我国7—24月龄婴幼儿营养和喂养的需求,以及可能出现的问题,托育机构可参考《中国居民膳食指南(2016)》的《7—24月龄婴幼儿喂养指南》为幼儿提供膳食。

一、托育机构膳食管理基本框架

婴幼儿胃肠道等消化器官的发育、感知觉以及认知行为能力的发展,是需要婴幼儿通过多种机会接触、感受和尝试新食物,逐步体验和适应多样化的食物,并逐渐从被动接受喂养转变到自主进食上的。这一过程是从婴儿7月龄时开始,到24月龄时完成。这一年龄段婴幼儿的特殊性还在于父母及喂养者的喂养行为对其营养和饮食行为有着显著影响。父母顺应婴幼儿需求的喂养,有助于健康饮食习惯的形成,并具有长期而深远的影响。婴幼儿学会自主进食是其成长过程中的重要一步,需要反复尝试和练习。父母应有意识地利用婴幼儿感知觉,以及认知、行为和运动能力的发展,逐步训练和培养婴幼儿的自主进食能力。父母可鼓励婴幼儿学会自己吃饭,并逐渐适应家庭和托育机构的日常饮食。当幼儿满一岁时,父母可鼓励幼儿尝试抓握小勺自喂,直到幼儿正确使用小勺自主进食。但除了家庭,托育机构是幼儿另一个具有影响力的培育园地,托育机构的老师要给予幼儿充分的鼓励,并保持耐心。老师除了教导幼儿知识和技能外,还要为幼儿提供营养均衡的膳食,营造有利于健康的饮食环境,引领幼儿建立正确的饮食观念和习惯,预防因不良饮食习惯所发生的慢性疾病,让他们可以健康地成长。

(一)合理安排幼儿一天的餐次和进食时间

幼儿正当生长发育的旺盛时期,每天必须从膳食中获得充分的营养物质。如果幼儿长期缺乏某种营养或热量供应不足,不但影响生长发育,还会引起很多疾病。为满足幼儿发育需要,托育机构应根据幼儿生理和年龄特点,合理安排好一日膳食,要安排好幼儿的早餐、午餐及上、下午点心,餐食次数要占幼儿整天膳食的三分之二。托育机构需要为幼儿设计和供应营养均衡的膳食,让幼儿能够每天在托育机构摄取大部分的营养所需,并帮助他们从小建立良好的饮食习惯。

为培养幼儿良好的作息习惯,方便幼儿在托育机构的生活,幼儿的进餐应包括三顿正餐,并在两餐之间,即早餐和午餐、午餐和晚餐之间各安排一次点心。鼓励幼儿自己进食。幼儿一天的用餐大致可安排如下:

早餐:乳150毫升,幼儿米粉、蒸蛋。

早点:乳100毫升,加水果或其他点心。

午餐:肉蔬菜粥/软面,鼓励幼儿尝试成人饭菜。

午点:乳100毫升,加水果或其他点心。

晚餐：软饭、鱼肉、蔬菜。

睡前：乳150毫升。

（二）幼儿每日食物的种类及用量

幼儿每日奶量应维持500毫升，每天1个鸡蛋和50—75克肉、禽、鱼，每天50—100克的谷物类（软饭、面条、馒头），继续尝试不同种类的蔬菜和水果，蔬菜、水果的量仍然以幼儿的需要而定。对于不能母乳喂养或母乳不足的幼儿，仍应选择合适的幼儿配方奶作为补充，可引入少量鲜牛奶、酸奶、奶酪等，作为幼儿辅食的一部分。

托育机构要注意正餐和点心的食物分配。除此之外，托育机构要多与家长沟通幼儿在机构中的进食情况，让家长更容易调节幼儿在家中的食物安排及进食量，从而满足幼儿每日的营养需要。

（三）幼儿膳食的质量

1. 幼儿膳食的原则

托育机构应当根据婴幼儿的生理需求，以《中国居民膳食指南（2016）》为指导，参考"中国居民膳食营养素参考摄入量（DRIs）"和各类食物每日参考摄入量，制定幼儿膳食计划。

建立合理的膳食制度，引导健康饮食模式。根据膳食计划制定食谱，1周更换1次。食物品种要多样化且合理搭配。

膳食必须合乎营养需要，以满足幼儿生长发育所必需的一切营养。食物除了注重营养均衡，应多选用新鲜且健康的食材，避免使用半成品和添加盐、油、糖的加工食品，避免使用味精调味料，限制盐、油和糖的使用量。

在主食与副食的选料、洗涤、切配、烹调的过程中，方法应当科学合理，以减少营养素的损失，并符合幼儿的清淡口味，达到营养膳食的要求。多选用低脂肪的烹调方法，如蒸、焯、少油快炒等。烹调食物注意色、香、味、形，提高幼儿的进食兴趣。

食物的选择、配置及烹调方法均应适合幼儿胃肠道的消化和吸收。幼儿的味觉、嗅觉还在形成过程中，厨师不应以自己的口味来评判。在制作食物时，可以通过不同食物的搭配来增进口味，如番茄蒸肉末、土豆牛奶泥等，其中天然的奶味和酸甜味是幼儿最熟悉和喜爱的口味。

幼儿伙食费开支合理，要切实保证饮食，不得挪作他用。此外，应当保证幼儿的食品安全。

2. 食材选择及烹调方法的建议（见表9-1）

表9-1　食材选择及烹调方法

食物类别	宜选的食物	避免选择的食物
谷类食物	白饭、糙米饭、粥、馒头、包子、面条、馄饨、饺子	炒饭、炒面、酥皮点心、炸薯条
鱼、肉、蛋、禽	新鲜牛肉、羊肉、猪肉、禽肉、鸡蛋、新鲜或冷藏的鱼类（去除骨刺）	火腿、熏肉、腊肉、咸肉、香肠、罐头肉、动物内脏（除肝脏）、皮蛋、咸蛋
蔬菜	新鲜蔬菜、菌菇、瓜果	腌制菜、咸菜、酸菜
水果	新鲜水果	罐头水果、果干

食物类别	宜选的食物	避免选择的食物
奶制品	原味牛奶、配方奶、酸奶	花色奶
油脂类	植物油	动物油、反式脂肪酸油
调味品	天然材料、盐、油、糖、酱油等	高盐、高糖、味精、刺激性调味品、人造甜味剂及咖啡因
烹调方法	煮、蒸、焯、快炒	炸、煎、烤

3. 幼儿各类食物每日参考摄入量(见表9-2)

表9-2　13—24月龄幼儿各类食物每天建议摄入量

食 物 种 类	参考摄入量
谷类	50—100 克
蔬菜类	50—150 克
水果类	50—150 克
鱼虾类	50—75 克
禽畜肉类	
蛋类	25—50 克
液态奶	400—600 毫升
大豆及豆制品	—
烹调油	5—15 克

注:《中国居民膳食指南(2016)》的《7—24月龄婴幼儿喂养指南》

4. 为幼儿供应点心的原则

由于幼儿的生长速度快且日常活动量大,但胃部容量小,很多时候他们都未能于正餐进食足够的食物供身体所需,所以托育机构每天都要提供点心以补充幼儿所需的额外营养和食物量。供应点心的原则如下:

第一,能够为幼儿提供有利于健康但不容易从正餐中摄取不足的营养素,如膳食纤维、维生素 C、钙等。

第二,每天为幼儿提供新鲜制作的食物,避免提供一些饼干、蛋糕等成品食物作为点心。大部分的饼干和蛋糕含较多的反式脂肪、饱和脂肪、盐分或糖分,不是幼儿健康食品的选择。食物供应多选择乳类、水果、小餐包、菜粥等。

第三,分量宜少,以免影响正餐胃口。

第四,供应时间应与正餐间隔最少 1.5—2 小时。

5. 幼儿饮水的建议

托育机构应当为婴幼儿提供符合国家《生活饮用水卫生标准》的生活饮用水,保证婴幼儿按需饮水。每日上、下午各1—2次集中饮水,1—3岁幼儿饮水量为50—100毫升/次,并根据季节变化酌情调整饮水量。

(四) 食谱设计的注意事项

为幼儿提供健康且美味的膳食并协助他们培养良好的饮食习惯,应是托育机构设计食谱前所确定的目标。在设计健康食谱时,应留意以下几个重点,并在完成食谱设计后,利用"食谱评估表"检查食谱的营养。

1. 营养均衡

在设计食谱时,托育机构应当根据婴幼儿的生理需求,以《中国居民膳食指南(2016)》为指导,并参考"中国居民膳食营养素参考摄入量(DRIs)"和各类食物每日参考摄入量。托育机构应为婴幼儿供应营养均衡的膳食,以促进其身体发育与学习能力的提升。有关膳食选材、分量及烹调建议,请参考本章第一节。有关正餐跟点心的食物种类和分量,则可互补原则来满足幼儿每日营养需要。

2. 定时进食

一般来说,频繁进食会导致食物过量,但幼儿日常活动量大,胃部容量小,热量消耗快、易饿和营养需求大,需要定时补充热量和营养。因此,一个适当的进食时间表对托育机构和幼儿来说是十分重要的。

3. 食谱周期

计划食谱周期,以免食物过分重复而减少幼儿对食物的兴趣和影响营养摄取。建议食谱每周设定一次。

4. 进食兴趣

幼儿期是儿童认识和探索世界的重要阶段,他们对周围事物(包括食物)都充满好奇心,所以托育机构可利用不同种类、颜色、形状或质感的食物提升菜式的吸引度,增加幼儿进食的兴趣。此外,食材多元化不但有助于幼儿吸收更全面的营养,而且亦能搭配出不同的菜式,令菜式更具吸引力,让幼儿能更积极地尝试不同口味和质感的食物。

如何让幼儿接受新食物? 建议托育机构可尝试在为幼儿提供新食物前开展教学活动,先让幼儿认识该食物,以增加幼儿对食物的接受程度。

幼儿一般不喜欢太硬或容易引起哽咽的食物(如连骨肉类、根茎叶、太干或太黏稠的食物)。托育机构在提供此类食物前,应考虑食物的安全性,并在准备或烹调食物时作适当的安排。此外,幼儿可能需要多次尝试(约10次以上)才接受新食物,别因幼儿拒食而停止供应。

营养食谱举例(见表9-3):

表9-3 营养食谱举例

	周一	周二	周三	周四	周五
早点	圣女果、小熊饼干	苹果、豆沙包	火龙果、蛋糕	香梨、肉包	哈密瓜、坚果
午餐	胡萝卜炒牛肉、鸡蛋羹、冬瓜排骨汤、香米饭	蒜苔炒肉、红烧南瓜、鱼头豆腐汤、香米饭	红烧狮子头、五彩豆腐、紫菜蛋汤、香米饭	土豆烧肉、黄瓜炒火腿肠、菌菇汤、薏米杂粮饭	小鸡炖蘑菇、西红柿炒鸡蛋、莲藕猪骨汤、香米饭
午点	蔬菜馒头、鲜奶	馄饨	小米粥、鹌鹑蛋	西红柿鸡蛋面	八宝粥、红薯

如何对待幼儿的挑食、偏食

偏吃或拒食某种食物都是幼儿常见的偏食行为,为家长和老师带来不少烦恼,常常担心幼儿因营养摄取不足而影响身体健康。遇见挑食、偏食的幼儿,家长和老师应该怎么办?

分析: 我们需明白幼儿不吃某种食物的原因很多,例如个人的食物喜好、食物味道、烹调方式、质感、颜色和进食环境等。家长和老师在处理幼儿的偏食行为时,不必过度纠正或强迫进食,可参考以下建议:

第一,了解幼儿的偏食程度。家长和老师需要明白幼儿在建立个人饮食习惯的过程中,难免会对不同的食物产生喜恶感,而这些喜恶感可能会随着幼儿成长不断转变。家长和老师应该接受幼儿的偏食行为乃是成长必经的阶段。只要这些行为不影响幼儿的发育或身体机能,家长和老师应继续提供多元化的食物,并鼓励幼儿多作尝试。

第二,托育机构应对偏食的方法。首先,可通过改变食物的烹调方法,重复并以细小的分量供应幼儿抗拒的食物,增加他们接触该食物的机会。若幼儿尝试吃,老师应该及时口头赞许,以示鼓励。老师应以身作则,与幼儿一同进食,并营造舒适、愉快的进食环境与气氛。老师还可以配合健康饮食的教学活动,加强幼儿对健康食物的认识和接受程度,如健康食物的烹调活动。

(五)托育机构食品安全

除了考虑营养质量,托育机构在安排膳食营养时,还要确保食物符合安全原则,必须注重饮食卫生和进食安全。

1. 食物制作安全与卫生

选择新鲜、优质、无污染的食物和清洁水制作膳食。制作食物前需先洗手,餐具、场所应保持清洁。食物应煮熟、煮透。制作好的食物应及时食用或妥善保存。进餐前洗手,保持餐具和进餐环境的清洁与安全。

2. 进食环境安全

婴幼儿进食时应有成人看护,进食时不随意走动,食物进食时温度适宜,不食烫食。当幼儿开始尝试食物时,会因大块食物哽噎而导致意外。因此,鱼刺要清理干净,对于婴幼儿无法咬碎的整粒花生米、腰果等坚果,应当禁止食用。果冻等胶状食物也不适合3岁以下的婴幼儿食用。

3. 食用时的安全

保证食物安全最基本的做法是将食物煮熟。经过高温烧煮后,绝大多数的病原微生物菌可被杀灭。但煮熟后的食物仍有再次被污染的可能,因此准备好的食物应尽快食用。生吃的水果和蔬菜,必须用清洁水彻底洗净,而给予幼儿食用的水果和蔬菜应当去掉外皮及内核和籽,以保证食用时的安全。未吃完的食物、食品应丢弃,不吃剩饭。

二、托育机构膳食管理制度

（一）膳食管理原则和制度

严格执行食品安全工作要求，配备食堂从业、管理人员和食品安全监管人员，制定各岗位工作职责，上岗前应当参加食品安全法律法规和儿童营养等专业知识培训。做好儿童的膳食管理工作，为儿童提供符合营养要求的平衡膳食。

托育机构食堂应当按照《中华人民共和国食品安全法》《中华人民共和国食品安全法实施条例》，以及《餐饮服务许可管理办法》《餐饮服务食品安全监督管理办法》《学校食堂与学生集体用餐卫生管理规定》等有关法律法规和规章的要求，取得"餐饮服务许可证"，建立健全各项食品安全管理制度。

幼儿膳食应当专人负责，建立有家长代表参加的膳食委员会并定期召开会议，进行民主管理。工作人员与儿童膳食要严格分开，幼儿膳食费专款专用，账目每月公布，每学期膳食收支盈亏不超过2%。

幼儿食品应当在具有"食品生产许可证"或"食品流通许可证"的单位采购。食品进货前必须采购查验及索票、索证，托育机构应建立食品采购和验收记录。

幼儿食堂应当每日清扫、消毒，保持内外环境整洁。食品加工用具必须生熟标识明确、分开使用、定位存放。餐饮具、熟食盛器应在食堂或清洗消毒间集中清洗消毒，消毒后保洁存放。库存食品应当分类、注有标识、注明保质日期、定位储藏。

禁止加工变质、有毒、不洁、超过保质期的食物，不得制作和提供冷荤凉菜。留样食品应当按品种分别盛放于清洗消毒后的密闭专用容器内，在冷藏条件下存放48小时以上；每样品种不少于100克以满足检验需要，并作好记录。

进餐环境应当卫生、整洁、舒适。餐前做好充分准备，按时进餐，保证儿童情绪愉快，培养儿童良好的饮食行为和卫生习惯。

（二）建立膳食管理委员会

托育机构要建立有家长代表参加的膳食委员会，并定期召开会议，进行民主管理。膳食委员会负责检查及草拟需修订的膳食内容，并咨询其他老师及家长意见，修订的内容需经集体讨论通过方可生效。膳食委员会负责督促及检查食物的种类、营养质量及卫生状况，每个月与食堂工作人员召开会议讨论及跟进应改善的地方。幼儿膳食应当专人负责，负责制定及执行健康饮食计划。每月向家长公布餐单及伙食费使用情况，让家长了解孩子在托育机构的饮食情况。每学期以会议、问卷及面谈等方式检查机构膳食营养的执行情况。

三、托育机构膳食营养健康教育

每学期可以通过家园半日活动开展一项推广健康教育的活动，向家长和教师提供营养教育，提高他们对健康饮食的认识与关注。教师可将有关营养的主题纳入教学课程及活动中，教导幼儿健康饮食的重要性、选择食物的知识及实践健康饮食的技巧。家长和教师还应以身作则，在日常生活中实践健康饮食的习惯，为幼儿树立良好的榜样。

（一）健康饮食活动

优质的托育机构应是全面而均衡的，除了帮助幼儿学习知识经验，还能帮助他们发展基本能力，培养正确价值观和良好的生活态度。而有关营养的学习内容可让幼儿认识身体发展所需及培养他们自我照顾的能力，从而建立终生受用且正面的生活态度和生活习惯。

托育机构的老师可参考以下营养教育内容的建议，设计多元化的学习和游戏活动，帮助幼儿从小养成良好的饮食习惯，并掌握健康饮食的基本原则。

1. 每餐定时

表9-4　每餐定时的营养教育

教育幼儿饮食主要内容	幼儿饮食常识
1. 每餐都要定时进食 2. 早、午、晚餐是正餐 3. 早餐十分重要 4. 正餐之间或需要零食	● 每天的早、午、晚餐都是必需的 ● 零食不是必需的，但如果正餐与正餐之间感到饥饿，可以吃小量健康的食物作零食（如蔬果、乳类、小餐包） ● 食物分类要准确清晰，例如"雪糕"不应列入奶品类，以免误导幼儿以为吃雪糕等于喝牛奶 ● 告诉幼儿经过八小时的睡眠，大脑处于热量不足的状态，需要吃早餐来补充热量，以满足白天的生活和活动的需要 ● 正餐之间的点心能为身体补充热量，维持至下一餐正餐，而水果是最佳的选择。不要因为吃了点心或只顾玩耍而省却正餐

2. 均衡饮食

表9-5　均衡饮食的营养教育

教育幼儿饮食主要内容	幼儿饮食常识
1. 均衡饮食对健康十分重要 2. 多进食不同种类的食物 3. 尝试新食物	● 认识健康饮食金字塔（谷类、蔬菜、水果、动物性食物、奶类、以及油、盐、糖类） ● 三角金字塔的意义及食物进食的比例 ● 每种健康食物都尝试是不偏食的表现，是良好的饮食习惯

3. 水果的好处

表9-6　吃水果的营养教育

教育幼儿饮食主要内容	幼儿饮食常识
1. 每天都要吃水果 2. 水果对身体有益 3. 吃水果好味又开心 4. 多尝试不同种类的水果	● 不同种类、颜色和形状的水果例子 ● 水果营养高、水分多 ● 水果帮助排便，预防生病 ● 水果颜色七彩缤纷，让人产生愉悦的感觉 ● 水果无需蒸煮，吃起来方便 ● 水果是零食的最佳选择 ● 不同种类水果都应该尝试

4. 蔬菜的好处

表 9 - 7　吃蔬菜的营养教育

教育幼儿饮食主要内容	幼儿饮食常识
1. 正餐都要进食蔬菜 2. 蔬菜对身体有益 3. 多尝试不同种类的蔬菜	● 不同种类、颜色和形状的蔬菜例子 ● 蔬菜种类多，一定能找到自己喜欢的蔬菜 ● 蔬菜帮助排便，预防疾病 ● 不同种类的蔬菜都应该尝试

5. 水的好处

表 9 - 8　喝水的营养教育

教育幼儿饮食主要内容	幼儿饮食常识
1. 身体需要水 2. 水是最佳的饮品 3. 每天饮用足够的水分	● 水不含糖分、脂肪和热量，不会引致肥胖 ● 水能解渴，是最方便的选择 ● 水是饮品的首选

（二）健康饮食活动的基本原则

幼儿需要从直接的生活获得经验，通过感官的接触、富有趣味的活动来学习。培养幼儿健康饮食习惯，应该从幼儿日常接触的食材开始。托育机构的老师在设计学习活动或选取教材时，必须按照幼儿的发展需要，以儿童为本、全面均衡、游戏教学为基本原则来设计多元化的学习活动。

第二节　0—3岁婴幼儿家庭膳食管理

0—3岁婴幼儿正处在生长发育的旺盛阶段，家庭日常膳食是其摄取热能和各种营养素的主要渠道。家庭膳食管理主要包括膳食的营养质量、营养行为（膳食行为与文明用餐）以及营养氛围（家庭和社会的营养环境）。目前许多家庭往往只关注孩子的膳食营养，这是远远不够的。不良的营养行为，如孩子的挑食、偏食等会破坏餐桌上平衡膳食的合理结构。营养环境，如电视和各种媒体的食品宣传广告，也会干扰和影响孩子对食品的选择。快餐食品和各种含碳酸、高糖、低微量元素的软饮料也是造成肥胖儿童的重要因素。因此，合理的家庭膳食管理对孩子养成健康的饮食习惯以及长远的健康发展非常重要。本节将对0—3岁婴幼儿家庭膳食管理进行概述。

一、家庭膳食管理的方法

（一）人性化管理

1. 父母要以身作则，家庭成员间达成共识

家长是孩子的第一任老师，家长的不良饮食习惯会潜移默化地影响着孩子。比如，家长

边吃边看电视,这样会分散孩子的注意力,影响孩子对食物中营养物质的吸收。此外,不少家长常常根据自己的口味和喜好来购买和烹制食物。比如有的家长不喜欢吃某种食物,就会很少购买甚至不会购买这种食物,并会通过语言、表情向孩子传达排斥这种食物的情绪情感,导致孩子在饮食中也拒绝接受这类食物。也有的家长喜欢某种食物或某种口味,会经常购买此类食物或烹制此类口味的食物,他的孩子最终也会养成偏爱某种食物或偏爱某种口味的食物的习惯。偏食、挑食的孩子往往就是这样产生的。作为主要抚养人的家长,应注意对孩子的良好示范,有责任为孩子树立良好榜样。当然,家庭中的各个成员都要以身作则,纠正自己的不良习惯,给孩子树立起好的榜样。喂养者应当经常和家庭中其他人员一起商讨如何来喂养孩子。科学育儿知识是家庭在喂养孩子方面达成共识的基础,应避免不同的喂养主张影响到孩子良好饮食习惯的建立。

2. 尊重孩子的个性,采取表扬鼓励与提要求相结合的方法

家长要充分认识到孩子在进食行为中表现出的个性特点,如接受与适应新食物的快慢程度、口味的选择,以及对食物的喜爱等。每个孩子接受和适应新食物的快慢程度不同。家长要采取相应的具体措施,不能生搬硬套别人的经验用在自己的孩子身上。一方面,家长要尊重孩子的饥饱信号,不能强制性喂食。经常给孩子介绍一些食物的简单营养知识,让孩子自觉爱好这些食物。同时,家长也可以带领孩子一起去菜场挑选食品,让孩子主动参与到认识食物的过程中,提高吃饭的积极性。另一方面,家长在肯定孩子优点的前提下,对孩子提出合理的要求,常能够取得事半功倍的效果。例如有些孩子喜欢吃饭时走来走去,家长可以对他们说:"你是好宝宝,吃饭的时候不能到处走。"采取表扬鼓励与提要求相结合的方法,既可调动孩子的积极性,又可规范孩子的行为。家长要用好言好语提出要求,把一些好的饮食行为变成孩子自己愿意做的事情。

3. 掌握有效的对策

孩子的不良饮食习惯主要表现在不爱吃某些健康食品,如蔬菜、鸡蛋或牛奶等,以及嗜好某些不健康食品,如油炸食品、洋快餐、饮料等。当发现孩子有不良饮食习惯时,家长可以采用多种方法来纠正。例如当孩子出现不接受某些食物时,家长可在不改变食物内容的前提下,采用不同的烹调方法改变菜肴的味道,或者换一个时间、场合,选择合适的时间,让孩子重新接受。家长千万不要采取打骂、强迫或哄骗、威胁的方式,但也不能听之任之,认为等孩子长大了会自然而然地纠正。家长应该学会纠正不良习惯的必要技能,才能有效地帮助孩子养成良好的饮食习惯。

（二）掌握与孩子沟通的语言艺术

家长与孩子说话要有艺术,掌握好与其沟通的语言艺术,方能达到良好沟通的目的。在这里主要介绍如何运用合理的语言来营造家庭和谐的营养氛围,促使孩子养成良好的饮食习惯。

1. 与孩子说话要慢、口齿清楚,可采用问答方式交流

家长要根据孩子的年龄,用孩子能理解的语言与其沟通。说话要简单明确,一句话或一件事可以多次重复,让孩子明白大人的意思和要求。例如妈妈可以说:"宝宝要喝奶,喝奶又长牙,又长个子。宝宝要吃鱼,鱼有营养。"家长要多用鼓励性的语言来夸奖孩子做得好的时候,以便让良好的饮食习惯巩固下来。家长还可以采用提问的方式与孩子交流沟通,例如:

"宝宝为什么要喝牛奶呢？宝宝为什么要吃胡萝卜？"家长可用最简单的话来回答，如"喝了牛奶，宝宝长得高高""喝了牛奶牙齿长得棒""宝宝吃了胡萝卜，宝宝身体棒棒哒"。家长这样做既可以增加孩子对食物的兴趣，也可促使孩子养成提问题的习惯。家长应对孩子提出的问题认真回答，千万不可随便答，也不可忘记答。与此同时，家长也要倾听孩子的说话，并给予孩子恰当的反应，做到良好的亲子互动。

2. 经常鼓励、夸奖孩子

夸孩子与向孩子提要求是一件事的两个方面。例如当孩子拒绝吃青菜时，家长可先要求孩子再尝尝，如果孩子能吃一点就要夸孩子，说："宝宝真乖，吃青菜宝宝身体棒，大便好。"这里请记住切不可着急，不能要求孩子一次就解决吃青菜的问题。家长在做法上要注意运用循序渐进的原则：第一次可少一点，尝尝就可以，以后逐渐多一点。如果孩子还是不吃，家长也不要采用严厉的办法去批评孩子。而是可以这样说："没关系，妈妈明天把青菜和肉包在馄饨里，很好吃，宝宝一定会喜欢的。"此外，家长不要从反面去总结孩子的问题，并经常在家里讲或在公共场合对其他人说，如："我们宝宝不爱吃青菜""我们宝宝不爱吃萝卜""我的孩子这也不吃那也不吃"等。这样非但无助于纠正孩子的坏习惯，反而会由于暗示性的语言给孩子在心理上贴上标签，进而强化孩子挑食偏食的习惯。

3. 不可用命令性或禁止性的语言来管理孩子，不宜问孩子要吃什么

家长不可用单一的语言要求孩子要做什么和不要做什么。例如，当宝宝边吃饭边玩的时候，家长不要说"吃饭不能玩"，而是说"宝宝现在吃饭，吃完饭可以玩"。例如，如果家长认为孩子不该做一件事的时候，应该用孩子听得懂的话来说，假如孩子睡觉前要吃糖果，家长可这样告诉孩子："宝宝睡觉前吃糖，虫子就会咬宝宝的牙齿，牙齿变成虫牙，牙好痛哟。"此外，在就餐时，家长不宜问孩子要吃什么。这样的提问其实是在暗示孩子不要吃其中的一些食品。比如家长比较明智的做法是同时提出两个建议，让孩子从中二选一。如孩子不爱吃蔬菜，家长可以问："宝宝你喜欢先吃土豆，还是番茄？"孩子就会从中选择。除了正面的鼓励，家长的示范也很重要。家长可以一边吃胡萝卜一边说："哇！胡萝卜的味道很好吃。"家长的笑容和亲切的语言会感染孩子的情绪，促使孩子有想吃的欲望。

4. 不要用语言恐吓孩子

有的孩子吃饭特别慢，家长就会说："快点吃，不吃就把你关到黑房子里。"或说："快点吃，再这样慢，就不带你去公园玩。"恐吓只会引起孩子胆怯，失去自信，使孩子的就餐情绪低落。有些孩子会因恐吓而流泪，直接影响到孩子的消化功能。有时恐吓会起到一时效果，虽然孩子这次把不爱吃的食物吃了，但下次却还不吃，并把不愉快情绪与食物联系起来，给孩子心理上留下阴影。为了营造家庭用餐的愉快氛围，保证孩子愉快的就餐情绪，家长遇到问题要采取冷静处理的方法，语言上需亲切友善。例如对吃饭超过半个小时的孩子，家长先不要发脾气，批评训斥孩子。家长可以对孩子说："这顿饭吃的时间太长，饭冷了，宝宝吃下去会不舒服，就不吃了。"此种情况若是经常发生，家长比较好的做法是：一方面，坚决不提供任何零食（除温开水外），直至下一餐；同时注意提高家庭烹饪的技能。另一方面，假如孩子经常没有胃口，应该及时带孩子去看医生，以改善孩子的消化功能。

5. 与孩子沟通时要有耐心

孩子养成不好的饮食习惯，有时会很难改。例如有的孩子不爱吃绿叶蔬菜，虽然每次都吃一点，但量很少，也很勉强。妈妈见孩子进步不大，心里就着急，批评孩子说："已经对你了许多次,吃蔬菜,宝宝身体好,你一点也不听话。"孩子见妈妈批评他,就很伤心,一边流泪,一边把菜含在嘴里。其实,家长可以换一种说法,如:"宝宝这几天都吃菜,妈妈很开心,明天妈妈再给你做一个更好吃的蔬菜,你要多吃一点呀。"孩子听到家长表扬,心里很高兴。在宽松愉悦的环境里,孩子会有更多的自信,既有利于养成良好的饮食习惯,也有利于改正不良习惯。

综上所述,能真正传递爱是亲子语言沟通的关键。家长如果一味顺应孩子不合理的要求,是宠不是爱;如果强迫孩子吃健康食品,不尊重孩子个性,也不是爱。家长应运用正确的语言,给孩子营造一个轻松愉快的营养氛围,让孩子在这样家庭氛围里,学习好习惯、改正坏习惯。

(三) 创设良好的进餐环境

人类膳食营养摄取的过程涉及感知、运动、神经发育、认知水平、情感态度等多种因素,是生理与心理相互交织相互影响的复杂过程。孩子膳食营养的摄取,既与食物搭配供应有关,也与进餐环境有关。良好的进餐环境对孩子摄取食物有着积极的影响。进餐环境包括物理环境和心理环境两方面。物理环境在要求上应该包括进餐时间规律,进餐地点固定,进餐空间舒适、卫生、安静,进餐食具清洁美观、大小适宜等。心理环境则要求进餐气氛和谐,情绪愉快。

1. 进餐时间规律

进餐提倡定时,保证两餐之间有一定的间隔,以给肠胃有效消化食物及胃排空提供足够的时间,保证人体充分吸收营养和保持旺盛的食欲。然而由于现代生活节奏的加快和物质生活的丰富,很多家长因工作忙碌,为孩子提供食物的时间极不规律,出现孩子两餐间隔时间过长而使其胃肠完全排空,造成严重饥饿而消耗组织中的营养素。还有一些家庭会给孩子购买多种小零食,其味道浓郁,迎合多数孩子的喜好,使得一些孩子饭后饭前零食都不离嘴。过多吃零食增加了饱腹感,影响孩子对正餐的食欲。因此,考虑到孩子肠胃对食物的消化吸收能力,孩子两餐间隔时间不得少于3.5个小时。在进餐前1—1.5小时不要给孩子提供任何零食,以保证孩子的正常食欲。

2. 进餐场所安静固定

安静舒适的进餐场所可以提高食欲,促进机体对膳食营养的吸收。然而很多家庭喜欢在安放有电视等媒体设备的房间里进餐,精彩的电视节目转移了孩子的吃饭兴趣,导致孩子进餐时精力不集中,使孩子错过了进食的最佳时间,同时随着饭菜温度的降低,饭菜本身的色、香、味也发生了改变,孩子食欲亦随之减退。因此孩子的进食环境应该选择无视觉、听觉干扰的环境,需要有固定的就餐位置、桌椅和专用餐具。这样可以帮助孩子养成良好的条件反射,即孩子坐在固定的就餐桌椅上,体内的消化系统就开始工作,并且使用专用餐具可以了解孩子的进食量,以便掌握孩子的食欲情况,避免多吃或少吃。

3. 进餐氛围的温馨性

良好的进餐情绪是促进人体健康必不可少的组成部分。但令人遗憾的是很多家庭忽视了营造温馨的进餐氛围。如一些年轻父母因忙于工作,只能让孩子与保姆或者与爷爷奶奶/姥姥姥爷一起进餐,进餐气氛冷清,往往使孩子难有较好的食欲。还有一些父母在纠正孩子挑食、偏食及进食不专心等行为时,采用强制性、惩罚性的方法,使孩子情绪紧张压抑,造成孩子食不甘味,食欲锐减。即便孩子吃进了食物,但对食物的消化、营养的吸收却大打折扣了。吃饭是一件愉快的事情,要采取人性化的喂养方法,要有爱的交流和沟通。在良好的亲子互动中,传递爱的信息,感受爱的温暖,促进孩子健康成长。

二、培养婴幼儿良好的进食行为

婴幼儿的饮食行为从广义上来讲,主要包括以下五大方面:一是婴幼儿进食时的态度和意愿;二是婴幼儿进食时所使用的方法;三是婴幼儿进食所用的时间,以及两餐间的时间间隔;四是食物的种类和数量;五是餐桌礼仪。婴幼儿饮食行为可定义为:婴幼儿逐渐养成的,在恰当的时间,用恰当的方法,愉快地、礼貌地进食种类和数量适宜的食物的行为模式。婴幼儿的摄食行为是出生后就有的,但是良好的摄食行为并不是天生的,需要从小培养和建立。家长在喂养孩子时,需要规范孩子的摄食行为,让孩子在家长的表扬和鼓励中,逐步纠正不良习惯,积累和固化良好的饮食行为,并在不知不觉中演变为自己的饮食习惯。帮助孩子从小建立良好的饮食习惯,是保证孩子正常生长发育和身心健康的基础。

(一) 0—1岁婴儿饮食行为的培养

婴儿出生后第1年的饮食需要经历由流质、半流质到固体食物的转换,这对婴儿是一个进食挑战,这个过程发展的好坏直接影响其以后的进食状况和进食习惯。研究表明,很多儿童进食行为问题是在儿童早期(1岁以内)因喂养或断奶方法不当而造成的。下面将结合不同月龄段婴儿饮食方面的发展水平,对婴儿进食行为习惯培养的方法与策略进行阐述。

1. 0—6个月婴儿良好进食行为的培养

(1)识别婴儿的饥饿及饱腹信号。家长对孩子发出信号的及时应答是早期建立良好饮食习惯的关键。实践表明,新生儿饥饿时,可能出现觅食、吸吮、张嘴等动作;婴儿则会出现把手含在嘴里吸吮、烦躁不安等动作;而大声哭吵则是饥饿的最后信号。对于6个月内的婴儿,乳母应尽可能根据孩子的饥饿信号进行按需喂养,避免其哭闹后再喂哺而增加喂哺的难度。当孩子停止吸吮或者把头转开时,往往意味着其已经饱腹。

(2)尝试添加辅食。家长在孩子6个月时可以尝试添加辅食,引导孩子开始熟悉乳类以外的食物,初步认识除妈妈乳头和奶瓶以外的餐具。

2. 6—8个月婴儿良好进食行为的培养

对于6—8个月的婴儿来讲,其正处于辅食添加期,培养良好的进食所为应从以下几方面着手进行:

(1)餐桌椅挑选。喂哺辅食时,家长应尽可能地将婴儿置于安全、舒适的餐椅上,以保证其头部、躯干、双足都有很好的支撑。在挑选餐桌椅时,尽量选择高度可调节的餐椅,以便跟大人就餐时的餐桌高度保持一致。另外,孩子的双手应该可以自由活动,以便与喂养者有较好的互动交流。

(2)引导咀嚼。喂养过程中,家长应积极响应婴儿的饥饱信号,并同时做出咀嚼的动作鼓励婴儿进食。当婴儿拒绝新添加的食物时,不要强迫或制止其食用,应善于诱导,有时婴儿需要经过10—15次的尝试后才会接受一种新的食物。

(3)互动交流。喂养过程中,家长应与婴儿有充分的眼神交流和语言交流,以促进情感发展。

(4)清洁卫生。家长在制作食物以及喂养的过程中都应保证食物清洁卫生,食物制作后尽快食用,保证餐具清洁。另外,避免将接触过成人口腔唾液的食物喂哺给婴儿,以免将成人口腔内的细菌传播给婴儿发生疾病。

3. 9—12个月婴儿良好进食行为的培养

（1）学习自我进食。给婴儿提供用手抓食物的机会，并鼓励婴儿用小勺进食，但不必要求婴儿正确使用餐具，这样有助于婴儿尽快掌握独立进食技能，培养自信心。另外，婴儿自主进食时家长应容忍饭菜洒落和杯盘狼藉，可事先给婴儿戴上围嘴、穿上防水罩衣等。

（2）学习吞咽、咀嚼。9—11个月是培养孩子咀嚼功能发育的重要阶段，所以家长应引导孩子尽可能咀嚼不同质地的食物，并将不同质地的食物分开进食，以便帮助孩子练习吞咽、咀嚼等能力。

（3）用勺进食。用勺进食是流质食物向固体食物转换的一种必要过渡进食方式，建议家长在孩子9—10个月左右，就鼓励其学习手指抓食，以及用勺进食，积极参与进食过程。

（4）用杯喝水。引导孩子使用吸管杯喝水。

案例分析

什么时候可以给诺诺添加辅食

诺诺5个月11天，吃饭时，她会目不转睛地看着大人啃馒头、嚼蔬菜，口水都流出来了。听说宝宝到了6个月就要添加辅食，诺诺妈妈疑惑了：6个月是指第6个月（满5个月）还是指满6个月呢？

分析： 一般认为，孩子可以从第6个月开始添加辅食。过早添加会造成消化不良，过晚则会错过婴儿口部肌肉的锻炼以及味觉的开发。而合理的辅食添加时间不仅可以弥补单纯性奶制品中营养素如铁元素等的不足，促进婴儿身体健康成长，而且可以锻炼婴儿的吞咽、咀嚼，以及胃肠道的能力。辅食添加时间的关键至少应该满足以下条件：

（1）婴儿大运动动作的发展。婴儿基本能够在成人或有背带的餐椅支撑下坐稳，而且能够较好地控制竖头、转头等头部运动，并能维持背部平衡。这些都是婴儿进食行为的前提。

（2）婴儿的挺舌反射逐渐消失。挺舌反射也叫推舌反应，是指婴儿在大约4—7个月以内，舌头会把进入嘴里的固体食物推出，以防止外来异物进入喉部导致窒息的一种非条件反射。该反射消失是喂哺泥糊状和固体辅食的重要标志。

（3）对成人的食物逐渐感兴趣。当成人夹菜或者咀嚼饭菜时，婴儿目不转睛地盯着成人，也意味着婴儿可以尝试添加辅食了。

案例分析

涵涵为什么总想抢勺子

涵涵8个月7天，辅食一直吃得很好，而且家中并没有购买当下流行的宝宝餐椅，而是一直坐在家长腿上吃。最近几天，她总想抢勺子和小碗，有时还会把手伸进碗里乱抓饭菜；有时抢过小勺还扔到地上，乐此不疲地玩起来。遇到这种情况，家长该怎么办呢？

分析： 这类问题的产生主要有以下两种原因：一是对于婴儿来说，餐具和辅食跟玩具没有什么区别，他们用手触摸、抓碰以及扔在地上，是他们探索新事物的表现。二是随着婴儿自主意识的增强，他们会在生活中的很多方面表现出更强的独立性，比如在吃饭时就想自己来独立完成。所以，他们会跟大人抢勺子、抢碗，甚至把手伸进碗里抓饭菜。为此，家长可以采取以下应对策略：

（1）宽容婴儿的探索行为。如果婴儿月龄在12个月之内，当他（她）抢餐具或者把餐具当成玩具时，家长可以适当地给予宽容，不要当回事，慢慢地等婴儿探索够了，对玩这些餐具的兴趣降低了就不会再继续了。反之，如果家长不断刻意地阻止，反而会强化婴儿的这种行为，使其玩得更带劲。

（2）给予婴儿"手指食物"。家长可以在辅食中适当地给婴儿引入一定量的"手指食物"（即婴儿可以用手抓着吃的食物），如蒸熟的土豆条、熟透的香蕉片等。每次吃饭时先让婴儿自己吃辅食中的"手指食物"，锻炼其精细动作和手眼协调的能力，同时为其今后的独立吃饭做准备，然后用勺子喂食其他部分的食物。如果有了"手指食物"，婴儿还是想抢勺子，则可以给他（她）准备一个勺子，并穿上防水餐衣，边教婴儿使用勺子边让他（她）自己探索勺子的使用方式。这种情况下，可能有一部分食物是要被浪费掉的，婴儿身上、餐桌椅上，甚至地板上经常会出现饭食一片狼藉的场面。家长可以适当地给予宽容，等婴儿可以控制好勺子以后，这种情况就会大大减少。

（二）1—3岁幼儿饮食行为的培养

幼儿进入1岁以后，从单一的进食母乳及乳制品到逐步学吃辅食，又经历了断奶，进而尝试学吃各种食物，这对幼儿是一个巨大的挑战，也是其成长的必经之路。这个阶段正是幼儿建立良好的饮食行为、养成良好饮食习惯的最佳时机，家长起着关键性的作用。幼儿良好饮食行为的培养方法如下：

1. 烹制的食物能引起幼儿的食欲，有利于消化

食物选择上宜富含蛋白质、维生素和矿物质的食物为佳，如各类瘦肉、蛋类、新鲜的深绿色或红黄色的时令性蔬菜和水果等。膳食的营养价值，既取决于食物原料的营养成分，还取决于烹饪加工过程中营养成分的保存率。重视对各种食物原料进行科学合理的烹饪加工，减少食物在烹饪过程中的营养素损失程度，才能确保为幼儿提供色、香、味俱全，营养兼收的美佳肴。根据幼儿的进食心理，家长在烹调菜肴时，尽可能根据当地的情况和季节选用多种食物，以刺激幼儿食欲，培养幼儿爱吃各种食物，不挑食、不偏食的好习惯。幼儿肠胃发育还不成熟，忌食油炸、油腻、块大、质硬的或刺激性大的食物。严控高糖、高脂和冷饮食物的摄入量，避免引起腹泻、肠炎等肠道疾病发生。

2. 顺应幼儿发展的需要，培养幼儿独立进食的能力

随着幼儿精细动作的发展，幼儿1.5岁左右开始尝试独立进餐，家长要为幼儿提供适宜的用餐工具，便于幼儿使用，学会自己进食。在幼儿进餐的技能尚未完全掌握时，家长要耐心指导，要鼓励幼儿自己吃完碗里的食物，对幼儿的进步要及时表扬，以增强其学习的积极

性和自信心。家长切忌粗暴处理或包办代替,养成幼儿的依赖性。2—3岁幼儿已经学会使用餐具,自己用餐巾擦嘴、擦手。

3. 进餐过程保持环境安静,培养幼儿专心进餐习惯

如果在幼儿视野内有电视、玩具等吸引幼儿注意力的东西,幼儿是无法集中精神吃饭的。幼儿对玩具的声响非常敏感,因此,家长要多加注意营造安静的进餐环境。此外,家长要根据幼儿一日营养的需求安排食量,养成定量饮食的习惯;幼儿某餐进食量较少时不要强迫进食,以免造成幼儿厌食。进餐时家长不能催促幼儿,而要让幼儿细嚼慢咽;保持进餐卫生;要让幼儿咽下最后一口才能离开饭桌;注意饭后擦嘴和保持桌面干净。比起批评责备,夸奖和鼓励更能帮助幼儿进步。

案例分析

幼儿边吃边玩怎么办

"来,张大嘴巴,把这口吃了,吃完再玩。"1岁8个月的春春,眼睛一动不动地盯着电视,看着动画片,似乎根本没听见奶奶讲话。奶奶见春春一动不动,就转过身面向她,趁春春不注意喂一口饭,春春嘴里嚼着米,兴奋地对奶奶说:"奶奶,喜羊羊又把灰太狼给打败了!"说着蹦起来,学着喜羊羊胜利的样子蹦蹦跳跳地跑过茶几,拿起手枪嘟嘟地比划着。"过来,过来吃完再玩。饭都快凉了。"奶奶着急地追过去,趁着春春刚停下来,又喂了一口饭。就这样,奶奶追着春春,从看电视的客厅追到阳台,趁着春春不注意,一口一口把饭喂到她嘴里,等着她把饭咽下去再喂第二口、第三口,直到春春把整碗饭吃下去。

分析: 由此可见,进餐过程中幼儿只顾看电视、玩玩具或讲故事,而不能专注地吃饭;家长追着幼儿喂食;幼儿饭菜经常含在嘴里不往下咽;进食时间过长,超过半个小时。

针对幼儿在进餐过程中的问题,我们可以采取以下应对策略:首先要固定进餐的地点,为幼儿提供适合的进餐桌椅和餐具;鼓励幼儿自己吃饭(幼儿1岁以后进行);规定进餐时间30分钟之内;家长树立专注的进餐榜样,不在进餐中做其他事情,如不边吃边看电视,不训斥幼儿;家庭成员围坐进餐、营造轻松愉快的氛围;进餐过程中家长与幼儿有目光和语言的交流;进餐过程中不强迫幼儿、不威胁幼儿进食;不强迫幼儿吃完等。

4. 密切家园配合,关注幼儿饮食

当幼儿开始进入托育机构、托儿所、幼儿园等进行集体生活,幼儿的"三餐两点"基本会在园所里完成。如进入托育机构后,大多数幼儿又不太会表达自己吃了多少、吃得如何,这就需要家长与托育机构的老师进行积极的沟通来了解幼儿在园的饮食情况,以便在家合理调整幼儿的饮食。

?

　　1. 制定托儿所、托育中心健康饮食管理策略,主要步骤是什么? 杜绝校内哪些可能发生的情况?

　　2. 作为一名托育机构的老师应掌握正确的健康饮食知识,如何帮助幼儿逐步掌握健康饮食概念及建立良好饮食习惯?

　　3. 如何人性化地喂养婴幼儿?

　　4. 简述婴幼儿良好进食行为习惯的培养。

推荐资源

　　1. 王硕,黄小娜等.全国1—3岁儿童饮食行为问题流行病学调查分析[J].中国儿童保健杂志,2012,20(2).

　　2. Joanne Sorte, Inge Daeschel, Carolina Amador. 儿童营养促进方案[M].徐轶群,王燕,主译.北京:北京大学医学出版社,2018.

　　3. 蒋一方.0—3岁婴幼儿营养与喂养[M].上海:复旦大学出版社,2011.

　　4. 周楠.我国学龄前儿童家庭喂养状况研究进展[J].中国学校卫生,2017,38(11).